三甲医院妇产科专家集数十年临床工作经验倾情奉献

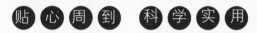

80后准爸准妈的第一本孕育书

同军 张咏梅 编著

中国妇女出版社

图书在版编目（CIP）数据

80后准爸准妈的第一本孕育书/同军，张咏梅编著.–北京：中国妇女出版社，2014.10

ISBN 978–7–5127–0828–0

Ⅰ.①8… Ⅱ.①同… ②张… Ⅲ.① 妊娠期–妇幼保健–基本知识②产褥期–妇幼保健–基本知识③婴幼儿–哺育–基本知识Ⅳ.①R715.3 ②TS976.31

中国版本图书馆CIP数据核字（2014）第003520号

80后准爸准妈的第一本孕育书

作　　者：同　军 张咏梅 编著
责任编辑：路　杨
装帧设计：知天下
责任印制：王卫东
出版发行：中国妇女出版社
地　　址：北京市东城区史家胡同甲 24 号　邮政编码：100010
电　　话：（010）65133160（发行部）　65133161（邮购）
网　　址：www.womenbooks.com.cn
经　　销：各地新华书店
印　　刷：南京新世纪联盟印务有限公司
开　　本：170×240　1/16
印　　张：17.5
字　　数：340 千字
版　　次：2014 年 10 月第 1 版
印　　次：2014 年 10 月第 1 次
书　　号：ISBN 978–7–5127–0828–0
定　　价：49.80 元

前　言

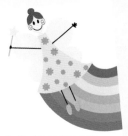

以前，女性的孕育知识多半是从长辈那里获得的。作为生长于新时期的 80 后准爸准妈，在信息如此发达的时代，如果还单靠传统渠道来获取孕育知识就显得极为落伍了。80 后准爸准妈不仅需要学习传统中医养生孕育知识，还要汲取西方现代孕育知识中的精华，让自己的孕育知识更加丰富，让整个孕育阶段更具科学性和人性化。

本书备孕阶段的内容，探讨了现代医学所倡导的孕检等问题。从怀孕时间的选择、排卵期的预测、备孕期饮食注意、生活习惯和环境改善等多个方面一一展开讨论，让 80 后准爸准妈更加全面地了解备孕知识，从而认识到备孕的重要性。

本书关于孕早期、孕中期、孕晚期这 3 个孕期重要阶段的内容，一改以往孕育书籍以准妈妈为主角的形式，增添不少与准爸爸相关的内容。将夫爱妻、夫助妻这样的孕育理念贯穿其中，不仅增添了准爸爸帮助准妈妈调节饮食的环节，提倡准爸爸也要积极参与胎教，而且专设一节详细地讲述了准爸爸该有的爱妻行动。

本书对宝宝出生后出现的许多问题也给予专业的指导。80 后准爸准妈将会面临诸多问题，如照看新生儿、哺乳、调节饮食、保养身体、护理伤口、顺利瘦身、给宝宝起名、应对小儿异常情况等。80 后准爸准妈只需要翻开本书就能找到自己想要的答案。

本书没有理论的堆砌、空洞的说教，有的只是 80 后准爸准妈最关心、最想知道、最应该知道的孕育知识。其中，既有传统的养护方案，又有现代孕育新理念；既有对孕产妈妈的谆谆告诫，又有对新手爸爸的温馨提醒。

本书将为新生代父母，尤其是即将迎来宝宝的庞大的 80 后准爸准妈大军答疑解惑，为他们孕育健康聪明的宝宝助力。

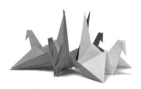

目 录 Contents

part 1 爱亦有道，快乐守候好"孕"降临 1

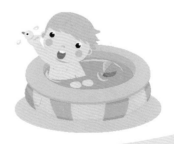

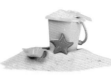

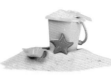

part 7 有条不紊，呵护宝宝迈入新人生 236

Part 1

爱亦有道，
快乐守候好"孕"降临

有人说，没有孩子的家庭是不完整的，所以孕育一个小生命是一件多么幸福神圣的事情。但是，身为80后的年轻夫妻，他们最关心的是如何才能让自己的宝宝健康聪明。虽然生育是人的本能，但是只有科学备孕，为生一个高智商的宝宝打好基础，才能确保自己的宝宝是最优秀的。孕育新生命，你们准备好了吗？

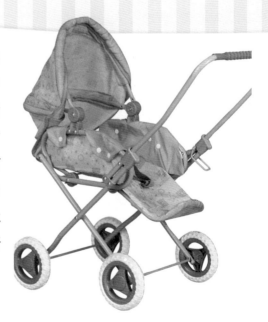

结婚就怀孕是喜上添喜吗

很多 80 后年轻夫妻在新婚初夜、蜜月期就怀孕了，这是因为刚刚结婚，夫妻浓情蜜意，对性充满了好奇感，性欲也比较旺盛，很少有人采取避孕措施。所以，当两人如胶似漆地享受二人世界的时候，意外怀孕的概率就会上升。专家建议，如果双方都没有做好迎接宝宝来临的心理和身体准备，最好还是不要在刚刚结婚的时候就怀孕。这是为什么呢？

心理准备不充分

生宝宝是人生的一件大事，夫妻双方如果没有做好充分的心理准备就仓促怀孕，对正常的生活、工作、学习会有很大的影响。尤其在年轻的夫妇中，很多人处于事业的上升期，妻子如果这个时候怀孕，势必会面临妊娠反应、产假、哺乳等一系列的问题，可能会影响到事业的发展。而且，刚刚迈入婚姻殿堂的夫妻，角色转换需要一定的时间，感情也处于磨合期。恋爱和结婚是完全不同的两回事，夫妻双方必须从热烈的感情中回归到平凡的生活琐事中，很多人在这个时候会有不适应的感觉。为了避免细节打败爱情，夫妻双方最好还是等彼此都适应了这种生活、经过理性的思考之后再为人父母。

身体状态需调整

新婚之际，夫妻双方都为了筹备婚礼忙得焦头烂额，忙着装修布置新房，忙着应酬亲朋好友，情绪始终处在一种亢奋的状态，再加上此阶段难免与烟酒接触较多。这个时候，性生活如果比较频繁，体力消耗很大，精子和卵子的质量就不高。另外，新婚夫妻由于在性生活的配合上还不够默契，女性很难达到性高潮，容易影响雌激素的正常分泌。所以，新婚夫妇最好等养好身体、性生活和谐以后再孕育宝宝。

但是，对于高龄产妇或者在结婚之前已经做好充分的心理、生理准备的新婚夫妇来说，刚刚结婚就要孩子，添上"坐上之喜"，那就是双喜临门了。

紧跟排卵期，好"孕"不落空

　　排卵期，又叫易受孕期，指女性月经周期中产生成熟的卵子并且排出的日期。正常生育年龄的女性卵巢每月只排出一个卵子，一般在女性下次月经来潮前的 14 天左右。通常医学上将排卵日的前 5 天和后 4 天，连同排卵日在内一共 10 天称为排卵期，其余除月经期以外的时间称为安全期。夫妻双方在排卵前 2~3 天和排卵后 1~2 天同房，妻子最容易怀孕。

排 卵期的身体信号

性欲变强

　　女性在排卵期体内性激素会十分的充足，会比平常更需要爱的滋润。

体温升高

　　体温在排卵后比平常会略有升高。

子宫出血

　　排卵前后由于体内雌激素分泌量的波动，可能会引起少量子宫出血。

阴道分泌物增多

　　排卵期阴道的分泌物会多于平时，且黏稠、拉丝性高，呈水样透明清亮。

肛门坠胀或一侧下腹痛

　　成熟的卵子从卵巢表面排出要冲破卵子表面的一层薄膜的滤泡，滤泡内的少量液体就会流入盆腔，女性可能会感到肛门有轻度下坠感，同时也可能出现一侧下腹轻痛。

如 何测算排卵期

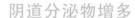

　　备孕女性如果掌握测算排卵期的方法，可以增加自己怀孕的机会，从而轻松迎来小生命。

根据月经周期推算

　　大部分育龄女性一个月只排一次卵。如果你的月经周期很正常，那么排卵期一般在下次月经来潮前的 14 天左右。假如你的月经周期为 30 天，且这次月经来潮的第 1 天在 9 月 29 日，那么下次月经来潮是在 10 月 29 日（9 月 29 日加 30 天），再从 10 月 29 日减去 14 天，则 10 月 15 日就是排卵日。女性计算排卵期，要求掌握自己的月经周期，最好

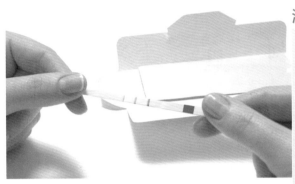

在孕前每个月进行记录，这样便于正确地推算排卵期。现在网上有一些记录月经周期小软件，备孕女性可以尝试使用。

我们可以用下列公式来计算：

以往最短周期天数 −18= 易孕期的第一天

以往最长周期天数 −10= 易孕期的末一天

观察宫颈黏液变化

女性在月经干净后，宫颈黏液一般量比较少，甚至没有黏液，俗称"干燥期"，这个时候并不是排卵期。到了月经周期中期的时候，阴道的分泌物会增多，并且会像蛋清一样很稀薄，更像感冒时的清水样鼻涕，称为"湿润期"。用手触摸会拉出很长的丝，不易拉断，这就证明你的排卵期马上就要到了。一般来说，出现这种黏液的最后一天前后的 48 小时内就是最易受孕的时间。

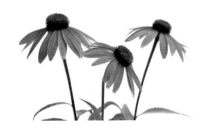

测量基础体温

基础体温，指的是夜里睡了 6~8 小时以后清晨醒来，不做任何活动在床上测得的体温。

一般情况下，月经刚刚结束的时候体温为 36.2℃ ~36.5℃，相对较低；排卵前基础体温比正常体温低 0.1℃ ~0.2℃，排卵后体温会升高 0.3℃ ~0.5℃。

需要注意的是：

1. 睡觉之前准备好体温表、记录本。

2. 必须保证睡眠 6~8 小时后在不做任何活动的情况下测量。

3. 每日把所测数据记录在坐标纸上，连续测量 2~3 个月经周期。

4. 月经不规律或生活不规律等情况的女性，如：经常上夜班、出差、失眠、患病等，不能用此法判断有无排卵。

通过排卵试纸检测

排卵试纸是通过检测尿液中激素的含量观察黄体生成素（LH）的峰值水平，从而判断是否排卵以及排卵时间。当激素水平达到峰值时，检测结果呈红色，女性将在 24 小时内排卵。排卵试纸一般在各大药店就可以买到，方便实惠。在测试的时候必须严格按照说明操作，以确保测试结果准确无误。

具体方法：

1. 选好测试日期。如果月经周期比

较规律，那么在经期前 14 天的前后各加 3 天，进行为期 6 天的连续测试。如果月经不规律，则选择月经完后的第 3 天开始使用测试纸。

2. 测试前 2 小时不要喝水。收集尿液的最佳时间是早 10 点至晚 8 点，不要使用晨尿来测试，并最好在每天的同一时间来测试。

3. 收集尿液的容器必须干净，没有水或者其他杂物。

4. 测试时，将试纸标有箭头的一端浸入尿液，深度不可超过 MAX 标志线。30 秒后取出，平放，10~20 分钟后观察结果。

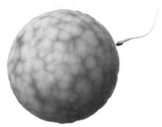

测试结果：

1. 如果出现两条紫红色线，检测线的颜色明显比对照线浅，表示尿液中黄体生成素尚未出现高峰值，必须持续每天测试。

2. 如果出现两条紫红色线，对照线、检测线颜色基本相同，或检测线的颜色比对照线深，表示你将在 24~48 小时内排卵。

3. 如果只出现一条紫红色线（对照线）于试条上端，表示无排卵。

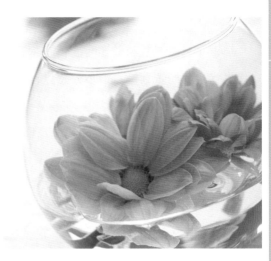

通过阴道 B 超检测

目前最为准确的检测排卵期的方法就是阴道 B 超检查。通过拍摄阴道 B 超，可以观察到卵泡的大小变化，甚至可以看到卵泡破裂以及排出体外的过程。但是，由于观察角度不同，不同的医疗机构、不同的医生，其判断都可能出现差异，因此应该选择正规的医院进行检测。

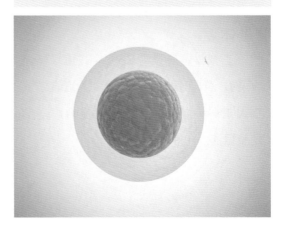

孕前检查查什么

孕前检查是生育健康宝宝的前提保证。对自己以及爱人的身体做一次详细的检查是优生优育的明智之举。很多人感觉自己身体很健康，不需要做孕前检查，其实这种想法是错误的。即便是做过婚检的夫妻，也应该做孕前检查，以避免生出的宝宝患有疾病。

女性查什么

测量体重

体重是孕前检查的必测项目。体重过轻、过重都不利于生出健康宝宝。备孕妻子如果很胖，那就应该减肥再准备怀孕；如果太瘦，那一定要注意加强营养，适当增肥。

测量身高

通过测量身高和体重的比例来看备孕妻子的身体是否适合怀孕，以及估算出其骨盆的大小，为今后诞育宝宝作好准备。

测量体温

正常体温应该为 36℃ ~37℃。测量体温有三种不同的方法，分别为肛温法、口温法、腋温法，目前应用最为广泛的是腋温法。

测量心率

正常人的心率为每分钟60~100次，而且心跳强壮有力，每次心跳的间隔时间相同。心跳太快或者太慢都不利于身体健康。

测量血压

正常血压应该不超过 140 / 90 毫米汞柱。患有高血压的女性生育宝宝的危险性较高，但是如果在准备怀孕前能够及时诊断和治疗，安全生育是极有可能实现的。

检查口腔

如果准妈妈的口腔出了问题，会是一件很棘手的事情，不能用药会很痛苦。为了避免这种现象发生，女性备孕时应该及时检查口腔，治疗口腔疾病。女性在孕前 6 个月治疗口腔疾病为宜。

检查内分泌

此项检查主要包括促卵泡生成素、黄体生成素等 6 个项目，排除女性患卵巢疾病的可能。孕前任何时间都可以进行此项检查。

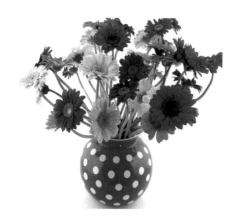

TORCH 检查

TORCH 是指一组病原体：T 指弓形虫，O 指其他如乙型肝炎病毒，R 指风疹病毒，C 指巨细胞病毒，H 指单纯疱疹病毒。如果备孕女性感染了这些病毒，将来会引起流产、早产、胎儿宫内死亡、胎儿脑积水、神经发育障碍、先天性心脏病等。此项检查对优生优育和习惯性流产的病因分析有参考价值。

检查 ABO 溶血

主要检查血型和 ABO 溶血滴度，以免宝宝发生溶血症。孕前 3 个月检查为宜。

检查尿常规

通过检测尿常规，可以判断备孕女性是否患肾病、糖尿病等疾病，而且怀胎十月会给肾脏带来巨大的压力，加重其负担，所以要提前检查好。最好在孕前 3 个月时进行此项检查。

检查生殖系统

通过白带常规来筛查是否有滴虫、真菌、支原体、衣原体感染，以及淋病、梅毒等性传播疾病。备孕女性如果出现以上异常情况，要彻底治疗，待痊愈后再怀孕。孕前任何时间都可以进行此项检查。

男性查什么

检查精液

很多男性因为手淫取精有些麻烦而不愿进行此项检查。但是，作为孕前检查最重要的检查项目，与妻子的生育力检查的繁琐和费用相比，精液检查已经够简单了。医生主要是通过观察男性的精液量以及精子颜色、黏稠度、液化情况、pH 值及精子密度、活动率、形态，来判断精子是否健康、精子成活率如何、是否患有前列腺疾病等。

检查肝功能

肝功能检查包括的项目主要有：血清丙氨酸转氨酶（ALT，又称谷丙转氨酶，GPT）、天门冬氨酸转氨酶、碱性磷酸酶（ALP）、γ－谷氨酰转肽酶（γ-GT）、总蛋白（TP）、总胆红素和总胆固醇（Gh）等。目的在于检查备孕女性肝脏有无疾病、肝脏损害程度以及查明肝病原因等。

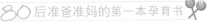
检查泌尿系统

如果丈夫患有泌尿生殖系统疾病，那么对未来宝宝的健康就会有不利影响，所以检查这个隐私部位是必不可少的。男性通过此项检查，可以了解自己是否患有隐睾、睾丸炎，及是否患有梅毒、艾滋病等影响生育的一系列疾病，有利于及时发现、尽早治疗。

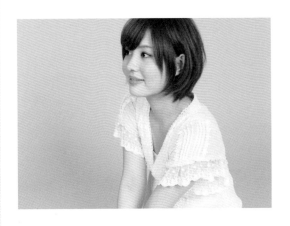

检查是否有遗传病

医生通过询问，了解丈夫及家人的健康状况，看他们是否有畸形儿的生育史、染色体是否正常、之前服用过哪些药物等，必要的时候还要检查染色体。因为这一点一滴都直接关系着未来宝宝的健康成长。

检查血液

通过对丈夫血液的检查，判断其是否患有白血病、病毒感染、糖尿病、肝炎、败血症、黄疸、肾炎、尿毒症等影响生育的疾病。

孕前检查须知

女性检查前须知

1. 有些检查项目检查前要空腹，如生化检查等。

2. 腹部B超检查前要多喝水，以便膀胱内留存一定量的尿液。

3. 妇科检查前应排空膀胱。

4. 身上最好不要佩戴金属挂饰。

5. 月经期不宜孕检。

6. 孕检前应该注意多休息，不可过度劳累，以免影响检查结果。

男性检查前须知

1. 检查的前一天要洗澡，保持身体清洁。

2. 有些检查项目检查前要空腹，如生化检查等。

3. 做精液常规检查时，为确保准确，要禁欲2~7天。

4. 如果有腮腺炎、隐睾、睾丸外伤、睾丸疼痛肿胀、鞘膜积液、斜疝、尿道流脓等情况，要如实向医生说明，不要因为顾及面子而以自身和宝宝的健康做赌注。

备孕饮食问答

备 孕期间应当戒烟戒酒

当今生活中，吸烟、喝酒已成为大多数人的嗜好。对于计划孕育宝宝的夫妻来说，烟酒的摄入将成为健康备孕的障碍，对于准妈妈、胎宝宝都是极其不利的。因此，专家建议，想要孕育健康宝宝的夫妻双方在孕前都必须戒烟、戒酒。

备孕夫妻须戒烟

很多夫妻多年都不能完成孕育宝宝的心愿，经检查发现，原来其中一大原因就是男性长期吸烟导致精子的质量不好、畸形率过高，男性的生育能力减弱。美国相关专家为此进行的试验结果发现，吸烟者精子异常值高于不吸烟者，表现为精子过大、过小、浓缩或带空泡变形、多头、多尾和尾部畸形等多种形态异常。与此同时，精子畸形率与吸烟数量密切相关。烟的浓缩物中含有许多致癌物，这种物质会进入吸烟者的体内。精子受到这种致癌物的影响，容易发生遗传方面的变化。另外，有研究发现，吸烟还会引起染色体的异常，且吸烟史、吸烟量与染色体的异常率成正比。所以，若想

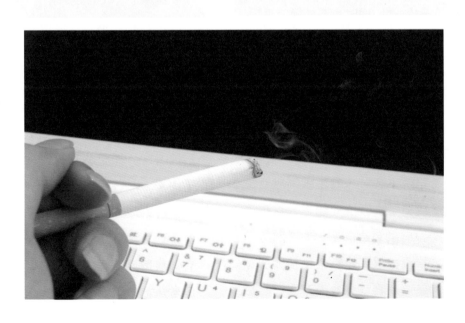

健康孕育，夫妻双方必须远离烟草。

女性在受孕前也必须戒烟3个月以上，保证体内残存的有害物质排出体外。烟草中的有害物质损害人的呼吸系统、循环系统、神经系统、泌尿系统及其他重要脏器。尤其是女性具有特殊的生理构造，担任着孕育下一代的神圣职责，吸烟可导致卵子的异常，这也是健康受孕的一大障碍。

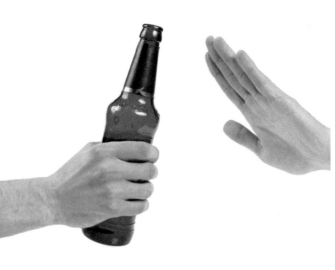

科学研究证明：备孕女性如果经常吸烟，就会导致卵子质量较低，怀孕的概率也会降低，严重的甚至会造成不孕。即便怀孕，宝宝出现宫内发育畸形、生长缓慢，流产、早产和新生儿体重过轻的概率都较高。有研究认为，有些孩子记忆力差、学习成绩不好与父母备孕时抽烟有脱不了的关系。因此，备孕女性至少在计划怀孕前3个月开始戒烟，同时也要杜绝二手烟，鼓励自己的爱人为了宝宝的健康戒烟酒，不要让宝宝还是一个受精卵的时候就很"受伤"。

备孕夫妻须戒酒

酒精对人的神经、肝脏等都有很大的负面影响，也会对人的生殖细胞产生损害，造成精子、卵子的畸形，这样形成的受精卵质量必然很差。夫妻双方无论哪一方饮酒，都可能影响受精卵的顺利着床和胚胎发育，导致流产等严重后果。同时，酒精可以通过胎盘进入胎宝宝血液，造成胎宝宝宫内发育不良、中枢神经系统发育异常等。即使孩子顺利出生，也极有可能出现生长发育缓慢或是智力低下，甚至先天畸形的情况。我国中医历来主张"酒后不入室"，就是指要保障下一代的健康。

有人认为酒精在体内2~3天便可排出，不影响怀孕，其实不然。酒精对生殖细胞的毒害作用，不会随酒精代谢物的排出而消失，而只有在受损的生殖细胞被吸收或排出后，才能避免胎宝宝畸形的发生。卵子从初级卵细胞到成熟卵子约需14天，精子从精原细胞发育到具有受精能力的成熟精子则需80天。所以，对于计划孕育宝宝的夫妻来说，若想拥有健康聪明的孩子，孕前半年至1年就应当开始戒酒了。

提前 3 个月补充叶酸

叶酸是一种水溶性 B 族维生素，在绿叶蔬菜、水果及动物肝脏中储存丰富。叶酸参与人体新陈代谢的全过程，是合成人体重要物质 DNA 的必需维生素。备孕女性更要知道叶酸是胎宝宝在早期神经发育时必需的一种营养物质。

我国的脑部畸形和脊髓缺陷儿的出生率在全世界范围内比较高，这与我国育龄女性普遍缺乏叶酸密切相关。人体胚胎发育的 3~4 周是神经管闭合的时期，此时一旦缺乏叶酸，作为神经系统雏形的神经管就不能预期闭合，进而导致脊柱骨裂、中枢神经发育异常或无脑等神经管畸形。如果宝宝发生脊柱骨裂，即使可以存活，也可能留下终身残疾；而无脑畸形属于严重的大脑发育不良，并带有颅骨缺损，这样的胎宝宝往往会在出生前或刚出生后死亡，这是非常严重的后果。

鉴于以上现象，为不影响胚胎的正常发育使准妈妈体内的叶酸维持在一定的水平，备孕女性应保证孕前摄取足量的叶酸。建议从准备怀孕前 3 个月起每天服用 1 片单纯的 400 微克叶酸片或 1 片含叶酸 400 微克的复合维生素，直至怀孕满 3 个月为止。准妈妈进入孕中期后可停服叶酸片，多从食物中摄取叶酸，如红苋菜、菠菜、生菜、芦笋、龙须菜、油菜、小白菜、豆类、动物肝、香蕉、橙汁等。

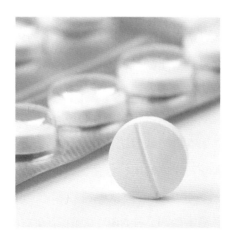

♥ 贴心提示 ♥

女性服用叶酸应在医生指导下进行，并要注意叶酸的选择和叶酸的摄入量。

1. 服用叶酸增补剂是为了预防准妈妈体内因叶酸缺乏而导致的胚胎神经管畸形。叶酸缺乏是神经管畸形发生的主要原因，但不是唯一的原因。服用叶酸增补剂可以预防 80% 的神经管畸形儿出生。

2. 选择叶酸要注意区分是"保健"还是"国药准字"，怀孕前补充叶酸应该选择"国药准字"。

3. 孕前和孕期补充叶酸不能过量，每天 400 微克最合适。现在有些备孕女性和准妈妈服用叶酸含量高达 1 毫克的营养品，这是不利的，长期大剂量服用叶酸可能对孕妇和胎宝宝会产生不良的影响。

少 喝或不喝咖啡

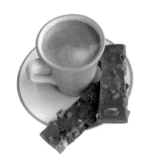

咖啡作为世界三大无酒精饮料之一，逐渐融入寻常百姓的生活中。越来越多的人，尤其是女性钟情于咖啡浓厚醇香的味道及其所代表的异国情调。既然咖啡不含酒精，是不是不影响健康受孕，仍然可以享受它的美味呢？如果有这样的想法，那你可能是还未意识到咖啡对人体的消极作用。

当然，我们并不否认咖啡在某些方面对人体也是有益的。比如说，咖啡中含有一定的 B 族维生素、游离脂肪酸、单宁酸等营养成分，可以促进机体新陈代谢，缓解疲劳，防止放射线对人体的伤害，改善人的情绪状态等。但同时，我们也应该了解到咖啡带给人的负面影响，比如增加患心肌梗死、糖尿病的危险；大量摄入咖啡会使尿量增加，对膀胱不利，可能引起尿道感染；体内咖啡因过多对神经系统也有害处。对于普通人，咖啡的饮用适量即可，而对于想要健康宝宝的夫妻来说，就应该特别注意其中的利害关系了。

有研究表明，长期饮用咖啡易患不孕症，原因主要是与其含有的咖啡因有关系。咖啡因能与人体内的游离钙结合，并经尿排出，容易造成骨质流失，诱发骨质疏松，髋骨、脊椎的密度都会降低，对健康十分不利。过量的咖啡因令人的神经系统异常活跃，且咖啡因融于血液，在体内代谢用时较长，会影响卵子的质量，进而影响受孕。

备孕女性最好戒掉咖啡，改喝无咖啡因的饮品，如淡绿茶、牛奶、豆浆等。如果实在想喝，就限定每天只喝一杯——这是多数专家认可的安全限度。一旦适应了喝很少的量或没有咖啡因饮料的生活，你就会发现其他健康饮品其实也是味道不错的，而且其中的营养成分对你会非常有益。

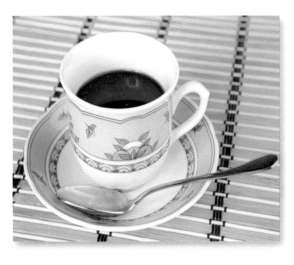

备孕阶段就应当树立的营养观

既要使营养充足，又要控制肥胖，这是从备孕时期起就应当树立的营养观。

一般在准备怀孕的前 3 个月，备孕女性就应该注意在饮食上多摄入营养了。如果备孕女性平常有挑食的坏习惯，那么现在就应该为了宝宝而全力改变。备孕女性日常饮食要注意多样全面，注意多摄入含优质蛋白、脂肪、矿物质、维生素和微量元素丰富的食物，其中尤其不可忘记钙、铁、碘、维生素 A 和维生素 C 的摄入；每日应摄入一定量的新鲜水果、蔬菜以及其他营养物质丰富的食物，如牛奶、加钙橙汁、酸奶、瘦肉、动物肝脏等。要根据各自家庭、地区、季节的具体情况，科学地安排好一日三餐，使自己的体重保持在适合怀孕的范围之内。

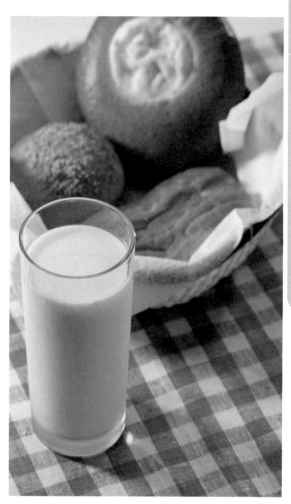

然而，补充营养并不是说吃得越多越好，吃得过多只会使营养过剩、体重太重、行动不便，怀孕后由于胎宝宝长得过大而造成难产。有些准妈妈在怀孕早期只顾补充营养，导致肥胖，产后多年体形还是很臃肿。所以，备孕女性营养摄入要均衡，既要满足自身的需要，又不要过量，保证身体健康，精力充沛，为优生打下坚实的基础。

虽然备孕女性还没有到"一人吃，两人补"的时候，但是，从现在开始，你就应该注意养好自己的身体，因为一旦怀孕，你的身体就不单单是你自己的了。为了自己和胎宝宝的健康，你要做的就是均衡营养、储备能量！否则，胎宝宝的前期发育就会受到影响。

不去医院检查，如何判定自己的营养是否过剩呢？简单的方法是观测体重。如果体重增加过快，或者增加的幅度过大，就需要调整生活习惯了。而且，备孕女性应该在备孕阶段就要注意自己的体重和营养的均衡，而不是到孕中晚期身体日渐沉重了才开始调整。

备孕女性应该对哪些食物说"不"

备孕是一个幸福并且艰辛的阶段。幸福是因为备孕女性正在为孕育一个健康的宝宝、成为一个好妈妈而积极备战；艰辛的是有很多需要注意的地方，甚至就连自己平常爱吃的东西也不得不为了宝宝慎食。哪些东西是备孕女性必须慎食的呢？

辛辣刺激的食物

很多备孕女性平常的饮食口味比较重，喜欢辣椒、胡椒、花椒这些辛辣刺激的调味品。食物一旦比较清淡，就感觉食不甘味。但是，这些调味品刺激性很大，如果大量食用会造成便秘、体内毒素堆积以及消化功能受到影响，这对于胎宝宝健康是非常不利的。所以，备孕女性应慎食辛辣刺激食物。

腌制食品

腌鱼、腌肉、腊肠、酱腌菜，这类食品内含亚硝酸盐、苯丙芘等，对身体很不利。

菠菜

人们一直认为菠菜含丰富的铁质，具有补血功能，所以将菠菜当作孕期预防贫血的佳蔬。其实，菠菜中含有大量草酸，草酸可影响锌、钙的吸收，而女性备孕期间应该增加钙、铁的吸收，否则会影响胎宝宝的生长发育。

高度加工食品、油腻食品

备孕女性应尽量少吃以口味、口感取胜的高度加工食品，其中不仅油、盐、糖含量高，而且营养价值低，含有多种食品添加剂，有的还含有反式脂肪酸，有可能干扰胎宝宝正常发育。煎炸、熏烤食品尽量不吃，还要远离油烟和烧烤烟气，因为其中含有致癌物。油腻味浓的餐馆菜肴，一般都是用多次加热的油烹制的，且含盐量较高，对胎宝宝和准妈妈无益。所以，备孕夫妻既然打算要宝宝了，为了宝宝的健康，平时应尽量少接触这些食物，少光顾烧烤店。

其他食品

罐头食品中含有的添加剂和防腐剂，是导致畸胎和流产的危险因素。火锅在短时间内的加温并不能将存在于肉类中的致病菌或寄生虫完全消灭。油条在制作过程中使用的明矾是一种含铝的无机物。铝可通过胎盘侵入胎宝宝大脑，影响胎宝宝智力的发育。铝在体内含量的增多，还会抑制人体对铁质的吸收，加重贫血。因此，备孕女性应尽量避免食用这些食品。

备孕时就应注意改善环境

怀孕前的准备阶段十分重要，室内装修、环境污染、经常性地使用辐射类物品都是影响健康受孕的因素。因此，计划怀孕的 80 后年轻夫妻需要创造一个相对良好的生活环境，包括外在环境和内在情绪的调整。

避免入住新装修的房间

刚装修的新房空气中含有较高的有害气体，如甲醛、苯、甲苯、乙苯、氨等。医学研究表明，女性对此类化学气体的吸入反应特别敏感。长期处在这样的环境中的女性，可能会导致月经异常。室内的装饰材料如瓷砖、石材等也含有放射性物质，而且新建房屋湿度较大，有害物质和粉尘微粒更容易滞留于室内。这些有害物质不利于健康受孕，还有可能影响胎宝宝的生长发育，甚至会导致胎宝宝畸形。因此，乔迁不必太过心急，装修房屋也一定要注意选择有环保标志的产品，在入住前两周至一个月将门窗打开通风透气，并在室内放置一些能够吸取有害气体的绿色植物。

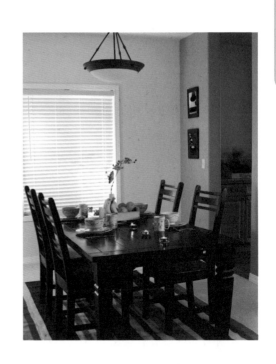

远离噪声环境

噪声是指让人烦躁、音量过强而危害人体健康的声音，例如机械的轰鸣声、各种交通工具的马达声、鸣笛声、人的嘈杂声等。随着工业生产、交通运输、城市建筑的发展以及人口密度的增加，环境噪声已成为影响健康的一大公害。噪声不仅影响人的听力，还对人的心血管系统、神经系统、内分泌系统产生不利影响，使人出现头晕、头痛、失眠多梦、全身乏力、记忆力减退以及易怒、焦虑、恐惧等一系列健康问题，被人称为"致命的慢性毒药"。

女性如果经常出入于高分贝的噪声区，使大脑经常处于高度紧张活跃的状态，情绪得不到舒缓，生理功能会受到损害，例如内分泌系统失调导致的性功能紊乱、月经异常。有研究发现，噪声会诱发准妈妈子宫收缩引起早产、流产或者对胎宝宝的听觉器官造成损害，甚至导致宝宝先天畸形。所以，孕前和孕期的女性无论是处于生活环境还是工作环境中，都应当尽量减少接触噪声的机会。

不 要经常吹空调

夏天家中如果每天都开着空调而不开窗通风，会使空气不流通、二氧化碳浓度偏高，为细菌、尘埃等有害物质的成倍增长提供了"沃土"，从而影响人体健康。备孕夫妻最好每天定时开窗通风，让室内的空气保持新鲜。

备孕夫妻若要开车外出，也要注意减少使用空调的频率，尽量多开窗通风，避免过多吸入车厢内的低质量空气。

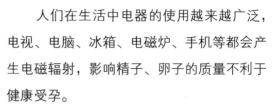

少 接触有辐射的电器

人们在生活中电器的使用越来越广泛，电视、电脑、冰箱、电磁炉、手机等都会产生电磁辐射，影响精子、卵子的质量不利于健康受孕。

电视、电脑、手机，备孕夫妻不可能完全不接触，但可以保持一定的距离；电磁炉、微波炉、复印机应尽量避免使用；小型的电器，如电吹风、电暖宝、电热毯也不能忽视其危害，最好不要经常使用。

当然，你也可以在室内放置适量的绿色植物用于吸收一部分辐射或电磁，也可以使用防护罩进行有效防磁防辐射。接触工业生产放射性物质，从事电离辐射研究、电脑操作、医疗部门的放射线工作的人员，为了未来宝宝的健康，也应该暂时调离此类工作或者做好预防工作。

避 免长时间接触厨房油烟

很多有孕育计划的夫妻认为在家中做饭吃比较卫生，也能提供自身所需的营养，更有利于健康。这种想法当然很正确，但同时也需要注意，厨房油烟物质种类很多，且毒性大、浓度高，经常接触的话可能导致细胞发生突变，破坏生殖系统，引起不育。建议备孕夫妻要在厨房安装抽油烟机，并时常开窗通风。

谨慎使用化学清洁剂

清洁用品在生活中是必不可少的，应有选择性地购买毒性较小的清洁用品，或是自制一些天然的清洁用品，并注意正确的使用方法。干洗衣物尤其要小心，因为一些溶剂中的化学成分有可能粘在衣物上，对备孕女性的身体造成危害。洗衣过程中，要尽量少接触洗衣溶剂，让衣物充分地晾干，减少一些化学成分给人体带来的危害。

据研究，洗涤剂中含有的十二烷基苯硫酸钠对男性精子有杀伤作用。但是，在生活中，我们使用洗涤剂存在很多误区，以为用流水简单冲洗就可以去除附在果蔬、餐具表面残留的洗涤剂，或者用清水泡一下就能完全将洗涤剂清除干净，或者用干毛巾直接擦拭，实则不然。洗涤剂正确的使用方法是：洗涤餐具、果蔬时，首先要选取适量的洗涤剂，太多并不意味着就能洗得干净；然后放入足量的水浸泡，使洗涤剂充分溶解，时间应大于 15 秒，再用流动的水冲洗干净即可。

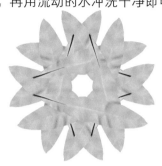

慎用护肤品

备孕女性最好购买纯天然或孕妇专用的护肤用品，让肌肤尽量保持清爽舒适即可，不能用美白祛痘祛斑产品，因为其中含有较多的铅、汞等重金属以及某些激素，长期使用会沉淀在皮下组织中，对人体极为不利，有碍于健康受孕。

保持规律缓和的生活节奏

备孕女性在连续熬夜、过量的体力劳动、剧烈的体育运动、较大的工作量、过于集中且持久的脑力劳动等疲劳状况下均不易受孕。来自生活或者工作的压力可能会造成女性卵巢分泌雌性激素异常及不排卵，月经易紊乱甚至闭经，影响受孕。所以，备孕夫妻应善于安排适宜的生活节奏，释放生活或工作上的压力。

想要生活规律，女性在孕育准备阶段，要注意饮食平衡，合理补充营养；制订锻炼计划并坚持下去，增强体质并控制体重；尽量不要熬夜，保证充足的睡眠时间；改变工作性质，减少压力，缓解紧张的情绪；丰富生活内容，做点儿轻便的家务，听听柔和的音乐，看看书，让心情保持平和、愉悦的状态。

备孕阶段，请远离它们

电脑

电脑显示屏中的显像管，由高电压的电子轰击荧光屏而产生的 X 线对人体是有害的，可能致癌，也可能产生遗传效应，特别是对于早期的胚胎有比较敏感的生物效应。所以，孕前特别喜欢玩电脑的女性，计划怀孕后应该适当收敛自己对电脑的热情，不要整天坐在电脑前。因此，正常男性的精子产生需要维持合适的温度。男性忌将笔记本电脑放腿上，因为笔记本电脑发热及两腿对笔记本电脑的支撑作用会使男性生殖器区域温度增高，如果长时间采取这种方式，就有可能导致男性精子数量减低。

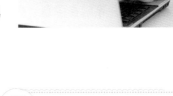

猫狗等宠物

小宠物非常惹人喜爱，可以给人带来无穷的乐趣。一些女性特别喜欢在自己家里饲养小宠物。然而，猫狗等宠物身上尤其是它们的粪便中易感染弓形虫，当人与它们密切接触或处理它们的粪便时，很有可能被弓形虫感染。弓形虫可进入胎盘造成胎宝宝先天感染，发生早期妊娠流产、胎宝宝畸形、早产及死胎。怀孕的女性感染这种病后生下的婴儿，可能会患有先天性失明、脑积水等出生缺陷。所以，备孕女性尽量不要与宠物猫狗密切接触，尤其不要处理它们的粪便。

各种药物和农药

备孕夫妻在备孕期间应慎服药物。患病是否应吃药、如何正确吃药才不影响备孕，这些问题应及时咨询医生。居家方面，应少用杀虫剂和空气清新剂等。

从事喷洒农药、除草剂等工作的已婚夫妻，在备孕时应避免接触化学药品。重金属铅、镉、氨甲喋呤、棉酚二澳、氯丙烷等工业化学品，可以影响精子及卵子的生成及质量。因此，备孕夫妻应不接触上述化学品。

改变不利于受孕的生活习惯

很多夫妻在计划要孩子之前都会改掉一些不好的生活习惯，积极调理好自己的身体，以最好的状态孕育一个健康的宝宝。那么，备孕夫妻要改掉的不良生活习惯有哪些呢？

女性应改掉的不良习惯

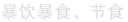

暴饮暴食、节食

一些备孕女性有暴饮暴食的习惯，这会导致孕前及孕期肥胖，可能会造成巨大儿的出生。还有一些备孕女性有节食的习惯，可能会影响激素的分泌，如黄体生成素、卵泡生成素、雌激素以及孕激素等，这样会造成排卵障碍，甚至会造成饮食性闭经，从而加大怀孕的难度。

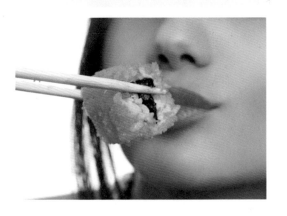

贪吃甜食

很多女性爱吃甜食，面对诱人的糖果、蛋糕、巧克力、布丁等甜品时很难开口说不。其实，备孕女性偶尔吃吃甜食是不要紧的，但是如果吃起来没有控制，那就要小心自己的身体受伤害了。

专家在临床诊断中发现，许多易得妇科病的女性，血糖或尿糖明显高于正常水平，一旦减少了糖分摄入量，大部分患者在随后一年时间里复发率与感染率就大大降低。归结原因，可能是食糖较多而导致血糖或尿糖偏高时，女性私密部位糖原增加，导致酵母菌大量繁殖就容易导致发病。所以，备孕女性应少吃甜食。

经常熬夜

现在很多女性喜欢夜生活，为了释放压力，常常选择喝酒、泡吧等。熬夜对人体坏处很多，除了会影响隔日的精神状况，让皮肤干燥，容易长黑斑、青春痘之外，也会造成免疫力下降。另外，熬夜有可能会影响雌性激素的分泌和卵子的质量。

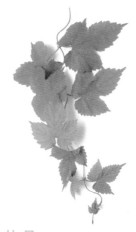

使用含铅化妆品

美白效果越好的化妆品含铅量越多，如果女性在备孕阶段体内含铅量就多，必然对怀孕不利，将来有可能影响胎宝宝的正常发育。所以，备孕女性最好少用这些含铅化妆品。

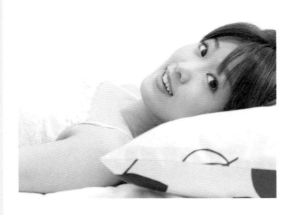

穿紧身衣裤和高跟鞋

备孕女性穿紧身衣裤可能会对腹部造成压力，进而影响受孕。女性长时间穿高跟鞋也会比较容易导致子宫前倾，可能增加不孕的概率。因此，备孕女性为了更好地怀孕，要尽量穿得宽松一些，注意小细节，拒绝紧身衣和高跟鞋。

睡觉时门窗紧闭

人入睡后，如果门窗紧闭，不用3小时，室内的二氧化碳就会增加3倍以上，细菌、尘埃等有害物质也会成倍增长。因此，不仅仅是在备孕阶段，即使是其他时期，睡觉时应留些窗缝，以便让室外新鲜空气不断流入，室内二氧化碳及时排出。

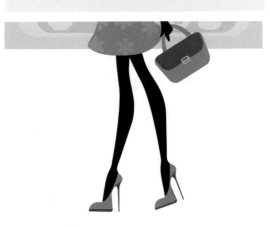

性应改掉的不良习惯

洗桑拿

睾丸产生精子，需要比正常体温低1℃~1.5℃的环境。睾丸的环境温度在34℃~35℃时才能顺利产生精子。桑拿温度很高不利精子产生，所以，既然有生宝宝的打算，男性就要从前3个月开始不洗桑拿。

穿紧身裤

紧身的牛仔裤和过紧的内裤都会让睾丸透不过气来，造成生精功能的减退。男性如果有穿紧身裤的习惯，应尽早让自己脱离紧身裤的束缚，选择舒适宽松的裤子。

挑食、偏食

精子的产生需要原料，因此生精功能和人体营养水平密切相关。男性多吃些瘦肉、鸡蛋、鱼类、蔬菜，可以保证必需的蛋白质、维生素和微量元素的摄入。有挑食、偏食习惯的男性，往往会因营养不良影响精子的发育成熟。

忽视孕前检查

男性可能会觉得孩子是妻子生的，孕前检查应该是妻子的事，或者觉得自己身体各方面条件很好，做孕前检查没有必要。其实这些想法是不正确的。一方面，胎宝宝的基因有一半来自父亲，所以男性的健康状况在很大程度上会影响胎宝宝；另一方面，有一些症状，如无精症等，自身并不一定有不适感觉，只有检查了才能知道，而且像肝炎、梅毒、艾滋病等传染病检查也是很有必要的。所以，丈夫一定要和妻子一起做好孕前检查。

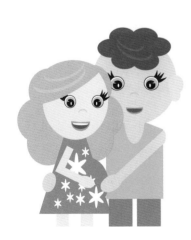

患哪些疾病不适合怀孕

怀孕是每个女性一生中最重要也是最幸福的事情，但并不是每个女性都能顺利怀孕。因为，如果患有某些疾病，不仅直接影响母体的健康，而且也会影响胎宝宝的生长发育。那么，女性患哪些疾病不适合怀孕呢？相信这是每个备孕女性都非常关心的问题。

贫血

女性在怀孕前如发现患有贫血，首先要查明原因，确定是属于哪一种原因引起的贫血，然后进行治疗。患有贫血的女性如果得不到及时治疗，怀孕后贫血可能会加重，引起贫血性心脏病、心力衰竭、产后出血、产后感染等，甚至还有胎宝宝宫内发育迟缓、早产或死胎的危险。因此，贫血的女性最好等到贫血治愈后再怀孕。

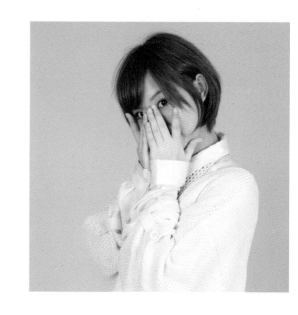

心脏疾病

心脏疾病分为 4 级，1~2 级患者可以怀孕，3~4 级患者则不可以怀孕。3~4 级患者若怀孕，就可能在孕期和生产过程中因不能承受负担，发生心力衰竭，危及自己的生命。1~2 级患者必须经医生同意后方可怀孕，不可大意，而且应选择有心脏病专科的医院进行产前检查及分娩，平时应接受医生的生活指导。

肾 脏疾病

患有肾脏疾病的女性怀孕风险很大，孕期易发生妊娠期高血压疾病，不利于胎宝宝的发育，严重的会引起流产、早产等状况，同时对准妈妈的生命也会造成很大的威胁，极易导致肾衰竭。因此，患有肾脏病的女性在病情没有治愈前，应慎重怀孕。

糖 尿病

患糖尿病的女性在怀孕后一般都会使病情加重，而且会危害胎宝宝，所以怀孕应慎重。但是，如果患者症状轻、体质好、不用胰岛素就可以控制住血糖，可以在正确治疗的情况下受孕。患病女性孕后要加强产前检查和自我保健，饮食控制更应严格些，并要取得医生的指导。

结 核病

肺结核是一种呼吸道传染病，女性若在孕前就患有此病，那么怀孕后易发生流产、早产。患者如果在孕期服用抗结核药物，势必会影响到胎宝宝的发育。因此，患有肺结核病的女性最好治愈后再怀孕，若出现意外怀孕的情况，最好在 6 周内做人工流产。

肝 脏疾病

备孕女性如果患有肝脏疾病，就极有可能传染给未来的胎宝宝。因此，有肝病的女性在怀孕前最好确定病情已经被稳定控制，千万不能在肝病的传染期怀孕；怀孕后还要遵医嘱接种肝炎疫苗，阻断传染给胎宝宝的可能。

急 性传染病

夫妻任何一方患有急性传染性疾病，如流感、风疹、病毒性脑炎等，都易造成胎宝宝畸形，也可使病情加重，必须治愈后再怀孕。

性 病

性病患者如果没有治愈就怀孕，可导致胎宝宝发育迟缓，而且也会通过胎盘垂直传染给胎宝宝。大多数的性病经过正规治疗是可以痊愈的。

总之，孕前确保身体健康是备孕夫妻必须重视的。孕前检查是非常重要的项目，可以判断是否可以怀孕，这也是为宝宝的健康着想。

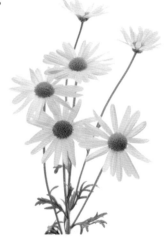

特殊关照给特殊的备孕女性

想要生育健康聪明的宝宝是备孕夫妻的共同希望，然而不少的备孕夫妻会因为年龄、身体状况等原因迟迟得不到好"孕"的消息，因此心中非常焦急，导致心理压力无形中增大，更加不利于受孕成功。那么，有着特殊情况的备孕女性该如何备孕呢？

高龄备孕女性

现代社会生活压力越来越大，晚婚成为一种趋势，生育年龄也相应地上升。许多夫妻往往会等到事业有成、经济状况较好时才要宝宝。因此，女性在 30 多岁才当上准妈妈的情况很常见，医学上把 35 岁以上（包括 35 岁）的初产孕妇称为高龄孕妇。

虽说备孕女性的身体健康状况比年龄对怀孕的影响更大，但是，总体来说，随着年龄的增加，女性不仅生育能力不断下降，有些疾病的潜在威胁也在增加，在怀孕和分娩过程中所承担的风险也会比正常育龄女性大得多，加上当今自然环境的改变、自身的不良生活习惯等，都会使高龄或大龄备孕女性的不易受孕或孕育风险增加。

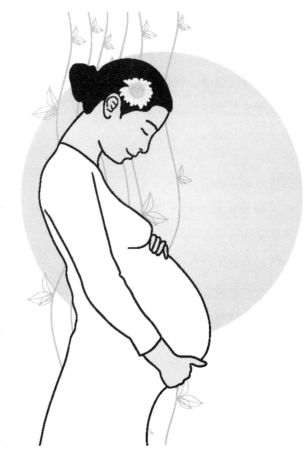

营养新知

　　高龄或大龄的备孕女性在怀孕期间比二十几岁怀孕的女性更容易发胖。怀孕期间体重一旦增加过度，很容易患上妊娠期糖尿病等疾病，而且腹中的宝宝也会因为营养摄取过度导致长得太大而给分娩带来困难。所以，高龄或大龄备孕女性尤其需要控制体重，将自己的体重控制在合理的范围，怀孕后也要避免摄入营养过多而发胖。含甜味剂的食物如糖果及巧克力、可乐或人工添加甜味素的果汁饮料、罐头水果、人造奶油、冰激凌、冰冻果汁露、含糖花生酱、沙拉酱、油炸食品、膨化食品、过量坚果等，备孕女性都要慎吃或不吃。

优生咨询

　　比起二十几岁的备孕女性，高龄或大龄备孕女性更要重视优生咨询，提前了解备孕及孕期该注意些什么，才能有针对性地作好准备。夫妻双方都必须做一次全面的体格检查，积极治疗原有的疾病。若备孕女性已患有高血压、糖尿病、习惯性流产等疾患，要积极治疗，待病情好转或受到控制后再受孕。另外，孕前服用叶酸必不可少。备孕阶段也应注意锻炼身体，提升自身身体素质，尤其要注意备孕及怀孕期间心理保健，保持心情愉快，充满自信，这种良好的情绪会有助于受孕成功。

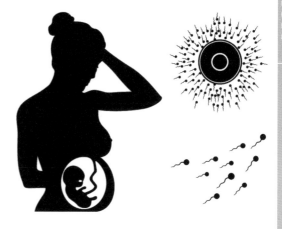

有过流产经历的备孕女性

　　有过流产经历的备孕女性备孕的心理压力会增大，有些备孕女性会因为失去了宝宝而急切地想要再次怀孕，也有些备孕女性会因为流产次数较多导致更严重的习惯性流产而心中焦急万分。不管怎样，将自己的身心调整到最佳状态才是正确的备孕之道。

　　可能有些备孕女性不会理解这一点，认为流产后自己的身体没有什么变化，无须调养、无须避孕便可直接怀孕生子，其实不然。无论是自然流产还是人工流产，对女性的身体都会造成不同程度的损伤。流产后，子宫、卵巢等需要经历一段时间的复原，如果调养得当，则身体状况能恢复到正常水平，并可以顺利地再怀孕、再生育；如果不注重调养，身体健康状况可能下滑,严重的甚至会导致不孕。一般来说,流产后至少半年,最好是一年后再怀孕为好。若仍计划再怀孕的夫妻,可请医生就流产原因加以评估,看是否需要接受治疗,等身体调养好之后再来规划下一次的怀孕。

想 生二胎的备孕女性

现在,国家正逐步放开计划生育政策,不少家庭符合生二胎条件,于是,很多家中已有了一个孩子的夫妻开始了生二胎的打算。那么,想生二胎的备孕夫妻应该做何准备呢?

充足的经济准备

养育两个孩子的花费必然会比养育一个孩子大,所以有此打算的备孕夫妻要做好充足的经济准备,提前计算好各项开支,以免给家庭带来巨大的经济压力。

合适的年龄差距

想生二胎的备孕夫妻最好依据家庭的具体情况安排合适的时间孕育下一个宝宝。一般而言,如果备孕女性已经超过35岁,那么就需要抓紧考虑生二胎的事宜;如果备孕女性才二十几岁,可以稍微推迟些考虑此事。

通常,两个宝宝之间年龄差距越小,家庭负担可能会越重,照顾宝宝会更辛苦,但这样也可以便于在较为集中的时间段内养育两个宝宝,宝宝之间的交流沟通也不容易有障碍。

宝宝之间的年龄差距超过3年或3年以上,当大一点儿的宝宝已经上幼儿园时,大人可以腾出更多时间照顾更小的宝宝,有时大一点儿的宝宝还可以帮助照顾小一些的宝宝。

剖宫产妈妈的第二胎

第一胎是通过剖宫产手术产下宝宝的备孕女性通常需要至少2年才能考虑要下一个宝宝,这是因为剖宫产后子宫上会有了一道瘢痕,必须等到瘢痕完全长好,才能够再次考虑怀孕,否则会有子宫破裂的危险。当然这个时间限制也不是完全绝对的,也因个人体质及身体状况的不同会有相应的延长或缩短,但是一般间隔2年是较为合适的。

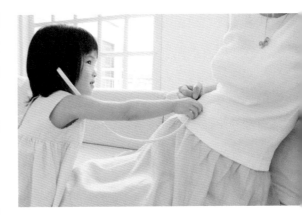

谨小慎微，平安度过胚胎形成期

载着你们的希望，载着你们的期待，不知不觉中，一个小生命就在准妈妈的子宫里安营扎寨了。小生命就这样悄悄诞生，准爸爸、准妈妈一定很惊喜、很开心吧？但是你们在开心的同时也要格外注意，因为怀孕的第1~3个月即孕早期是胚胎成形期，胎宝宝是非常脆弱的，外界的很多事物和刺激都可能对他产生影响与伤害。所以，准爸爸、准妈妈要多加留意，谨小慎微，一起平安度过这段让你们惊喜也让你们担心的时光吧！

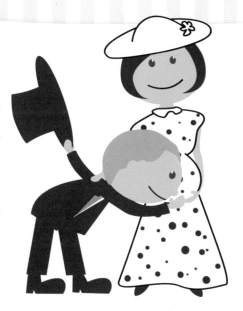

孕早期是胚胎形成关键期

孕早期的这 3 个月，准妈妈和胎宝宝都发生着一定的变化。胎宝宝要经过"脱胎换骨"，准妈妈也要经受孕早期妊娠反应的折磨。但是，准妈妈无须烦恼，只要充分了解这方面的知识，做到有备无患，就能及时应对，避免自己到时手足无措。下面，我们就一起来看一下在孕早期的这 3 个月，胎宝宝和准妈妈究竟会有怎样的变化吧！准爸爸、准妈妈们，你们是不是很好奇呢？

孕 1 月

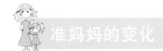

胎宝宝的变化

精子卵子相遇，形成受精卵。受精卵不断发育，在子宫内着床，小生命正式诞生。此时的他还不能被称作胎儿，只能被称作胎芽，没有明显的形状。头和身体相连，头部占身体的 1/2，还有一条长长的尾巴。五官尚未形成，四肢雏形出现。

准妈妈的变化

怀孕第 1 个月，准妈妈停经，基础体温升高。乳头颜色开始变深变黑，有些准妈妈的乳头还比较敏感。身体容易感到疲倦，饮食习惯可能会开始发生变化。月末，子宫约有鸡蛋那么大。第 1 个月，准妈妈基本没有妊娠反应，只有少数人会出现恶心、呕吐现象。

孕2月

胎宝宝的变化

胎芽大体成人形，2厘米~3厘米长，4克左右重。头部和身体开始分开，头部仍然约占身体的1/2，尾巴开始缩短。已经可以看出眼睛、耳朵、口和手脚，眼睛尚分长在头的两侧。内部器官系统也在快速发展，如肝脏、神经管、大脑等，并初具规模。脐带组织出现，胎盘正在形成。

准妈妈的变化

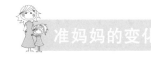

孕2月，准妈妈的月经会持续不来，基础体温较高。有的准妈妈开始出现早期的妊娠反应，恶心、呕吐、食欲不振、疲劳等。乳房开始增大，乳头、乳晕颜色变深且开始敏感。子宫已如鹅蛋般大小，开始压迫膀胱，准妈妈开始出现尿频现象。外阴开始出现白色分泌物。但是，腹部看上去仍然比较平坦。

孕3月

胎宝宝的变化

孕3月胎宝宝正式形成，从头顶到臀部的长度超过5.5厘米，体重约14克。这个时候胎宝宝初具人形，头占身体的比例由1/2变为1/3，尾巴完全消失。眉毛、头发开始生长，长出眼睑，只是尚闭着。胃肠、心脏、肝脏器官进一步发育，输尿管形成，可以排泄，脊髓发育形成。胎儿浮在羊水中，可以简单活动，胎盘仍处于不稳定状态。此时生殖器正在发育。

准妈妈的变化

孕3月，一些准妈妈的妊娠反应变得严重。乳房继续增大，乳头、乳晕颜色进一步加深。腹部有胀大的感觉，但是外观上仍然不是很明显。子宫已如拳头大小，压迫力增大，小便次数频繁，子宫开始压迫直肠，可能会出现便秘现象。过了孕早期，流产的机会就大大减少了，准妈妈和准爸爸就可以放下心来，享受愉快的亲子时光了。

科学调整饮食，保证胚胎发育

为了更好地孕育胎宝宝，准妈妈通常乐意去尝试一些新的生活方式，包括饮食习惯的调整。

有些准妈妈听说牛奶含钙丰富，对胎宝宝的骨骼发育、健康都有好处，因此，无论以前是否经常喝牛奶，怀孕后也拿起牛奶瓶咕嘟咕嘟喝起来。更有一些准妈妈总担心自己摄入的钙质不够，因此就拿牛奶当水喝。

这些习惯和做法合理吗？科学吗？孕早期的准妈妈要怎样科学调整饮食习惯，保证营养的补充呢？下面我们将针对准妈妈孕早期的生理特点和胎宝宝在孕早期的发育特点，为准妈妈介绍一些孕早期在饮食和营养方面需要注意的事项。

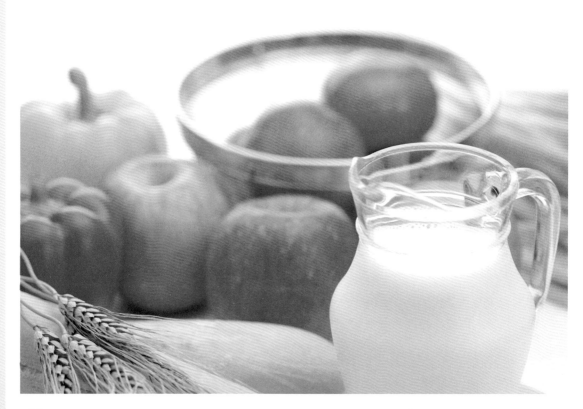

胚胎形成期的营养需求

热量和蛋白质

准妈妈在怀孕期间，尤其是怀孕早期，由于胎宝宝及自身营养需求的增加，体重会增加，另外基础代谢率也会增加。因此，为了保证自己和胎宝宝的健康，准妈妈需要有均衡的营养及充足的热量摄入。世界卫生组织建议，怀孕早期的准妈妈每日需增加热量约 150 千卡。

另外，对于准妈妈来说，补充足量的优质蛋白质也是非常重要的，这是因为蛋白质是构成胎宝宝机体最基本、最重要的成分。胎宝宝组织器官的发育需要蛋白质，准妈妈子宫、胎盘及乳房功能的维持也需要蛋白质。因此，准妈妈在孕早期补充足量优质的蛋白质对自身和胎宝宝的发育都是非常重要的。

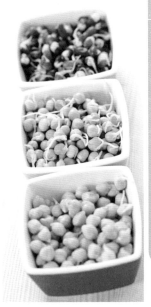

充足的维生素

准妈妈身体所需要的营养是全方位的。各种维生素对准妈妈自身的健康和胎宝宝的早期发育都起着至关重要的作用，比如孕期口腔溃疡就是维生素缺乏造成的。因此，在饮食调节上，准妈妈应该注意各种维生素的摄入，适当地多吃一些新鲜的蔬菜和水果来补充各种维生素。

孕早期这段时间，是胎宝宝的神经系统迅速分化的时期，准妈妈要更加注意补充如叶酸、维生素 B_2、维生素 B_6 等维生素。这些维生素对保证胎宝宝神经系统发育起着很重要的作用。

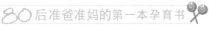
叶酸的足量摄入

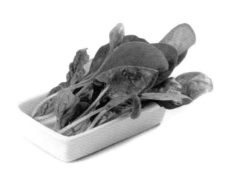

叶酸是准妈妈在孕期需要特别注意补充的营养元素。如今，许多准妈妈在怀孕之前就口服一定量的叶酸，让体内的叶酸水平达到一定的程度，这样对孕育胎宝宝是非常有利的。

准妈妈服用叶酸的剂量和平时一般贫血的患者用于抗贫血的叶酸的剂量是不一样的。准妈妈服用的是小剂量的叶酸，它的剂量一般是每次400微克。准妈妈体内有足量的叶酸，才可以有效地预防胎宝宝神经管畸形的发生。鉴于叶酸的重要性，专家建议准妈妈怀孕前3个月就开始适量地补充叶酸，使体内叶酸水平达到平衡，怀孕以后还要再吃3个月。

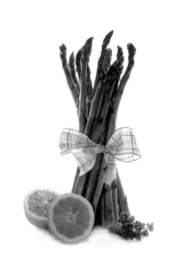

巧 吃水果补营养

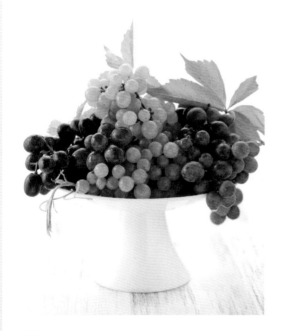

新鲜的水果不仅味道甜美，能够给人带来味觉上的满足感，而且富含人体必需的多种维生素和矿物质，还可以为准妈妈补充水分及糖分。那么，准妈妈在选择水果的时候，有哪些小窍门呢？下面将介绍几种常见的、适合准妈妈食用的水果。

苹果

苹果富含多种维生素和矿物质，同时还含有苹果酸鞣酸和细纤维等。苹果所含有的食用纤维对准妈妈排便、排毒很有帮助。而且，苹果对准妈妈的肠胃功能也具有一定的调节作用。准妈妈在食用苹果的时候若连皮一起吃，可改善便秘的情况。同时，苹果中富含的维生素和苹果酸鞣酸对孕早期胎宝宝的发育也很有帮助。

苹果的另一重要功效是可以缓解孕期呕吐，对孕早期准妈妈常见的食欲差、恶心等不适有不错的缓解效果。另外，苹果在民间一直就有"益智果"与"记忆果"的美称，而且传统说法还有"一天吃一个苹果，医生远离我"的谚语。这是因为苹果当中不仅富含锌等微量元素，还富含脂质、碳水化合物、多种维生素等营养成分，尤其是细纤维含量高，有利于胎宝宝大脑皮层边缘部海马区的发育。而且有研究发现，怀孕初期多吃一些苹果的准妈妈，其胎宝宝患上哮喘的概率会大大减少。专业营养研究人员分析说，产生这种效果的原因可能是苹果含有的特殊植物化学成分如类黄酮等的作用发挥。

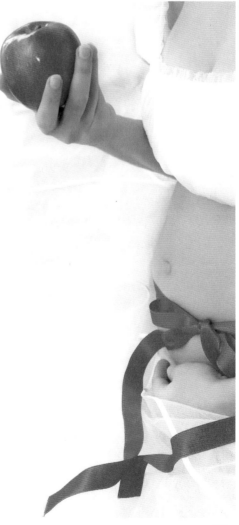

香蕉

香蕉是一种非常适合准妈妈在孕早期吃的水果。据专业的营养师介绍，在孕早期的 3 个月里，准妈妈特别应在日常饮食中加上香蕉，首先是因为香蕉是钾元素非常好的来源，而且香蕉中还含有丰富的对胎宝宝神经系统发育起关键作用的叶酸。

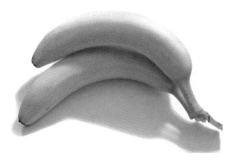

准妈妈体内叶酸、亚叶酸及维生素 B_6 的足量储存是保证胎宝宝神经管正常发育，避免胎宝宝无脑、脊柱裂严重畸形发生的关键性物质。钾还有降压、保护心脏与血管内皮的作用，充足的钾元素对非常容易发生高血压的准妈妈来说是非常有利的。另外，香蕉还具有治疗孕期牙痛的功效，因此也有营养学家建议准妈妈最好每天都能吃一根香蕉。

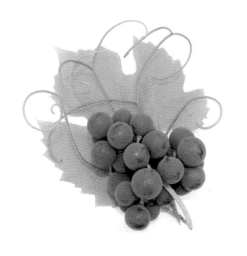

葡萄

葡萄富含铁、磷、钙、有机酸、卵磷脂、胡萝卜素和维生素 B_1、维生素 C 等多种营养元素。准妈妈适当摄入新鲜的、成熟的葡萄是补充上述各种营养成分很好的选择。

中医认为，葡萄能治气力虚弱、心悸盗汗、风湿痹痛、牙龈肿痛、疮疹不出等症，有安胎之效。加拿大有人还发现葡萄及其制品可以抗病毒。葡萄中的葡萄籽成分还可以提高免疫力，帮助准妈妈少生病。葡萄还含有丰富的葡萄糖和果糖。人们平日吃的大米等主食都要转化为葡萄糖才能为人体所吸收，而葡萄可以直接为人体所吸收，并迅速转化为人体活动的能源。此外，葡萄可补气血、暖肾，对贫血、血小板减少、神经衰弱和过度疲劳等异常情况也有较好的滋补作用。

樱桃

据营养学者研究，在所有的水果当中，樱桃是现今发现的所含铁质最为丰富的水果，几乎是苹果、橘子的20倍。樱桃中还含有大量的胡萝卜素，其含量是新鲜葡萄、苹果、橘子的4倍左右。同时，调查研究显示，樱桃中还含有维生素B_1、维生素B_2、维生素C。维生素对于孕早期的准妈妈和发育中的胎宝宝来说都是极其重要的。

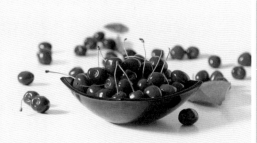

除此之外，准妈妈如果在孕早期出现食欲不佳的状况，可以适当地吃一些樱桃，以改善胃口。

西柚

西柚富含天然叶酸，是准妈妈在孕期需要摄入的最重要的营养成分之一。

叶酸不但对孕早期准妈妈和胎宝宝发育非常重要，在孕中期同样是必不可少的。怀孕期间，随着胎宝宝身体组织逐渐发育，准妈妈应摄入一定量的叶酸来满足胎宝宝神经系统发育的需要。对于准妈妈来说，叶酸的缺乏不仅会使妊娠期高血压疾病、胎盘早剥等孕期疾病的发病率增加，更会导致准妈妈患上巨幼红细胞贫血，出现胎宝宝在宫内发育迟缓、神经管畸形、早产及新生儿低出生体重等多种问题。因此，孕早期的准妈妈可适量吃些西柚。

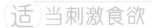

适当刺激食欲

早孕反应比如孕吐现象会在很大程度上影响到准妈妈的食欲，从而进一步影响到准妈妈的营养摄取，最终造成营养不良。因此，设法促进准妈妈的食欲，也是孕早期饮食中一个重要的话题。准妈妈在选择食物、加工及烹调食物过程中，要注意食物的色、香、味的调整，使自己摄入最佳的营养素。那么，怎么样才能调动准妈妈的食欲呢？下面为您介绍一些小技巧。

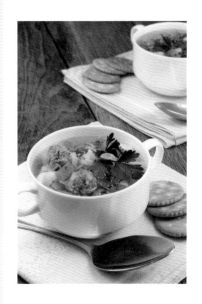

准妈妈选择的食物首先在形态要能刺激人的视觉感官，同时还应该清淡爽口、富有营养。新鲜的番茄、黄瓜、香菇、平菇、苹果、橘子、葡萄等色彩鲜艳、营养丰富，比较容易诱发人的食欲。

准妈妈选择的食物还要容易消化、吸收，同时最好还能减轻呕吐现象，如面包、饼干、大米粥或小米粥都是不错的选择。

准妈妈在烹饪食物时，要尽量减少食物中营养素的损失，可根据个人喜好，选择不同的原料和烹调方法来加工食物。家人在为准妈妈烹调食物时可用柠檬汁、醋拌凉菜，也可用少量香辛料，如姜、辣椒等，都可以使食物具有一定的刺激性，从而增加准妈妈的食欲。

准妈妈在吃饭的过程中，愉快的精神状态和温馨的进食环境都有助于准妈妈食欲的增强。例如，准妈妈在进食的时候听一些轻音乐，餐桌上放一些鲜花，都可以增加食欲。

清淡、少量多餐

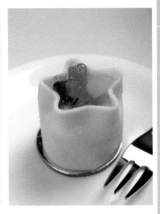

孕早期，准妈妈需要尽量保持一个平和、平静的心态，同时，由于孕早期准妈妈还会出现早孕反应，所以建议孕早期的准妈妈的饮食一般要以清淡、容易消化的食物为主。准妈妈可以采用少量多餐的形式，每一顿稍微少吃点儿，分成几顿吃。少量多餐有两个好处，一是可以促进准妈妈更加充分吸收饭菜中的营养物质，二是可以一定程度上减轻准妈妈的早孕反应。

不必刻意大补

怀孕早期胎宝宝的发育程度较小，准妈妈所要求的营养成分和怀孕前相比，没有什么明显增加。所以，准妈妈在饮食的量上不用因为担心胎宝宝营养不足影响发育而吃得过多，只需要在原有饮食基础上注意一下营养搭配和饮食宜忌就可以了。那些本来自身就缺少营养元素的准妈妈就需要通过饮食或是补充剂来合理补充相应的营养物质，并不需要大吃大喝、大补特补。

务必重视早餐

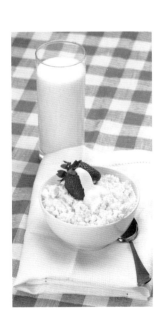

准妈妈平时的早餐，可以适当吃一些蛋白质含量比较丰富的食物，比如牛奶、鸡蛋、谷类等。此外，准妈妈还可以适当地吃一些高纤维素含量的蔬菜。这些食物中的植物纤维有利于准妈妈排便，避免便秘的发生。准妈妈喝牛奶既可以补钙，又可以补充蛋白质。但是，如果准妈妈只依靠喝牛奶来补钙的话，那么至少要摄取 1500 毫升左右的牛奶才能保证准妈妈每天对钙的需求，这似乎不太现实。因此，准妈妈除了在早餐中合理摄取一定量牛奶来补钙外，早餐的搭配还需多样化，尽量从多种渠道来补充营养。

准爸爸必学拿手菜

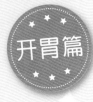

开胃篇

草莓绿豆粥

材料:

草莓 250 克,

糯米 250 克,

绿豆 100 克。

调料:

白糖 5 克。

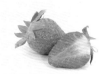

烹饪方法:

1. 将绿豆淘洗干净,用清水浸泡 4 个小时左右。

2. 将草莓洗净,择去蒂,切成小块备用。

3. 将糯米淘洗干净,与泡好的绿豆一起放到锅里,加适量清水,用大火煮开,再用小火煮至米粒开花、绿豆酥烂。

4. 加入草莓、白糖,搅拌均匀,稍煮一会儿即成。

推荐理由

此粥清热解毒、消暑利水,特别适合夏季食用。水果的酸甜口味有利于增强准妈妈的食欲。

水煮肉片

材料:

猪肉 300 克,

卷心菜 200 克。

调料:

川花椒 5 克,泡红椒碎末 10 克,料酒 5 克,盐 5 克,葱、姜末各 5 克,酱油 5 克,淀粉 10 克,植物油适量。

烹饪方法:

1. 将猪肉洗净,切大薄片,放入碗中,加入淀粉抓匀。

2. 锅中加植物油烧热,下入卷心菜叶翻炒至八成熟,盛在汤碗内。

3. 锅中加植物油,下入葱、姜末、泡红椒碎末稍煸后倒入清水,加入酱油、料酒和盐调味。汤沸后撇去浮沫,将猪肉片散开,下入汤锅内,用汤勺推匀,待肉片熟后盛入汤碗内。

4. 净锅内加植物油,下川花椒,小火炸香,捞出花椒不用,将油浇在汤碗内即成。

推荐理由

此菜温中散寒、调养血脉、开胃消食、增强食欲。注意泡红椒不可放入过多,以免口味过于辛辣,刺激准妈妈肠胃。

五柳海鱼

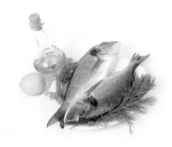

推荐理由

此菜能减轻妊娠反应，增加准妈妈食欲，保证准妈妈摄入足够的营养。

材料：

海鱼 1 条，

五柳 50 克，

葱段 10 克。

调料：

生粉 5 克，茄汁 30 克，白糖 5 克，盐 1 克，胡椒粉 3 克，植物油适量。

烹饪方法：

1. 将海鱼宰杀干净，在鱼身两面各划几刀，抹干水分后涂上生粉。

2. 锅置火上，倒植物油 200 克烧热，将鱼放入锅内用猛火煎香，捞起滤油后摆入盘中。

3. 锅内留 30 克油，放入葱段、五柳爆香，再加入茄汁、盐、白糖、胡椒粉和清水，煮至稀糊状，取起淋在鱼身即成。

大枣鸡丝糯米饭

材料：

大枣 100 克，

糯米 500 克，

鸡肉 50 克。

调料：

白糖 5 克。

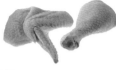

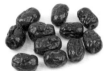

推荐理由

此饭甜中透香，补中健胃，滋补强身，可为准妈妈补气血、增食欲。

烹饪方法：

1. 将大枣去核洗净切碎；鸡肉洗净切成细丝；糯米洗干净。

2. 所有材料一同放入锅里隔水蒸煮，煮熟后加入白糖即成。

鱿鱼炒茼蒿

材料:

鲜鱿鱼 400 克,

茼蒿 400 克。

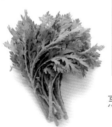

调料:

大葱 5 克,姜 5 克,盐 5 克,料酒 3 克,植物油适量。

推荐理由

鱿鱼有滋阴养胃、补虚润肤的功能;茼蒿中含有特殊香味的挥发油,可帮助准妈妈消食开胃。

烹饪方法:

1. 将鲜鱿鱼去头,洗净切丝,用开水汆一下捞出。

2. 茼蒿去头,洗净切段;大葱洗净切花;姜洗净切丝。

3. 炒锅倒植物油烧热,下入葱花、姜丝爆香,放入茼蒿煸炒至变软,加入鱿鱼丝、盐、料酒稍加翻炒,淋上熟油,出锅即成。

核桃仁松子爆鸡丁

材料:

鸡肉 250 克,

松子仁、核桃仁各 20 克,

鸡蛋 1 个。

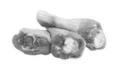

调料:

葱末、姜末、蒜末各 5 克,盐 5 克,酱油 10 克,料酒 3 克,胡椒粉 3 克,白糖 3 克,玉米粉 10 克,鸡汤、植物油各适量。

推荐理由

此菜富含蛋白质、钙、磷、铁、锌、钾和维生素类等多种营养素,有养目提神、健脑生智、护肝养血、促进食欲的作用。准妈妈食用有利于母体健康和胎宝宝大脑的发育。

烹饪方法:

1. 将鸡肉洗净,剁成丁,加盐、料酒、酱油、胡椒粉、鸡蛋、玉米粉抓匀,入热油锅内滑熟,捞出控去油。

2. 用葱末、姜末、蒜末、盐、酱油、料酒、胡椒粉、白糖、玉米粉、鸡汤调成调料汁,备用。

3. 炒锅置火上,倒入调料汁,然后倒入鸡丁翻炒,再下核桃仁、松子仁翻炒即成。

止吐篇

枸杞豆腐

材料：

嫩豆腐 250 克，

枸杞子 5 克，

香菜 5 克。

调料：

蚝油 5 克，香油 3 克。

烹饪方法：

1. 将嫩豆腐用凉开水洗净，切成小丁装盘；香菜洗净切段；枸杞子洗净，放入开水泡约 10 分钟，取出沥干，与香菜同排于豆腐上。

2. 锅置火上，倒蚝油烧热，加水，水开后加入香油，再淋于豆腐上即成。

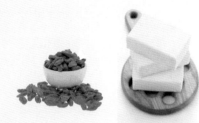

推荐理由

枸杞子是传统的滋阴养血食材，与嫩豆腐搭配，对改善孕吐有一定的功效。

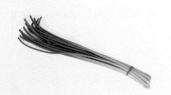

蒜薹烧小黄鱼

推荐理由

此菜营养又开胃，对缓解孕吐有一定的疗效。

材料：

小黄鱼 1 条（500 克左右），

蒜薹 200 克。

调料：

料酒 5 克，盐 5 克，姜丝 5 克，葱花 5 克，白糖 3 克，植物油适量。

烹饪方法：

1. 将小黄鱼宰杀清洗干净，加盐腌制入味，入油锅炸熟，捞出。

2. 蒜薹洗净切段，备用。

3. 锅内加清水、料酒、盐、姜丝、葱花、白糖和鱼，煮至入味，加蒜薹煮熟即成。

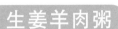

生姜羊肉粥

材料：

羊肉 100 克，

大米 150 克。

调料：

生姜 3 片，盐 5 克，胡椒

粉 2 克。

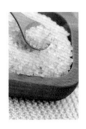

推荐理由

此粥温中散寒，回阳通脉，可以治疗恶心、呕吐，很适合孕吐严重的准妈妈。

烹饪方法：

1. 将羊肉洗净，切成薄片备用；生姜去皮，切末备用；大米淘洗干净备用。

2. 在瓦煲内注入适量清水，烧开，下入大米，用小火煲 20 分钟左右。

3. 再将羊肉片、生姜、盐、胡椒粉加入瓦煲内，用小火煲 30 分钟左右即成（注意：煲的过程中不要搅动）。

虾米莲藕

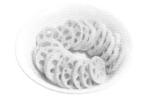

推荐理由

此菜益胃健脾，能防止准妈妈早期的呕吐。

烹饪方法：

1. 将鲜藕去皮洗净，切片，再用凉水洗一下，捞出沥水。

2. 虾米用温水泡透洗净。

3. 炒锅置火上，倒植物油烧热，投入花椒炸一下取出，放入藕片、虾米煸炒，加入醋、鲜汤、盐，快速翻炒至熟。

4. 淋上香油，装盘即成。

材料：

鲜藕 500 克，

虾米 30 克。

调料：

植物油适量，醋 5 克，鲜汤 20 克，盐 5 克，花椒 10 粒，香油 5 克。

砂仁鲫鱼汤

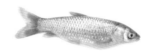

推荐理由

此汤增强食欲，利水消肿，对准妈妈恶心呕吐有很好的效果。

材料：

活鲫鱼 250 克。

调料：

砂仁 5 克，生姜 10 克，大葱 1 根，盐 10 克。

烹饪方法：

1. 将活鲫鱼宰杀，去鳞、鳃、内脏，洗净。

2. 生姜切片，大葱切段，备用。

3. 将砂仁放入鲫鱼肚内，再将鲫鱼放入砂锅中，加适量水，武火烧开。

4. 放入姜片、葱段、盐调味，再小火煮熟即成。

竹茹止呕粥

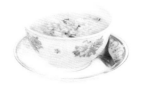

推荐理由

此粥清胃和中，除烦止呕，适用于呕吐并伴有肺热咳嗽、咳痰黄稠的准妈妈。

材料：

竹茹 15 克，大米 50 克。

调料：

生姜 3 克，盐 3 克。

烹饪方法：

1. 将竹茹洗净，放入砂锅内，加水煎汁，去渣。

2. 把生姜去外皮，用清水洗净，切成细丝。

3. 将大米淘洗干净，直接放入洗净的锅内，加清水适量，置于火上，旺火煮沸，加入生姜丝，煮至粥将熟时，兑入竹茹汁、盐调味，再煮至沸即成。

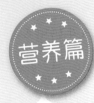

营养篇

鸡丝炒豌豆

材料：

鲜嫩豌豆100克，
鸡肉250克。

调料：

葱花5克，姜末5克，
酱油5克，植物油、料
酒适量。

烹饪方法：

1. 将鲜嫩豌豆洗净，鸡肉洗净剁成细丝，备用。

2. 炒锅置火上，倒植物油加热，放入葱花、姜末煸炒出香味后，放入鸡丝，烹入料酒，加酱油煸炒。

3. 放入豌豆，用旺火快炒，炒熟即成。

推荐理由

豌豆中叶酸含量较高，而叶酸又是孕早期准妈妈不可缺少的营养素。

鸡汤豆腐小白菜

推荐理由

小白菜的叶酸含量比较高，其胡萝卜素和维生素C的含量也比大白菜高。豆腐含有丰富的蛋白质，配上鸡汤，更能为孕早期的准妈妈提供所需的营养。

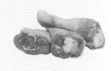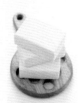

材料：

豆腐50克，
小白菜50克，
鸡肉100克。

调料：

鸡汤100毫升，
姜丝5克，盐3克。

烹饪方法：

1. 将豆腐洗净后用开水烫一下，然后切成骨牌大小的方块备用。

2. 将小白菜洗净后切成寸段，鸡肉切块，焯水备用。

3. 鸡汤和鸡肉放入锅中，加适量清水同煮；煮熟后，放入切好的豆腐和小白菜，再次沸腾后加入姜丝、盐调味即成。

什锦果汁饭

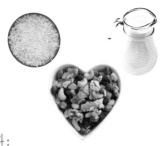

材料：

　　大米、牛奶各 250 克，

　　苹果丁 100 克，

　　菠萝丁、蜜枣丁、葡萄干、青梅丁、碎核桃仁各 25 克。

调料：

　　番茄沙司、玉米淀粉各 15 克，白糖 200 克。

烹饪方法：

　　1.将大米淘洗干净，放入锅内，加入牛奶和适量清水焖成软饭，再加入白糖 150 克拌匀。

　　2.另起锅，将番茄沙司、苹果丁、菠萝丁、蜜枣丁、葡萄干、青梅丁、碎核桃仁放入锅内，加入清水 300 克和白糖 50 克烧沸，用玉米淀粉勾芡，制成什锦沙司。

　　3.将米饭盛入小碗，然后扣入盘中，浇上什锦沙司即成。

推荐理由

　　此饭营养全面，含有丰富的蛋白质、碳水化合物、维生素 A、维生素 B_1、维生素 B_2、维生素 D、维生素 C 和钙、磷、铁、锌、烟酸等多种营养素，能使孕早期的准妈妈得到充分的营养，并且能满足胎宝宝生长过程中对各种营养素的需求。

番茄鱼肉沙拉

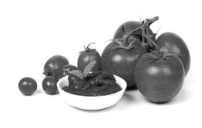

材料：

　　鱼肉 200 克，

　　番茄 2 个，

　　生菜叶 5 片。

调料：

　　盐 5 克，胡椒粉 10 克，橄榄油 15 克。

烹饪方法：

　　1.鱼肉撒上盐和胡椒粉腌制 10 分钟；番茄切块备用。

　　2.锅中倒入橄榄油，锅热之后，略煎至鱼肉变金黄后盛起备用。

　　3.将生菜叶铺在盘底，依序放上鱼肉、番茄块，加入盐、胡椒粉调味。

推荐理由

　　番茄富含维生素 E，再加上鱼肉丰富的蛋白质，常食此菜可以帮助孕妈妈补充元气。

乌鸡补肾汤

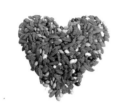

材料：

乌鸡 1 只，

金樱子、枸杞子、钩藤、鸡血藤、金毛狗脊各 15 克。

调料：

葱段 10 克，姜片 5 克，料酒 5 克，盐 5 克。

推荐理由

乌鸡性平、味甘，具有滋阴清热、补肝益肾、健脾止泻等作用。准妈妈食用乌鸡，可提高生理机能、强筋健骨，对预防缺铁性贫血也有明显功效。

烹饪方法：

1. 将乌鸡宰杀洗净；金樱子、枸杞子、钩藤、鸡血藤、金毛狗脊分别洗净，用纱布包好做料包。

2. 将包好的料包放在鸡腹腔中。

3. 锅中加清水，将葱段、姜片、料酒与鸡一起放入锅中，用旺火煮沸。

4. 转为小火，炖至鸡肉熟烂，加盐调味即成。

蟹肉烧豆腐

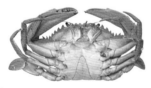

材料：

海蟹 2 只，

豆腐 150 克。

调料：

淀粉 5 克，植物油 10 克，葱、姜各 5 克，料酒 3 克，盐 5 克，酱油 10 克。

推荐理由

此菜含有丰富的蛋白质、脂肪、维生素 B_1、维生素 B_2、维生素 C、钙、磷、铁等，营养全面，有利于胎宝宝神经系统发育，是补充钙质的良好来源。

烹饪方法：

1. 将海蟹洗净，蒸熟，取出蟹肉；豆腐切成小块；葱去皮，洗净，切葱花；姜洗净，切丝。

2. 锅置火上，放植物油烧热，下葱、姜煸炒，再将豆腐倒入，用旺火快炒。

3. 再将蟹肉倒入，并加入料酒、酱油、盐等急炒，用淀粉勾芡，烧开即成。

生活谨慎，母胎平安

怀孕是女性一生中最重要的事情，受精卵形成的那一刹那就开启了她一生中一段甜蜜与幸福的时光。

孕早期是指怀孕 1~3 个月的这段时间，由于这段时间怀孕迹象不是很明显，所以许多准妈妈不是很在乎这段时间的生活保健问题，但是为了健康宝宝的到来，准妈妈要注意这一时期的生活起居状况。

服 饰穿着要舒适

更换贴身衣物

胸罩

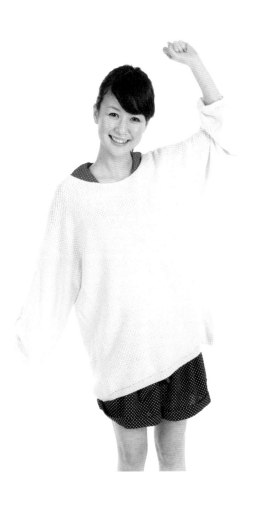

准妈妈知道自己怀孕后，首先要准备的就是换掉自己的贴身衣物，尤其是内衣。

内衣中尤其需更有阶段更换的是胸罩，不能一直穿同样大小的胸罩。准妈妈在胸罩的选择上，不能马虎，要穿没有钢圈托的。因为带有钢圈的胸罩会阻碍乳房的二次发育，束缚乳腺，甚至影响乳管，导致哺乳困难，给宝宝提供不了充足的奶水。

如果一些准妈妈为了美一定要穿带托的胸罩，可以选择对身体影响不大的软托。如果为了省钱，准妈妈可以直接穿哺乳的胸罩，既实惠又舒服，而且产后也方便喂宝宝吃奶。

下面为大家介绍几种挑选胸罩的方法，准妈妈可以根据具体的情况选择合适的胸罩，做一个健康的准妈妈。

1. 怀孕时，乳房会不断胀大，准妈妈应该挑选尺寸大一点儿的胸罩，为怀孕中后期预留足够的空间。

2. 佩戴胸罩时，可举举双手，耸耸肩，选择不会紧身的肩带。

3. 选择没有蕾丝边或者钢丝的胸罩，避免造成皮肤过敏和穿戴不舒服，尽量选择棉质内衣。

4. 准妈妈如果选择自己哺乳，可以先买一两套开放式设计的哺乳型胸罩。

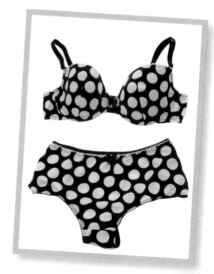

内裤

内裤的选择也很重要。准妈妈怀孕后肚子变大，不能选择低腰内裤或者紧身勒着肚子的内裤，尽量选择宽松舒适、能够到肚脐以上的内裤；也可选择可以调节腰围的内衣，穿着既舒服又不伤害胎宝宝。

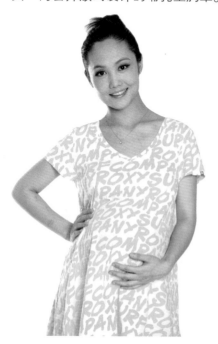

外套的选择

许多准妈妈会烦恼穿什么衣服既舒服而且上班又不失礼。下面为各位准妈妈介绍几款适合上班的服装，希望准妈妈可以轻轻松松上班，天天好心情。

先从日常服装中选

在刚刚获知怀孕的时候，爱美的准妈妈们一定不要忙着买孕妇装，因为看上去肥大的孕妇装可能会使苗条的你一下子无从适应，心情变得忧郁。刚刚怀孕的准妈妈们，趁身形还没有发生大的变化之际，慢慢改变穿衣风格，最好从怀孕前喜欢的衣服中选择。高腰的连衣裙和宽松的韩版服装，既不勒紧腹部，又能将你渐渐变粗的腰身很好地遮掩，让你继续保持好心情。

选择衣服要合身

准妈妈不必为了保护宝宝而选择超大号的服装，合身的衣服才是首选，而且合身的衣服会让准妈妈显得干净整洁、精神抖擞。

必备运动夹克

运动夹克是准妈妈很好的外套选择，尤其是有口袋和翻领的夹克。但是，夹克不必选择过于宽大的，只要合身便可。

选择合适的衬衫

很多准妈妈喜欢把夹克衫与T恤搭配穿，但不是任何场合都可以这样搭配的，有一些比较正式的场合就需要穿衬衫。准妈妈出现这种状况的时候，可以选择宽松的衬衫，最好是短款。

多备长筒袜

对于准妈妈来说，长筒袜应该多准备一些，因为腿是最能展现身体线条的部位。黑色透明的长筒袜最百搭，可以搭配黑色裙子。如果准妈妈的腿上出现静脉曲张的纹路，可以选择不透明的打底裤。

别选图案、颜色复杂的衣服

准妈妈最好选择图案简单、深色系的衣服，尽量不要选择图案复杂和颜色鲜艳的衣服。深色系的衣服适合很多场合，而且容易和其他衣服搭配。

鞋的选择

准妈妈在怀孕期间，对于鞋的选择有特殊的要求，注意不要穿尖头鞋、高跟鞋、皮鞋、拖鞋进行运动。鞋跟的高度也要控制在 2.5 厘米以内。

最好选择合适尺码的圆头鞋及材质较软的鞋，在尺码的选择上也要注意坐姿、站姿以及走姿的延伸量，一般会比脚长多出 10 毫米左右。

鞋型可以选择系鞋带式或者粘贴带式，有松紧带或能够调整宽度的款式也可以。

平底鞋常常受到准妈妈的欢迎，但是平底鞋并不是准妈妈最佳的选择。

准妈妈的体重在孕期通常增加 10 千克~15 千克，这会导致身体重心发生改变。准妈妈如果选用平底鞋走路，脚跟先着地、脚心后着地的走路方式会引起肌肉和韧带的疲劳及损伤；在产后还会带来足底筋膜炎等脚跟部位的不适。

除此之外，平底鞋会让人向后仰，更无法有效支撑准妈妈的重心。这会让准妈妈感到疲惫，走路久了还会感到难受，甚至发生危险，影响胎宝宝的正常发育。

♥ 贴心提示 ♥

1. 鞋底最好防滑、耐磨，如果鞋子不具有防滑的设计，可以自行购买防滑鞋垫。

2. 尽量选择透气性好的鞋子，因为准妈妈的排汗量增加，能够帮助排汗的鞋会更舒适。不要选择合成皮鞋及尼龙鞋。

3. 容易穿脱的鞋会让准妈妈穿鞋更加方便，站着就能轻松穿上，不至于弯腰或抬脚。

4. 鞋要尽量宽松，大小合适，注意鞋的弹性、宽度、外围的大小，不要让脚受到压迫。

5. 选择有气垫的款式最佳。气垫能够有效地分散脚部压力，可以将准妈妈身体的重量平均分到气垫上，这样会让准妈妈走路更舒适，不会出现重心不稳的状况。

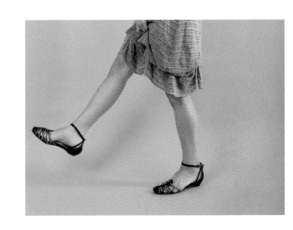

孕期应对体重进行管理

准妈妈在怀孕之后体重都会出现较大的变化，因此会纠结应该把体重控制在多少范围内。准妈妈孕期体重增加多少与怀孕前体重有很大关系。一个较瘦的女性在怀孕后的理想体重是增加 11.5 千克 ~13.5 千克，不过这一理想目标大多数瘦妈妈都达不到；而一个怀孕前中等肥胖的女性以 9 千克 ~11.5 千克为宜；孕前过度肥胖的女性以 7 千克为理想目标，就算体重增加少于 7 千克也可采用营养食谱，保证生下健康的宝宝。

准妈妈体重增加的速度也要得到重视，在怀孕的前 3 个月中，体重应增加 1 千克 ~2 千克，而在 4~6 个月以及此后的 7~9 个月中，理想的体重增加值是每周 225 克 ~450 克。如果前 3 个月的体重增加不够的话，那么看自身是否具有失眠症或厌食，如果一切正常也不用为体重增加不足而担心。

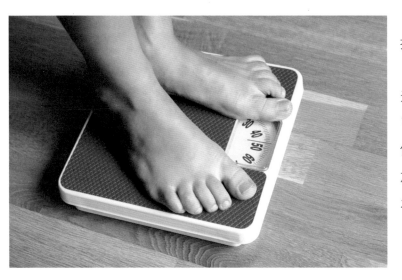

孕期体重暴增的原因

怀孕后体重增加的幅度和时间因人各异，有的从怀孕初期就开始逐渐增加，到足月增加 15 千克左右；有的体重增加并不很明显，可能整个孕期只增加不到 10 千克；有的还不到孕后期，体重已增加得很明显。恐怕最让准妈妈苦恼的是孕期体重增加太快，那么到底是什么原因让准妈妈的体重增加过快呢？

始终坚持"一人吃，两人补"的原则

许多准妈妈总是担心胎儿营养不够，顿顿大吃大喝不说，还要大吃营养滋补品，其实这是不对的。食物不在吃的多少，而要吃对。

嗜睡、缺乏运动

由于受激素的影响，准妈妈有时会出现嗜睡的现象，加上怀孕后家人万般宠爱集于一身，家务也很少做，如果再加上体育锻炼少，就会导致体重上升。

不知道如何控制体重

有的准妈妈虽然知道控制体重的好处，但偏偏自己是一吃就胖的类型。这类准妈妈错误地认为自己是"喝水都能长肉"的体质，眼看着自己体重增加却无力控制，便任由其发展。

努力控制却收效甚微

有的准妈妈孕期一直在努力控制体重，但还是没能控制住，一方面本身就属于肥胖型，另一方面是努力不够，加上嗜睡、运动不够等，使得体重容易反弹。

喜欢吃高热量的食物

不少准妈妈总有饿的感觉，甚至还会有半夜屡屡被饿醒的经历，这让她们偏爱进食一些高热量的食物，如糕点、糖果等。在这种状况之下，即使是孕前很瘦的准妈妈也难以保证她不出现体重猛增的现象。

进行体重管理的小窍门

准妈妈控制体重首要任务是合理安排孕期饮食。由于减少热量的摄入会影响到准妈妈和胎宝宝获取所需的营养物质，因而怀孕期间节食是不合时宜的。准妈妈应该搞清楚自己到底该吃什么和怎么吃，哪些食物是对你和宝宝最有益的食物，这就需要掌握一些健康饮食的小窍门。

适当加餐，不过度饥饿

准妈妈千万不要让自己太饥饿，因为这会导致你在下一餐时吃得过多。准妈妈应该每餐少吃一点儿，两个正餐之间可以加餐，如可以吃一些健康食品，比如全麦面包、一杯用酸奶调制的水果沙拉等。千万别忘了吃早餐。

学会搭配自己的一日三餐

准妈妈一日三餐的搭配要营养均衡，本书针对孕早期、孕中期、孕晚期都有不同的食谱推荐给准妈妈及家人。哪怕是准妈妈自己下厨，按照下面的做法也可以让准妈妈的三餐不单调：煎个鸡蛋配上一些蔬菜会让早餐既简单又营养丰富；午餐可吃配有黄瓜和西红柿的鸡肉三明治；晚餐可用准妈妈爱吃的蔬菜做点儿蔬菜沙拉。蔬菜可增加饱腹感，但热量低，因此准妈妈可以多吃一些。

记录自己的饮食

如果准妈妈一天到晚都在不停地吃东西，那么就要试着想想自己为什么会这样。准妈妈可以对每天的饮食作记录，写下当天吃了什么、当时的饥饿程度、当时的心情和感觉如何，这会对准妈妈控制饮食很有帮助。如果准妈妈是在无聊、疲倦或感到焦虑的时候吃东西，那么不妨去找一些其他的方法来应对这些情绪，而不是用吃来解决问题。

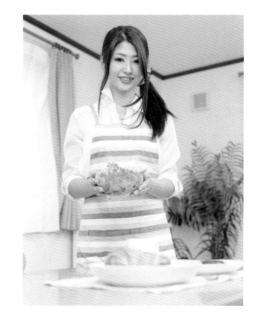

证睡眠质量很重要

许多准妈妈怀孕后会出现失眠症状，到底是什么原因呢？女性怀孕后，体内雌性激素增加，会出现失眠症状。另外，消化功能降低，吃进去的食物滞留在体内时间过长，导致便秘，也会引起失眠。准妈妈不良的饮食习惯也会影响睡眠质量。准妈妈睡眠不好无疑会影响腹中胎宝宝的生长发育，所以保证睡眠质量至关重要。

保证睡眠质量的 5 个关键

1. 准妈妈应养成良好的睡眠习惯，规律睡眠，且要有充足的睡眠。

2. 营造良好的睡眠环境，比如适宜的温度、柔和的灯光、舒适的床铺等都有助于睡眠。同时，准妈妈睡前最好不要进行过于激烈的讨论或者看刺激的电影；床上保持洁净，不要堆放太多的杂物；睡觉之前可以听听舒缓的音乐、看看有关怀孕的书籍，放松一下活动了一天的肌肉。

3. 准妈妈不适宜选择过于柔软的床垫，因为准妈妈怀孕后腹部压力逐渐增大，压迫腰肌，使腰肌变得紧张，久而久之，腰肌会发生疼痛和劳损。而且，过于柔软的床垫不利于翻身，因此应该加强床垫的硬度。

4. 饮食方面要注意。准妈妈不适宜饮用咖啡、茶等影响情绪的饮料。准妈妈睡觉之前饮用一杯热牛奶，可以帮助提高睡眠质量，也可在牛奶中加入少量蜂蜜。

5. 睡眠姿势要选好。仰卧式已经不适宜准妈妈了。侧卧式可以使回心血量增加，避免因胎盘循环障碍引起的胎宝宝缺氧甚至宫内窘迫，保证胎宝宝的健康。

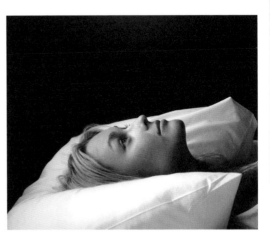

有助于睡眠的运动

抬脚式

准妈妈在臀部下方垫上靠垫，将腿靠着墙面抬高，脚指头向上伸展。

这样的姿势可以缓解小腿后部肌肉的压力，减轻不舒服的感觉。

青蛙式

准妈妈在床上仰面躺着，两腿膝盖弯曲向上抬到腰部，将两只手放在膝盖上。根据呼吸节奏，慢慢将两腿膝盖向身体两侧打开，停留约 10 秒收回动作。

这个动作可以使腰部肌肉放松，有利于睡眠。

绕膝式

准妈妈向右侧躺着，同时撑起右手支住头部，将右腿膝盖稍微侧放在床上；左膝盖弯曲到腰部，腾空做画圆圈的动作；然后换向左侧躺着，做相同的动作。

这样做可以促进血液循环，加强骨盆的力量。

扭转式

准妈妈平躺在床上，两只手向身体两侧完全展开，两膝作弯曲状向上拱，双脚平放在床上。上半身保持不动的姿势，双膝带着身体慢慢向右侧倒，直到贴到床面上。换个方向继续同样的动作。

这个动作可以缓解腰酸背痛现象，减轻腰部负担，促进睡眠。

适合孕期的运动

准妈妈通过运动能够增强抗压力能力，减缓痛苦与不适，还能有效增强心肺功能。准妈妈经过运动锻炼，还能增强腹肌功能，防止腹壁松弛造成的胎位不正以及难产。腰腹肌与骨盆肌肉力量的增强，能有效缩短产程，防止产道撕裂及产后出血。准妈妈孕早期可以进行的运动有：

瑜伽

准妈妈不管之前是否练习过瑜伽，是否接触过瑜伽，都要听取医生建议，得到允许之后，才能开始练习。

准妈妈应饭前或饭后 2 小时练习瑜伽，室温应为 22℃~23℃，保持空气流通，穿着适合此时体形和练习瑜伽的运动衣服，避免穿紧身的衣服。准妈妈练习时要集中注意力，动作缓慢，呼吸匀称，慢慢地进入状态。

准妈妈练瑜伽时，如果觉得累了，就停下来休息，不要勉强。一定要记住动作要轻柔、缓慢，并根据自身能力，来决定锻炼时间的长短和强度。如出现意外，准妈妈一定要去看医生，听取医生意见之后，再练习瑜伽。

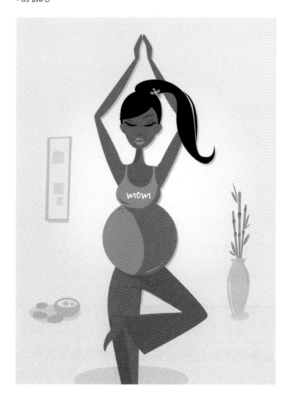

散步

散步是准妈妈孕期最适宜的运动。准妈妈散步最好选在清晨，也可以根据自己的工作和生活情况安排适当的时间，散步时应穿宽松舒适的衣服和鞋子。准妈妈应放松心情，有节奏而平静地步行，这样可使腿肌和心肌功能能得到加强。

特别提醒准妈妈，散步时一定要避开空气污染严重、噪声比较大的地方，如闹市区、集市以及交通要道。准妈妈在这种地方散步不仅起不到好的效果，反而对自身和胎宝宝的健康有害。

准妈妈最好选择花草繁茂、绿树成荫的公园或者道路平坦、环境优美的林间小路。这些地方不仅空气清新、安静和尘土少，而且还能愉悦人的身心，有利于准妈妈情绪的稳定。

另外，准妈妈和准爸爸一起散步不仅可以增加夫妻间的感情交流，还可以帮助培养准爸爸对胎宝宝的感情，所以准爸爸应尽可能陪准妈妈散步。

游泳

准妈妈游泳应尽量避开孕早期和孕晚期，可以选择在孕中期，因此时胎宝宝基本稳定，器官生长也基本成形，不易出现流产和早产的现象。孕晚期为了避免羊水破裂，准妈妈应停止游泳运动。

准妈妈游泳时需要特别注意以下几个方面，以防止发生危险：

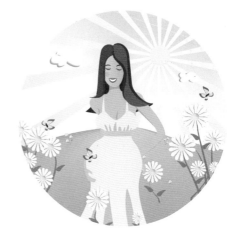

1. 记住不论是入水前还是出水后，都应该穿着防滑拖鞋，以免不慎滑倒，造成流产。

2. 最好选择室外泳池，减少氯气的刺激，或者是选择采用臭氧进行杀菌过滤的泳池。

3. 应该随身携带饮用水，可以随时补充身体缺失的水分，以免发生脱水。

4. 准妈妈应避免伸展幅度过大和憋气潜水，这样会对自身和胎宝宝造成不良影响。

5. 应选择水温在30℃左右的泳池，这样肌肉不易发生抽筋。

6. 不要脚朝下跳入池中，因为这样容易使水进入阴道，造成感染，并对腹部造成冲击。

7. 游泳时间不宜太长，根据自身状况，量力而行，同时，游泳时应有人在旁边监护。

准妈妈游泳时一定要注意上述问题，同时也不能忽略游泳之后要将身体冲洗干净，防止发生感染而引发各种疾病。准妈妈游泳后体表温度会降低，要注意保暖。准妈妈游泳之后如果出现腹部疼痛、阴道出血现象，应立即去附近医院就诊。

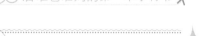

营造和谐的夫妻生活

孕早期性生活

胎盘在孕早期开始形成，胎宝宝的每个器官都在慢慢分化发育，孕激素分泌还不充足，所以较容易出现流产。因此，在孕早期，准妈妈一定要小心谨慎，进行性生活要慎重。

但是，此阶段夫妻之间并不是不可以亲密接触。准爸爸可以对准妈妈亲吻、爱抚、拥抱，这些都可以增进夫妻之间的感情，对孕早期的准妈妈也没有伤害。

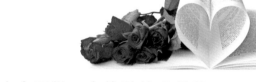

丈夫要做一个体贴的准爸爸

妻子怀孕时会出现各种心理、生理反应，这个时候丈夫就要发挥作用了。妻子在这个时候很容易情绪化，丈夫可以和妻子分享喜悦的事情，在精神上鼓励妻子。下面是准爸爸应该做的事情：

1. 陪同妻子去医院确认是否怀孕

如果妻子出现怀孕的症状，丈夫首先陪妻子到正规医院检查是否怀孕。如果确认怀孕，丈夫应按照医生的指示细心照顾妻子，及时督促妻子补充所需的维生素及叶酸。

2. 为妻子购置衣服鞋子

妻子怀孕之后衣服鞋子都要换成舒适的。丈夫应带着妻子出去购置防辐射的衣服及舒适防滑的鞋子。内衣、内裤也要选择纯棉且宽松的。

3. 储备孕期知识

丈夫应经常陪妻子上孕妇学校，学习孕育知识；多买一些关于孕期指南和育儿方面的书籍，多方面了解，避免生产时手忙脚乱。

4. 帮助妻子养成良好的生活习惯

丈夫应帮助妻子调整作息时间，监督妻子养成良好的饮食和睡眠习惯；经常提醒妻子减少电脑等辐射大的电器的使用时间。为了胎宝宝的健康发育，夫妻双方应戒烟戒酒。丈夫应与妻子一起制订一个孕期的计划，按照计划完成每天应做的事。

5. 承担家务活

准爸爸在工作之余应主动承担一些家务活，比如做饭、洗衣服、打扫卫生等，以此来减轻妻子的压力，减少妻子的体力消耗。

6. 适当控制情绪

准爸爸要懂得控制自己的情绪，对待妻子的时候要温柔体贴、耐心。妻子妊娠反应强烈的时候，要懂得安抚和关爱。孕早期，胎宝宝还不稳定，准爸爸尽量控制自己的欲望，禁止进行房事。

7. 调节婆媳关系

妻子怀孕之后情绪很不稳定，极有可能会和婆婆产生矛盾，特别是一些婆媳同住的家庭。这时，丈夫尽量多多安抚妻子，鼓励妻子，可以多花时间陪妻子参加一些娱乐项目。

安然度过职场生活

向公司汇报怀孕消息

很多职场准妈妈在刚刚得知自己怀孕的消息时喜忧参半，"哇，我就要做妈妈了，好神奇呀！""可是我还要上班啊，公司会不会因为知道我怀孕给我降薪甚至辞退我？我要不要及时向公司汇报啊？如果不汇报，让我做一些对宝宝不利的工作，影响到宝宝的发育怎么办啊？"面对这些的疑问，职场准妈妈最好可以冷静下来思考一下自己身体情况究竟如何，公司以往对准妈妈的态度怎样，然后再作出正确的决定。

如果之前公司对于准妈妈的态度不是很好，而准妈妈自身的妊娠反应不是很大的话，可稍微延迟对公司的汇报，你可以等待一个合适的时机再讲出事实。比如说你刚刚圆满完成了一个项目，在领导心情比较好时，你就可以抓住机会，主动找领导谈话，委婉地告之自己怀孕的事实，并且通过这种方式也可以间接表明怀孕并不会影响你的工作，你依旧一样出色，从而打消领导的疑虑。如果公司向来对于怀孕准妈妈给予一定的特殊照顾，而你自身的身体状况不是特别好时，一定要及时向有关领导汇报情况，请领导对你多加关照，最好不要让领导成为知道你怀孕的最后的一个人，否则有可能会影响到领导对你今后工作的安排。

工作时间稍加注意

许多准妈妈在得知自己怀孕之后仍然拼命地工作，但是你要知道你现在不再是一个人了，即使工作也要注意自己的身体状况。

1. 准妈妈怀孕之后体力下降，如果要选择继续工作，就要多多注意休息，不要长时间站立，尽量避免从事劳动量过大的工作。

2. 准妈妈上下班时，避免去人多的地方，尽量不要在上下班高峰期挤公交车，以免挤到肚子。

3. 准妈妈在工作的时候，要随时根据自己的身体情况进行调整，如果感觉到累，就要休息。同时，准妈妈也可以吃一些点心和水果，补充体力。

4. 准妈妈在办公室工作的时候，尽量减少使用电脑的时间，同时要穿着防辐射服。从事印染、油漆、石油化工、洗染等工作的准妈妈很容易接触到有毒的物质，会引起胎宝宝畸形，因此一旦确定怀孕，最好调换工作。

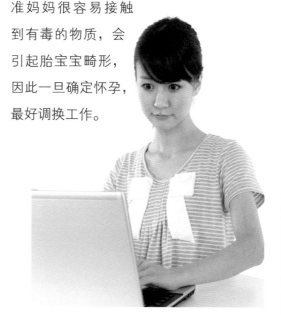

生育保险让孕育更安心

很多企业在员工入职时会为员工办理"五险一金"，其中五险中就有一项是生育保险。生育保险是通过国家立法，在职业女性因生育子女而暂时中断劳动时由国家和社会及时给予生活保障与物质帮助的一项社会保险制度。其宗旨在于通过向生育女职工提供生育津贴、产假以及医疗服务等方面的待遇，保障她们因生育而暂时丧失劳动能力时的基本经济收入和医疗保健，帮助生育女职工恢复劳动能力，重返工作岗位，从而体现国家和社会对女性在这一特殊时期给予的支持与爱护。我国生育保险待遇主要包括：

生育津贴

生育津贴是国家法律、法规规定对职业女性因生育而离开工作岗位期间给予的生活费用。有的国家又叫生育现金补助。我国生育津贴的支付方式和支付标准分两种情况：一是在实行生育保险社会统筹的地区，支付标准按本企业上年度职工月平均工资的标准支付，期限不少于 90 天；二是在没有开展生育保险社会统筹的地区，生育津贴由本企业或单位支付，标准为女职工生育之前的基本工资和物价补贴，期限一般为 90 天。部分地区对晚婚、晚育的职业女性实行适当延长生育津贴支付期限的鼓励政策。还有的地区对参加生育保险的企业中男职工的配偶，给予一次性津贴补助。

医疗服务

医疗服务指由医院、医生或合格的助

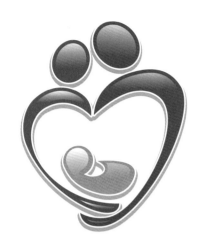

产士向职业女性和男工之妻提供的妊娠、分娩和产后的医疗照顾，以及必需的住院治疗。我国生育保险医疗服务项目主要包括检查、接生、手术、住院、药品、计划生育手术费用等，以保障女性职工在怀孕、分娩期间以及职工实施节育手术时的基本医疗保健需要。

产假

产假是指在职女性产期前后的休假待遇，按照《中华人民共和国劳动法》的相关规定，产假一般从分娩前半个月至产后两个半月，晚婚晚育者可长至 4 个月，女职工生育享受不少于 90 天的产假。2012 年 4 月 18 日，国务院常务会议审议并原则通过《女职工劳动保护特别规定（草案）》。草案将女职工生育享受的产假由 90 天延长至 98 天，并规范了产假待遇。

生育保险如何申报

申报要求

1. 符合国家计划生育政策生育或者实

施计划生育手术。

2. 所在企业单位按照国家规定参加生育保险并且为职工连续足额缴费一年以上。"连续足额缴费一年以上"是指女职工分娩前连续足额缴纳生育保险费一年以上的。

3. 以上条件必须同时具备。

申报材料

1. 计划生育部门签发的计划生育证明（原件及复印件）。

2. 医疗部门出具的婴儿出生（死亡）证明（原件及复印件）。

3. 生育女职工、计划生育手术职工本人身份证（原件及复印件）。

4.《企业职工生育医疗证申领表》。

5.《企业职工计划生育手术医疗证申领表》。

6.《企业职工生育医药费报销申请单》。

7.《企业职工生育保险待遇核准结算表》。

8.《企业职工生育保险外地就医申请表》。

9. 生育医疗费用票据、费用清单、门诊病历、出院小结等原始资料。

10. 收款收据。

申领流程

1. 女职工怀孕后、流产或计划生育手术前，由用人单位或街道、镇劳动保障服务站工作人员携带申报材料到区社会劳动保险处生育保险窗口。

2. 工作人员受理核准后，签发医疗证。

3. 生育女职工产假满30天内，由用人单位或街道、镇劳动保障服务站工作人员携带申报材料到区社会劳动保险处生育保险窗口办理

待遇结算。

4. 工作人员受理核准后，支付生育医疗费和生育津贴。

报销时间

生育保险需连续缴满1年，一般在宝宝出生的18个月之内报销，但各地规定各不一，有的地方10个月，也有的6个月甚至更短的，所以应以当地社保中心为准。

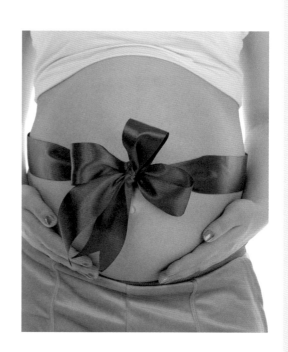

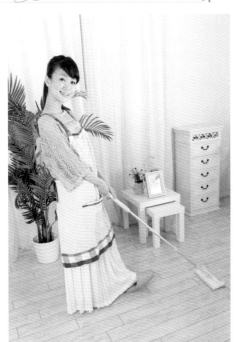

日常生活注意事项

怀孕早期对准妈妈是非常重要的，除了工作、衣着需要注意之外，生活环境也很重要。

1. 准妈妈在备孕及孕期不仅要戒烟、戒酒，更要远离"二手烟"；避免去卫生不好的公共场所或者散发有害气体的工厂；尽量少去电影院、酒吧、商店、剧院等人多的地方，这些地方大多空气含氧量低，容易引起呼吸不畅。

2. 有养宠物的家庭，家人要及时清理干净宠物的粪便。宠物的粪便不卫生，容易导致准妈妈感染弓形虫病，造成死胎或者胎儿流产。所以，准妈妈不要密切接触宠物。

3. 准妈妈的卧室要保持干净、空气流畅。

4. 准妈妈怀孕初期的时候如果不小心感冒了，一定要去看医生，不要随便服用药物。

5. 准妈妈孕早期第2个月最容易流产，所以这一阶段最好不要进行剧烈的运动，也要定期去医院接受产检。如果出现出血等状况，及时到医院就医。

6. 孕早期减少做家务的次数，多多休息，不要过度劳累，保持充足的睡眠。

7. 孕早期可以做一些简单的运动，比如散步、保健操等。

8. 孕早期要注意保持个人卫生，内衣要勤洗勤换。准妈妈最好每天都用温水清洗乳房，保持乳房的清洁，如果有乳头凹陷的现象，应该每天轻轻向上提拉乳头。

9. 患近视的准妈妈最好不要戴隐形眼镜，避免造成眼睛的水肿和损伤。

10. 准妈妈不要染发、烫发，因为染发剂、烫发剂所含的化学成分对胎宝宝不利。

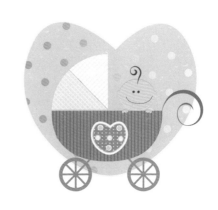

赶走疾病与不适

怀孕 1~3 个月是受精卵胚胎层发育形成各个器官的重要阶段，也是准妈妈经历妊娠反应的艰难岁月。准妈妈如果在这一时期不注意保健，将会导致流产或者胎儿畸形，因此准妈妈不可掉以轻心。

孕吐

约有半数以上的准妈妈会在怀孕 6 周左右出现孕吐，怀孕 12 周左右停止。准妈妈早晨的孕吐感觉较严重，然后在一天内会逐步减轻，也可能持续一天的时间。孕期轻度到中度的恶心及呕吐，不会对胎宝宝造成不良影响。准妈妈也会很快恢复胃口，增加体重。严重者会出现特别严重的反应及持续性呕吐的症状，导致不能进食、进水，即妊娠剧吐。这时候就要及时就医。

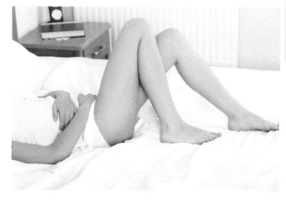

准妈妈可以通过以下方法改善孕吐：在心理上放轻松，避免心理压力过大，从而导致妊娠反应的加重；可以多与自己的体检医生交流，把自己的情况与其他准妈妈交流，从而相互学习；在饮食上，要少食多餐，多喝水，口味上要选择自己想吃的东西；如果孕吐严重，也可以适量吃一些蔬菜、水果；

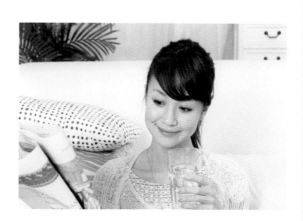

要适当参加一些运动，比如散步、做准妈妈保健操等都能有效改善心情，也能减轻早孕反应。有些准妈妈由于呕吐现象较严重，可以适当补充营养剂，例如服用一些 B 族维生素和维生素 C。

♥ 贴心提示 ♥

1. 适度休息可以防晨吐。

2. 起床的动作应该尽量缓慢，慢慢地抬头、起身、下地，以防止眩晕、恶心及摔倒。

3. 起床前可以吃一些咸饼干或者谷类，进食之后可以卧床休息半个小时以减轻呕吐症状。

妊娠痒疹

准妈妈在妊娠期间，会出现全身或者局部性的皮肤瘙痒，程度或轻或重，严重时常常令人坐卧不安，无法忍受。准妈妈在深夜欲眠的时候，瘙痒会加重，并且越抓越重；身上会出现绿豆粒大小的圆形丘疹，通常顶部略扁平、坚实。丘疹间会伴有风团，搔抓后会结痂，痂皮脱落之后皮疹即可消退。局部还可能会遗留色素沉着，但在分娩后的 1 个月即可消退，瘙痒的症状也会消失。准妈妈要注意生活尽量规律，经常淋浴以保证皮肤干净，同时还要尽量避免吃辛辣刺激性的食物，也可遵医嘱对患处涂擦药物以止痒。

♥ 贴心提示 ♥

准妈妈在怀孕期间，不可以使用含 A 酸成分的妊娠霜等保养产品，否则会影响胎宝宝的健康。

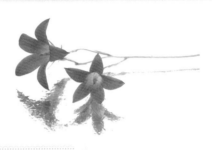

妊娠疱疹

妊娠疱疹通常出现在四肢手足、躯干前表面、头和颜面，皮损呈多形性，可见水疱和囊疱，会伴有严重的瘙痒和烧灼感，致使准妈妈坐卧不安。少部分患者在妊娠 8~9 个月时皮疹自行消退，或者分娩后数日内症状减轻，3 个月后恢复正常。有的准妈妈在分娩后第 1 次来月经时常会有轻微的发作。

♥ 贴心提示 ♥

准妈妈要注意合理搭配饮食，着重补充蛋白质，还要多饮水，便于毒素的排泄；少食或者不食鸡蛋，以免造成化脓炎症的加剧。脓疱疮发作期间慎食富含蛋白质的食物，对于碳水化合物、脂肪、糖类要禁食，因为此类食物有利于葡萄球菌的生长。

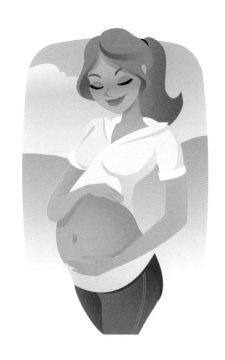

胎 宝宝先天性畸形

准妈妈孕早期应当注意预防胎宝宝先天性畸形的发生。准妈妈要注意尽量远离有污染的环境，避免与农药、药物等的接触，也要尽量远离电脑、手机的辐射。怀孕初期的 3 个月，药物对胎宝宝生长发育的影响表现最为明显，一旦确诊怀孕就不要滥用药物，如有病情需要，也务必在医生的指导下合理用药。

准妈妈要改掉一些不好的习惯如抽烟、喝酒、熬夜等，多为自己补充叶酸，注意合理饮食。准妈妈怀孕期间如果感到疲倦，严重孕吐导致营养不良，要及时去看医生。

妊 娠期糖尿病

妊娠期糖尿病十分不利于准妈妈。高血糖可使胚胎异常发育，重者甚至死亡。由于糖尿病患者的抵抗力下降，容易使得泌尿系统感染；也极有可能因为妊娠期的代谢变化，发生糖尿病酮症酸中毒。准妈妈患妊娠期糖尿病也增加了巨大胎儿发生率和早产发生率、畸形率及生长受限发生率。

饮食治疗是妊娠期糖尿病最主要的治疗方法。与一般的糖尿病患者不同的是，患有妊娠期糖尿病的准妈妈饮食控制标准相对较松，因为其还需满足自身及胎儿能量的需求。那么，患有妊娠期糖尿病的准妈妈在饮食上要注意什么呢？

1. 多选粗粮。提倡用粗制粉或碎谷粒制成的面食代替精白面食。

2. 蔬菜能不切就不切，谷粒能整粒就不要磨。

3. 适当摄取高纤维食物，如：以糙米或五谷米饭取代白米饭；增加蔬菜的摄取量；吃新鲜水果而勿喝果汁等，但千万不可无限量地吃水果。

4. 在主食中增加蛋白质能够很好地降低 GI（血糖生成指数），例如一般的小麦面条 GI 为 81.6，强化蛋白质的意大利细面条 GI 为 37。饺子就是较好的低 GI 食品，因为里面含有大量的蛋白质和纤维。

准爸爸爱子先爱妻

当你的妻子告诉你她怀孕了，你将要做爸爸了，这时你沉浸在幸福之中，但是不要忘记当妻子怀孕的时候，作为一个要做父亲的人，你要承担更多的责任。孕早期，准妈妈妊娠反应较为强烈，常伴有呕吐、头晕、懒散等症状，准爸爸需要更加关心准妈妈，陪伴准妈妈度过这个"痛苦"的阶段。

调 整情绪，转变角色

每个男人知道自己成为了准爸爸，首先是兴奋、激动，其次难免会感到些许的不知所措。作为一个准爸爸，你必须明白自己肩膀上的重担，在即将到来的"怀胎十月"中，你需要悉心地照顾妻子；同时，你将成为父亲，意味着你需要更加稳重，承担起这个家庭的责任。

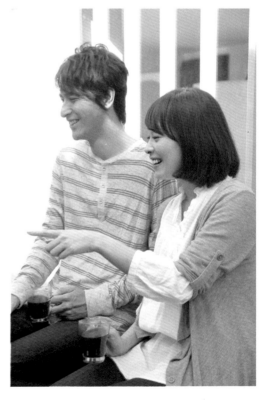

怀孕是夫妻双方面的事情，需要夫妻良好的沟通，比如夫妻都要做好迎接孩子诞生的准备，宝宝出生以后如何安排好家庭生活等。作为丈夫应比平时更善解人意、更耐心、更能忍让，因为准妈妈这时比以往任何时候都更需要准爸爸的参与、支持和抚慰。调整好心态，准备好面对人生变化，这对一个准爸爸来说尤为重要。

学习孕产保健知识

很多夫妻由于第一次当准爸爸、准妈妈，缺乏孕产保健方面的知识，导致碰到很多事手足无措，这个时候就需要准爸爸去学习有关的知识，帮助准妈妈正确认识孕产，采取恰当的对策照顾准妈妈，有利于准妈妈和胎宝宝顺利度过孕期。而且，准妈妈在怀孕后心理变得敏感，感情变得很脆弱，常会处于不安、焦虑等不良情绪中。准爸爸如果不学习一些孕产保健知识，就不会正确理解准妈妈的这些生理变化，也不会及时给予关怀和安慰。另外，懂得孕产保健知识的准爸爸，会在孕期积极协助准妈妈练习助产保健操，有助于准妈妈顺利分娩。

准爸爸可以向自己的父母请教一些有关妻子怀孕期间的注意事项，或者买一些孕产育儿类书籍来读，也可以参加育婴培训班。这样当你遇到一些问题的时候也不会感到束手无策或者手忙脚乱。

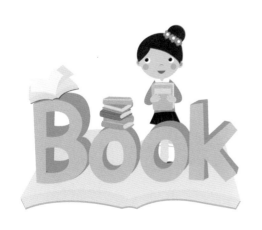

改变生活方式

有研究表明，二手烟的危害不亚于主动吸烟的危害。二手烟对人类的危害是多方面的，主要导致哮喘、肺炎、肺癌、高血压、心脏病和生殖发育不良等疾病。二手烟中含有的尼古丁可以引起准妈妈子宫动脉收缩，使母体不能顺利地给胎宝宝供氧，从而导致胎宝宝氧气不足、营养不良，同时烟中含有的致癌物质，可以增加准妈妈患胃病的概率，更严重的是二手烟可以引起胎宝宝畸形、流产。作为一个准爸爸，当你知道了这些危害，你还敢继续抽烟吗？毫无疑问，你必须戒烟，如果因为你的抽烟导致胎宝宝的夭折，你这辈子都会生活在自责中。

有的准妈妈因为工作需要参加一些饭局，准爸爸必须让酒远离准妈妈。研究表明，如果孕妇饮酒的话，将伤害胎宝宝的脑细胞，使脑细胞发育停止、数目减少，孩子将来有可能大脑发育不良、智力低下。母体的子宫内膜和胎盘的绒毛膜形成了一个严密保护层，医学上称为胎盘屏障。在正常情况下，母体即使发生感染，致病微生物及其毒素一般也不易通过胎盘进入胎宝宝体内。但是，这种屏障作用具有相对的选择性，酒精分子量很小，而且具有脂溶性，穿透力很强。因此，胎盘对酒精没有屏障作用，使得母体血液中酒精可以畅通无阻地通过胎盘进入胎宝宝体内。

另外，乙醇的刺激可使脐带充盈度降低，造成胎盘供血减少，使得胎宝宝的营养供给缺乏，发育受到限制。胎宝宝长期处于乙醇刺激的环境中，不但大脑、肾脏、肺等重要器官的发育受到损害，而且心肌收缩也受到影响，因而会直接影响胎心的发育。近来一些研究还发现，孕妇饮酒可导致胎宝宝泌尿生殖系统的畸形，如阴蒂、阴唇、阴道缺陷，输卵管和子宫发育异常，以及两性畸形等。可见，酒精对于胎宝宝的发育极其有害，所以为了胎宝宝的健康，准爸爸和准妈妈都要远离酒。以上只是其中两个比较突出的不良生活方式，生活中还存在其他不良生活方式，所以准爸爸必须改变此类不良生活方式。

营造舒适安全的居家环境

环境会影响人，很多准妈妈第一次怀孕的时候还是特别容易焦虑或者手足无措，这个时候准爸爸把家里布置得温馨些，想必能让准妈妈保持一个不错的心态，这样对胎宝宝也是有好处的。环境的装饰原则是色调朴素，典雅优美。

卧室内的家具要尽可能地靠墙放，棱角不要突出太多，尽量让空间相对地增大。孕妇因为妊娠期间腹部隆起，加上体重增加，重心向前移，不容易平衡，所以需要一个宽敞的空间进行活动。

居室内一角摆上一束鲜花，可给人充

满生机、优美、温馨的感觉。在一蓬绿叶里点缀着几朵浅红的、嫩黄的、洁白的或紫蓝色的花，有的正光彩夺目，有的正含苞待放，叶与花巧妙搭配，和谐而自然；或者在阳台上养数盆芳香的花草，让斑斓的色彩美化准妈妈的生活环境，使准妈妈在脉脉清香的滋润中感受到人间的温情。

调节室内温度及湿度：室温夏季27℃~28℃、冬季16℃~18℃为宜，室内外温差不超过5℃；空气湿度应为30%~40%。

现代社会，由于各种污染的加重，很多污染物质都会导致准妈妈流产，这对准爸爸和准妈妈来说无疑是巨大的打击，所以准

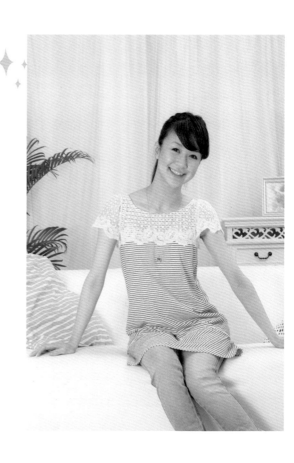

爸爸必须将一切威胁到胎宝宝的因素都排除掉，创造一个安全舒适的环境。

有一些家庭里会养宠物，宠物的排泄物里面就暗含隐患。宠物的排泄物中可能会有弓形虫，而弓形虫病能够造成死胎或流产，因此作为准爸爸你要及时清理这些隐患，保证准妈妈不会接触到宠物的排泄物。

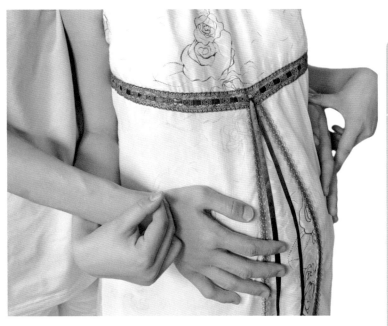

做 一个合格的"后勤部长"

相信很多准爸爸在妻子怀孕前很少做家务，最多也就是吃完了饭洗洗碗，或者在妻子需要帮助时，偶尔"卖弄"一下力气。但是，当妻子成为准妈妈的时候，准爸爸需要改改这个习惯了，尤其是在准妈妈有妊娠反应、感觉不适时，准爸爸更要多干些家务活，如洗衣、做饭、买菜、照顾家中老人等，做一个合格的"后勤部长"。

准爸爸平时可以多下厨，给准妈妈做一顿爱的午餐，相信准妈妈会很愉快，这对胎宝宝的发育也大有益处。准爸爸也可以帮准妈妈晒被子，让准妈妈睡一个好觉。另外，准爸爸在准妈妈洗完澡之后整理浴室，看起来似乎是不足挂齿的小事，可是这点儿"小事"对准妈妈和胎宝宝却是非常危险的，因为浴室通常是较滑的，准妈妈稍不留意便有

可能滑倒。

总之一句话，妻子怀孕之后，丈夫就要做一个合格的"后勤部长"，多呵护妻子，多做家务。准爸爸更注意准妈妈的起居饮食，准备宝宝出生后必需的物品，让准妈妈专心养胎。

陪 同准妈妈产检

现代科学技术的发展，很大程度上减少了准妈妈在怀孕期间危险的发生，按时做产检能及时发现一些危险因素。准爸爸按时陪准妈妈产检也是很有必要的，而且去医院的时候准妈妈会特别依靠准爸爸。

产检可帮助准妈妈及时发现身体有无疾病及缺陷，同时产检可及早发现准妈妈有无妊娠合并症。有些妊娠合并症是可以通过产前检查及早发现的，如妊娠中毒症、妊娠

期糖尿病、妊娠期高血压疾病等。这些妊娠期疾病对准妈妈及胎宝宝的生命都有一定的威胁。

另外，产检可以了解胎宝宝的发育是否正常，可以了解胎宝宝在腹中生长发育的详细情况，准爸爸、准妈妈也可以通过B超检查看到孩子的可爱模样。

倾听准妈妈的心声

妻子怀孕之后，随着生理的变化，心理上也会产生许多变化，如烦躁不安、唠叨、爱发脾气、对感情要求强烈或冷淡等。对于这些变化，丈夫应当理解和体谅，并采取各种方法给予妻子更多的关怀和爱抚，使妻子心情愉快，顺利地度过孕期。

另外，妻子在怀孕之后，由于有了宝宝，似乎对丈夫关心不够了，过去经常说的情话减少了，甚至对性生活

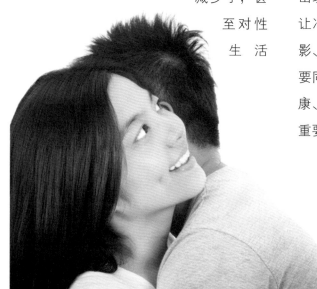

也有些淡漠了。作为丈夫，你要学会理解妻子，以宽容豁达的心态对待妻子的爱转移，因为她依然将自己所有的爱奉献给这个家庭，只不过是将这种爱一分为二而已。即使妻子将大部分的爱转移到胎宝宝身上，也是完全可以理解的。

准爸爸这时要推掉一些不必要的应酬，把这些时间花在陪伴准妈妈上，倾听准妈妈的心声，让准妈妈保持一个愉悦的心情，这对胎宝宝的发育也是有好处的。当准妈妈焦虑、心情抑郁的时候，准爸爸要积极地开导，营造良好的生活环境。

激发准妈妈的爱子之情

准妈妈的情绪会直接影响胎宝宝的发育和身心健康，因此，准爸爸要注意劝慰准准妈妈切不可因妊娠反应、体形改变、面部出现色素沉着等而怨恨胎宝宝。准爸爸要多让准妈妈看一些激发母子感情的书刊或电影、电视，引导准妈妈爱护胎宝宝。准爸爸要同准妈妈一起想象胎宝宝可爱、活泼、健康、漂亮的模样，这对增进母子感情是非常重要的。

孕早期营养胎教很重要

随着准父母们对胎教知识的关注，胎教的相关方法也越来越多地被人们提及。形形色色的孕育宝典我们又该如何去学习呢？下面就让我们来认识一下孕早期的营养胎教吧。

营养胎教做得好，未来宝宝身体棒

营养胎教就是指根据胎宝宝发育的特点，指导准妈妈合理地摄入食物中如蛋白质、脂肪、碳水化合物等多种营养元素，依靠食补、食疗的方法保证胎宝宝的正常发育和准妈妈的身体健康。

营养胎教对胎宝宝的好处

使宝宝维持理想的体重

胎宝宝身体发育所需的营养需要准妈妈的供给。准妈妈如果营养摄入不足，就会影响胎宝宝的生长，使胎宝宝体重过轻的发生率增加。

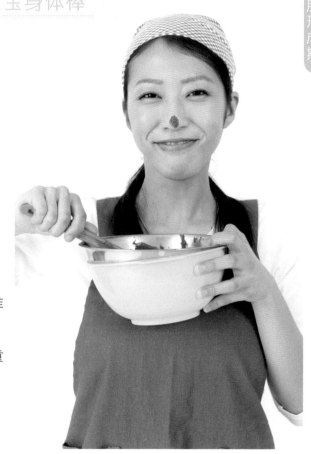

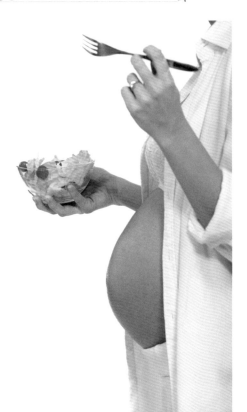

促进胎宝宝骨骼和牙齿发育

胚胎发育 2 个月是胎宝宝骨骼和牙齿钙化开始的时候。此时，必需营养元素的摄入可以促进胎宝宝牙齿和骨骼的发育和形成，也可以大大降低牙齿和骨骼畸形发育的概率。

避免胎宝宝营养不良

准妈妈如果科学地饮食，既保证了自己的营养，相应地又可以为胎宝宝提供生长发育所需的各种营养素，这样能够有效避免流产、早产、死产等不利的情况发生。同时，充足的营养摄入还可以有效地促进胎宝宝大脑的发育，并帮助储存足量的铁和钙，使胎宝宝出生后患缺铁性贫血和佝偻病的概率大大降低。

营养胎教对准妈妈也好

使准妈妈远离贫血

准妈妈如果饮食中缺乏营养元素铁，易发生缺铁性贫血。准妈妈的身体出现异常，不仅直接影响胎宝宝的生长发育，严重时可能会导致准妈妈分娩时子宫收缩无力，引起产后出血。

避免必要营养元素的缺失

胎宝宝所需的营养都是从准妈妈那里得来的，因此如果准妈妈的身体缺乏钙和维生素 D 等营养元素，就容易让准妈妈面临妊娠期高血压疾病等问题，严重时可能造成准妈妈骨质软化。

远离孕期疾病的困扰

准妈妈如果不能科学饮食，就会导致胎宝宝发育得不到所需营养，会严重影响胎宝宝的发育。准妈妈如果吃得过多，就会使胎宝宝长得太大，分娩时甚至导致难产；还会因营养过剩而引发肥胖，不仅使准妈妈的体形受影响，日后还容易引发高血压、糖尿病和其他的病症。

营养胎教小贴士

建议准妈妈在摄入食物时根据自身实际均衡营养，摄取一些容易消化、清淡的食物。适时还要适量，并注意补充富含蛋白质、钙、植物性脂肪的营养食品，保证营养的吸收和消化，以供给胎宝宝生长发育必需的营养元素。

少 担心多想象，也是一项好胎教

意念胎教就是依靠妈妈意念的传递给腹中胎宝宝的生长发育以积极的影响。意念胎教可以以爸爸妈妈的容貌或其中一方为模板，如大眼睛、双眼皮、长睫毛等。如果爸爸妈妈认为自己的容貌不太理想，可以用美丽的海报和照片来代替，以达到日有所思、想有所依的目的。从怀孕开始一直到孩子分娩都适合进行意念胎教。尤其在怀孕初期，准妈妈由于生理功能的变化，很容易心情烦躁，不能很好地休息，这样会使胎儿的生长发育受到不良影响。意念胎教使准妈妈的心情平和，也可使胎儿向理想的方面发展。

意念胎教的好处

准爸爸、准妈妈应该知道，施行意念胎教可以帮助开发胎宝宝的身体各部分固有的一些功能，例如听视功能等。胎宝宝在成长为婴幼儿过程中，意念胎教对胎宝宝意识的开发可能具有促进作用。

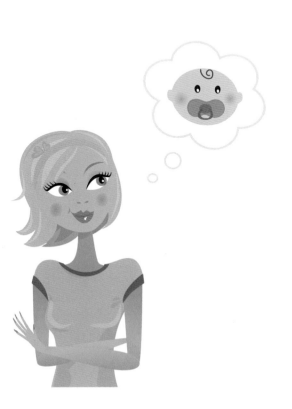

意念胎教怎么做

首先，采取舒服的姿势让整个身体放松下来，自由地深呼吸，想象你的整个身体都是轻松、自如的。

接着，慢慢地呼气，把紧张、压力与不快统统吐出去，你会进入更放松的状态。

最后，想象最令人愉悦和安宁的场景。这种想象能够提高准妈妈的自信心，并最大限度地激发宝宝的潜能，对克服妊娠期抑郁症也很有效果。

意念胎教小贴士

1. 不要过分担心。建议准妈妈在怀孕期间不要因为担心胎宝宝出生后有身体上的残缺而经常忐忑不安。准妈妈可以在房间里贴一些可爱宝宝的画像或照片，以此来帮助准妈妈保持愉快的心情。

2. 意念胎教贵在坚持。一些准妈妈可能由于工作的关系在分娩前都要坚持工作，但是意念胎教不可以三天打鱼两天晒网。准妈妈可以选择工作之余的时间，根据自己的具体情况进行安排。

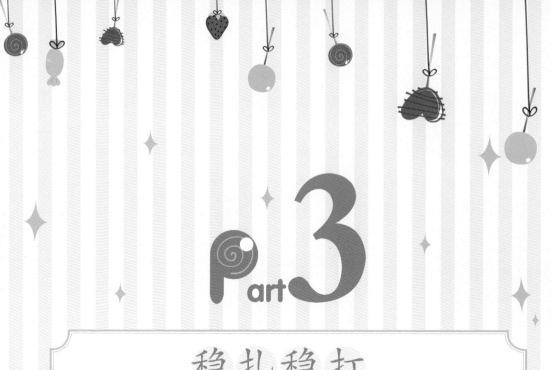

Part 3

稳扎稳打，顺利度过胎儿发育期

准妈妈已经和胎宝宝一起度过了孕早期那段最危险的时光，开始顺利地进入了孕中期。孕中期是指怀孕的第4~7个月，这段时间是胎宝宝和准妈妈都比较安全舒服的一段时光，但是也不能掉以轻心。准妈妈依然要注意生活细节，注意日常保健，注意饮食的均衡和营养，还要适当地运动，保证胎宝宝健康发育。总之，准妈妈要稳扎稳打，让胎宝宝顺利、健康地度过这个时期。

孕中期：胎宝宝快速发育

孕中期的这 4 个月，准妈妈和胎宝宝会有很大的变化。准妈妈孕早期的不适症状在这段时间内会慢慢消失，但此时又会遇到一些新的问题，生理上、心理上也会有相应的变化。胎宝宝也会迅速生长发育，到孕中期结束的时候会基本发育完成。那么，在接下来的 4 个月，他们究竟会有怎样的变化呢？

孕 4 月

胎宝宝的变化

胎宝宝已具备人形，身长近 11 厘米，体重约为 70 克。皮肤开始由透明变为深红色，皮肤上开始长出胎毛。五官进一步发育，眼睛、耳朵向正确位置迁移。骨化过程加快，骨骼和肌肉日渐发达，四肢变得有力，有伸脚、吞咽、玩脐带等动作，脖子已经成形，可以支撑头部运动。心脏跳动正常。

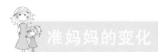

准妈妈的变化

准妈妈的早孕反应基本缓解了，基础体温下降；心情变好，食欲增加。乳房进一步增大，有胀痛感，乳晕、乳头颜色进一步加深。有的准妈妈乳房开始分泌初乳。子宫如小孩头部大小，腹部开始微微凸起。

孕 5 月

胎宝宝的变化

胎宝宝身长约 16.5 厘米，重约 240 克。运动神经、感觉神经、消化系统都在急速发育。骨骼变硬，肌肉有力，动作力度明显增加。听觉、视觉、味觉都进一步发育，能听到外界声音、感受外界光线的刺激。胃肠道也进一步发育并且开始工作。全身被胎毛覆盖，头发、眉毛、睫毛也长出很多。

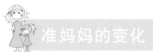

准妈妈的变化

准妈妈的早孕反应已经完全消失，胸围和臀围变大，脂肪开始堆积，体重每周约增加 300 克。腹部也隆起明显，已经是一个明显的孕妇了。乳房继续增大，开始有黄色乳汁溢出。子宫这时候已如成人的头般大小，随着子宫的增大，心脏和肠胃都受到挤压，准妈妈可能会心慌气短、消化不良。大部分准妈妈可以感到胎动了。

孕6月

 胎宝宝的变化

这段时间胎宝宝迅速发育，面部器官已经各就各位，看起来像个迷你版儿童了，身长约29厘米，体重可达500克。肾脏系统也开始工作，消化系统日趋完善。胎宝宝的感觉器官仍然在发育，眼睑能时开时闭了，具备微弱的视觉。皮下脂肪继续增厚，但还是很瘦，身上全是皱褶。这时的胎宝宝具有一定的思维记忆能力，会对外界情绪或刺激作出反应。羊水很多，他在羊水里自由地运动着，活动很频繁。

准妈妈的变化

孕6月的准妈妈下腹部已经开始明显凸出，体重增加，腹部更加沉重，运动更加不方便，久站或者起立变得更加吃力。乳房继续增大，可出现泌乳现象。随着子宫的进一步增大，又开始出现尿频现象。有的准妈妈由于子宫压迫胃部，胃部还会出现灼热感。这段时间，即使是初产的准妈妈也能明显地感觉到胎动。

孕7月

 胎宝宝的变化

这段时间，胎宝宝身长为35厘米~40厘米，体重1000克~1200克。脑部不断发育，变得越来越发达，能控制身体做一些简单的动作。感觉系统也发达起来，虹膜、睫毛完全形成，眼睛已经完全睁开，能够察觉光线的变化。面部器官更加清晰，皮肤颜色依然是深红色，皮肤皱褶增多。肺脏尚未成熟，不具备在母体外生活的能力。如果早产，呼吸会发生障碍，成活率很低，必须精心护理。

准妈妈的变化

孕7月的准妈妈上腹部也开始隆起，子宫继续变大，7个月末时在肚脐上方3横指处可以摸到子宫底，体重继续增加，腰部、腹部更加沉重。这段时间可能会出现下肢静脉曲张、腿部抽筋、手脚肿胀等情况。准妈妈肚子和乳房上开始出现妊娠纹，甚至脸上也开始出现妊娠斑。胎动依然频繁且明显。乳房可以分泌初乳。这时候准妈妈要提防妊娠期糖尿病和妊娠期高血压疾病的侵袭。

加强营养，满足快速生长需求

　　经过孕早期的各种兴奋、各种不适之后，准妈妈进入了孕中期。孕中期准妈妈的食欲逐渐好转，这时，不少准妈妈在大家的劝说和自己的心态变化下，开始了大规模的营养补充计划。很多准妈妈认为此阶段不仅要把自己在孕早期因为食欲不振、早孕现象损失的营养补回来，还要在孕晚期胃口变差之前把营养储存够，其实这都是不科学的。准妈妈孕中期的饮食和营养摄取都是有科学方法的。

　　孕中期是胎宝宝在子宫里迅速发育的时期，处于孕中期的准妈妈的体重也会由于胎宝宝的迅速发展而快速增加。这时，准妈妈一定要补充足够的热能和营养成分，才能满足自身和胎宝宝迅速生长的需要。当然，准妈妈也不能不加限制地过多进食。过度营养摄取不仅会造成准妈妈身体负担过重，还有可能导致妊娠期糖尿病等孕期疾病的发生，最终影响准妈妈的身体健康和胎宝宝的生长发育。

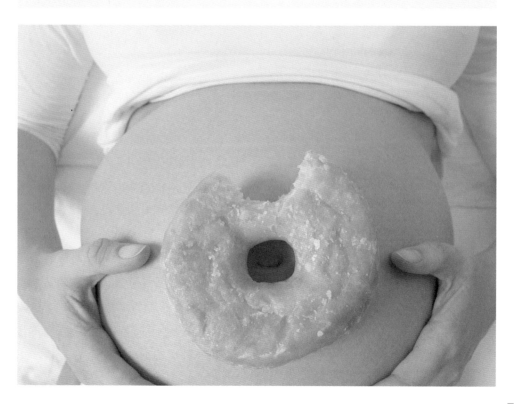

孕 中期要注意补铁

铁质在人体当中起着非常重要的作用，因为铁质是制造血红蛋白的重要原料。铁的补充对于一般人来说就非常重要，孕中期的准妈妈还担负着为胎宝宝发育提供铁质的任务，因此，补铁就显得尤为重要了。

不注意补铁易患缺铁性贫血

准妈妈在怀孕后，到了孕中期，由于体内原先储备的铁质可能不足，而胎宝宝的发育导致准妈妈的机体对铁的需求量日趋增大，再加上由于早孕反应等多种孕期反应的影响，准妈妈对食物中铁质的吸收率偏低。

因此，如果准妈妈不注意孕期补铁的话，很容易患上缺铁性贫血。贫血会减弱准妈妈机体的抵抗力，而且更严重的是，会影响到胎宝宝的正常生长和发育，宝宝出现早产、出生体重低、胎死宫内和新生儿死亡等的风险会增加。一些研究也显示，准妈妈缺铁与产后抑郁也有关联。因此，准妈妈孕中期补铁是一个非常重要的工作。

孕期补铁母胎均受益

准妈妈在孕中期每天供给自身用的铁的生理需要量为 15 毫克左右。但是，准妈妈除了需要维持自身的需要外，还要为胎宝宝的生长发育提供需要的铁质。胎宝宝的发育除了摄取自身生长发育所需的铁质外，还需在胎宝宝身体内的肝脏中储存一

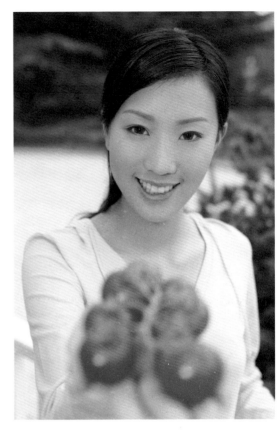

定量的铁质。

据医生研究表明，在怀孕期间，如果准妈妈注意补铁，那么胎宝宝出生后缺铁的概率非常小。正是因为铁对于胎宝宝发育有着非常重要的作用，所以许多发达国家的医生都非常关注准妈妈在孕中期、孕晚期补铁的问题。

补铁的注意事项

还需要注意的是，随着准妈妈妊娠月份的增加，铁质的需要量也将随之增加。此外，由于钙会影响身体对铁的吸收，所以在吃富含铁的食物或服用补铁剂时，不要同时

服用钙补充剂，或者含钙的抗酸剂。同样，由于牛奶中富含钙，补铁剂不要用牛奶送服。你可以选择在两餐饭之间喝牛奶。茶和咖啡也一样，它们含有的多酚，会干扰你的身体吸收补铁剂和含铁植物中的铁元素，从而影响你的补铁效果。

日常饮食有效补铁

贫血是一种孕期常见的疾病，由于胎宝宝发育对营养成分的大量需求导致孕中期的准妈妈更容易发生贫血。对于孕期贫血，准妈妈和准爸爸不用过分紧张，只要给准妈妈及时地补充适量的铁元素可以了。

通过食物补充铁是纠正准妈妈缺铁性贫血行之有效的方式，因此准妈妈要在平时饮食当中注意摄取含铁和叶酸丰富的食物。下面将为各位准妈妈介绍一些值得选择的补铁食物。

动物内脏

动物内脏是一种非常适合食用的补铁食物。动物的内脏中铁含量通常明显高于动物的肉当中铁质的含量。猪肝、牛肝、羊肝、鸡肝等食物，它们当中不仅含铁量非常高，而且维生素的含量也很丰富，对于食用动物内脏来补铁的准妈妈来说，真是一举两得的选择。

动物血液

除了动物的内脏，动物的血液当中也含有丰富的血红素铁，而且动物血液当中的铁质更容易被准妈妈消化吸收。如果经常食用动物血液制品，对于准妈妈孕中期缺铁性贫血的防治有非常好的作用。但是，准妈妈在食用的时候一定要注意，食用动物血液的时候一定要做到完全熟透和卫生。

黑木耳和红枣

黑木耳和红枣也是两种既常见又适合准妈妈吃的孕期补铁食物。经过化学元素含量测定，黑木耳和红枣当中含有很丰富的铁质，准妈妈如果经常吃它们，不仅能防治孕中期出现的缺铁性贫血，而且还可以起到滋补强身的作用。

绿色新鲜蔬菜和瓜果

新鲜的蔬菜瓜果当中所含有的有益营养成分是很多的，铁质也是很多新鲜果蔬当中非常重要的一种营养元素。

准妈妈在孕中期应多吃绿色蔬菜，比如菠菜、生菜、芦笋、小白菜等。另外，大部分新鲜瓜果中含有丰富的维生素 C，维生素 C 能促进准妈妈身体对铁质的吸收。

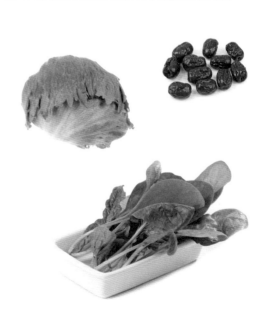

准妈妈补钙的注意事项

钙质是人体骨骼和牙齿的重要组成元素，对于孕中期的准妈妈来说，补充足量的钙质对胎宝宝的发育有重要的意义。专业营养师建议，准妈妈在孕中期每天的钙适宜摄入量应该保持 1000 毫克。通常意义上，孕中期准妈妈都要注意补钙的问题，这是因为胎宝宝这个时候进入了快速增长期，脊柱、四肢、头颅骨及牙齿的正常钙化，都需要大量的钙元素的支持，但是盲目补钙也是有害的。下面将为各位准妈妈介绍一些在补钙的过程中需要注意的事项。

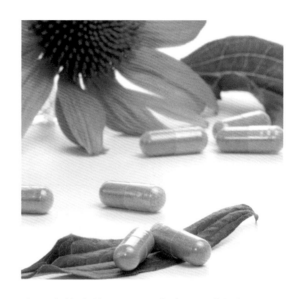

补钙并非越多越好

补钙也要适量，过少过多都不好。如果准妈妈过度补钙，就容易导致钙质沉淀在胎盘的血管壁中，从而引起胎盘老化、钙化，分泌的羊水减少，胎宝宝头颅过硬等问题。如果这样的话，胎宝宝无法得到准妈妈提供的充分营养和氧气；同时，胎宝宝过硬的头颅在分娩的时候也会使产程延长，威胁到胎宝宝的健康。

因此，准妈妈们一定记得补钙要科学，千万不要盲目补钙，从而导致体内钙过量。

补钙时一定要慎补维生素 D

很多人知道维生素 D 可以促进钙的吸收，就不加限制地补维生素 D，但过量地摄入维生素 D，由于其在体内的代谢时间较长，容易在体内蓄积、导致中毒。对准妈妈而言，日光浴是使机体合成维生素 D 的最好方式，一般无须再补充。除非是严重缺少维生素 D 的准妈妈，可在医生指导下适量适时服用，但也不可长期服用。

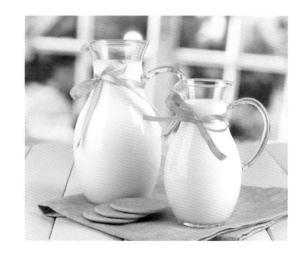

少量多次补钙效果好

在孕中期，准妈妈补钙要和吃饭应注意的原则一样，即少量多次。经过临床调查统计，少量多次的补钙模式比一次大量补钙吸收效果好。

那么如何做到少量多次呢？准妈妈在吃钙片的时候，可以选择剂量小的钙片，每天分2次或3次口服。用牛奶补钙的时候，同样500毫升的牛奶，如果准妈妈把它分成2~3次喝，补钙效果要比1次全部喝掉好得多。

补钙的最佳时间、最佳搭配

准妈妈们在不同的时间补钙效果也是不同的，因此，选择最佳的补钙时间是很有讲究的。另外，补钙的时候如何搭配也是很有讲究的。如果准妈妈在补钙的时候搭配富含草酸、植酸的食物，就会严重影响到钙的吸收。

因此，专家建议，准妈妈的补钙最佳时间应是随餐服用。

吃钙片补钙的注意事项

吃完钙片不要马上喝茶

吃完钙片后要隔一段时间再饮茶，切忌吃完钙片立即饮茶。这是由于茶中所含有的单宁会严重影响钙的吸收，使补钙的效果大打折扣。

不要空腹吃钙片

最佳的补钙方法是随餐服用，因为在胃中有食物的时候，胃中会产生足量的食糜，可干扰草酸，从而促进准妈妈身体对钙的吸收。

钙片切忌与多维片一起吃

准妈妈在服用钙片的时候，切忌钙片与多维片一起吃。这是因为多维片中一般含有多种无机盐，由于钙和铁、锌、镁、磷等都存在相互作用的化学关系，比如钙可以抑制铁、锌等的吸收，镁磷又会影响准妈妈对钙质的吸收。因此，准妈妈在服用钙质补充剂的时候最好不要和多维片同时服用。

钙片不要和牛奶、奶酪同吃

对于准妈妈来说，在服用钙片的时候最好避免和牛奶、奶酪一起吃，因为这两种食物的高含钙量会使准妈妈体内的钙吸收饱和，从而带来极大的浪费，甚至会导致准妈妈补钙过量，对胎宝宝和准妈妈自身产生不良的影响。

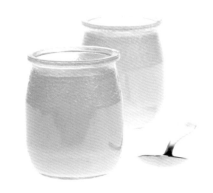

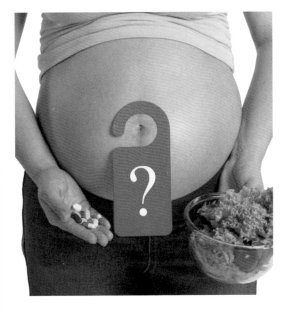

牛奶是钙的重要来源

奶制品、豆制品、海产品、多叶的绿色蔬菜等都是较好、较安全的钙源，准妈妈可多食此类食物。

既然牛奶是很好的补钙食品，那么准妈妈究竟喝多少奶才合适，又应该选择什么奶呢？专业的妇产科医师推荐，准妈妈在孕中期以后，每天喝300毫升~500毫升的牛奶，也就是1~2袋牛奶就可以达到补充钙质的效果。同时，准妈妈喝牛奶还可以补充一些其他的营养素，如维生素、微量元素等。

如果准妈妈食量本来就很小，可能导致膳食能量供给不足，这时候可以在牛奶中加3%~5%的糖以保证能量的摄入。如果准妈妈血糖偏高，那么就应选择无糖奶或无糖脱脂奶。准妈妈体重超重或肥胖时，可选择无糖脱脂奶。准妈妈如有乳糖不耐受症，可选择酸奶或由少量服用鲜牛奶、纯牛奶开始，逐渐适应后再加量。准妈妈若发生肾功能低下，应适当减少奶的摄入量，或根据医生、临床营养师的建议，合理调整饮食。

锌 对孕育很重要

营养学专家指出，对于正常的成年人来说，每日摄入约20毫克锌，基本上可以满足自己身体的需要了。而准妈妈由于还要为胎宝宝发育提供营养，所以，对于锌元素的需求量一般要高出普通成年人1倍多，否则很容易缺锌。

锌对准妈妈的作用

准妈妈体内的锌元素含量过少的话，会影响到性激素的分泌。要知道，准妈妈乳房的健康发育、乳汁的产生都与体内的性激素密切相关。除了影响性激素之外，锌另一个重要的作用就是促进蛋白质的合成，维持皮肤的弹性，对准妈妈在孕期的皮肤保养有着关键性的影响。

另外，缺锌一方面会降低准妈妈自身的免疫能力，使准妈妈自己容易生病，而准妈妈生病尽量要避免吃药，所以势必会殃及胎宝宝；另一方面，缺锌会造成准妈妈的味觉、嗅觉异常，食欲减退，消化和吸收功能不良，这样又势必会导致准妈妈营养摄入不足，从而影响胎宝宝发育所需的营养供给。临床研究证明，有的胎宝宝出现中枢神经系统先天性畸形、宫内生长迟缓以及婴儿出生后脑功能不全，很大程度上与准妈妈缺锌有关。

锌对胎宝宝的作用

锌元素对胎宝宝的健康发育也是非常重要的。缺锌的胎宝宝在准妈妈子宫内的发育会受到很大的影响，会波及胎宝宝的脑、心脏、胰腺、甲状腺等重要器官，使这些器官发育不良，也一定程度上增加了婴儿出生后上述器官出现先天性功能不全或者患病的概率。

孕中期如果胎宝宝得不到充足的锌，就会影响骨骼的生长和发育，从而造成胎宝宝在准妈妈的子宫内发育迟缓。缺锌还会导致胎宝宝的免疫力下降，更容易受到病毒和细菌的危害而患上先天性的疾病。

准妈妈由于同时担负着自身和胎宝宝两个人的营养需要，所以缺锌的情况相比于常人更普遍。对此，为了保证准妈妈自身的健康和胎宝宝的正常发育，医生建议准妈妈应该定期去医院检查，在医生的指导下适量补锌，这对孕中期保健和胎宝宝正常发育很有意义。

人体内的锌主要储存于骨骼内。锌不像钙那样，胎宝宝没有能力将母体骨骼内的锌随时吸收并加以利用，因此，准妈妈如果在妊娠中期锌摄入量不足，骨骼中的锌含量并不会有显著下降，但胎宝宝血浆中的锌浓度则会迅速下降，从而导致胎宝宝出现一些发育问题。另外，准妈妈吃糖、饮酒都是增加体内锌消耗的行为，容易出现缺锌的情况。因此，准妈妈在孕中期要适当地减少吃糖的次数，也要避免饮酒。

巧用食物来补锌

对孕中期的准妈妈来说，锌是一种非常重要的营养元素。

准妈妈要多食牡蛎、肉类、动物肝脏、蛋类、海产品等含锌较丰富的食物。并且，准妈妈孕中期对碘的需要量也增加了，所以也应多吃含碘的食物，及时补充各种海产品如海带、紫菜等。这样锌和碘一次性都可以补充到了。

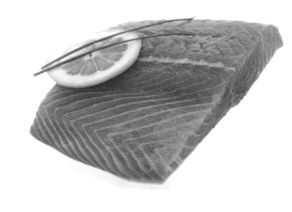

另外，准妈妈常吃一点儿核桃、瓜子等含锌较多的零食，都能起到较好的补锌作用。同时，准妈妈要尽量少吃或不吃过于精细的米、面。因为小麦磨去了麦芽和麦麸，成为精面粉时，锌已大量损失，只剩下 1/5 了。

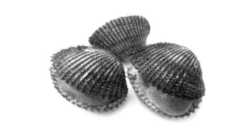

准妈妈需要注意的是，补锌药物应在医生指导下服用不宜过量。

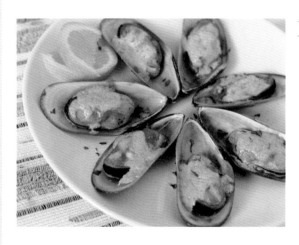

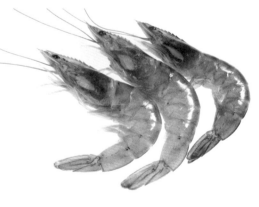

孕 中期饮食注意事项

孕中期，胎宝宝胚胎发育阶段已经完成，是准妈妈和胎宝宝都已经安定下来的一个时期。胎宝宝在孕中期迅速发育，除了迅速增长体重外，组织器官也在不断地分化、完善。因此，这个时期准妈妈补充营养很重要。

在此阶段，胎盘已形成，流产的危险性大大减少，早孕反应消失，准妈妈的心情变得轻松愉快，所以食欲也会较孕早期有很大的改善，这时应不失时机地调整饮食、补充营养。那么，在孕中期准妈妈在饮食方面要注意什么呢？

1. 从孕中期开始，准妈妈机体的新陈代谢速度明显加快，身体对糖分的需求增加，热量的需求也比孕早期明显增加。因此，要保证糖分的足量摄取和热量的摄入。专家建议，主食方面，准妈妈可以选择米饭、馒头等，副食选择鱼、肉、蛋、牛奶、酸奶、豆制品、芝麻、花生、核桃等都是很合适的。

2. 孕中期这段时期胎宝宝及准妈妈对蛋白质的需要比孕早期有所增加。因此孕中期的准妈妈应该适当地摄入较多的蛋白质。在摄取蛋白质的时候，要保证动物蛋白质和植物蛋白质各占到一半。富含蛋白质的食物比如肉、鱼、蛋、奶、大豆及豆制品等，都是准妈妈饮食中不可缺少的。

3. 脂肪是人体的重要能量储备，孕中期由于胎宝宝的迅速发育，准妈妈需要更多的能量。因此，准妈妈应该保证每天摄入适量的脂肪，以保证自己和胎宝宝的生理需要，长远来看也为分娩和产后哺乳做能量储备。在摄入脂肪的时候，准妈妈要注意动物脂肪、植物脂肪的比例，要平衡摄入。

4. 孕中期，准妈妈在进食的时候要尽量做到不挑食、不偏食，防止因矿物质的缺乏而导致一些孕期常见的疾病。为此准妈妈在饮食方面要做到荤素搭配、合理营养，同时注意饮食卫生及烹调技巧。

5. 在孕中期，准妈妈非常容易出现便秘和烧心的情况。这时，准妈妈可以多吃些富含纤维素的食物，如芹菜、白菜、粗粮等。据调查，烧心多是由于食入糖分过多，所以，准妈妈可以多吃些萝卜，因为萝卜中含有消化糖的酶类。

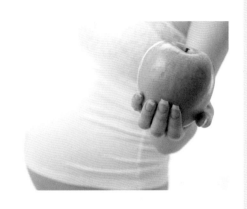

准爸爸必学拿手菜

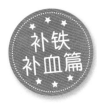

鲤鱼补血汤

材料：

鲤鱼 1 条，

黑豆 200 克。

调料：

生姜 2 片，红枣 10 枚，陈皮 1 小块，盐 5 克，植物油适量。

推荐理由

此汤可以滋阴补血、明目安神、利尿消肿、美容养颜。

烹饪方法：

1. 将鲤鱼宰杀后洗干净，黑豆洗净，红枣去核洗净，生姜去皮洗净，陈皮洗净，备用。

2. 锅置火上，加少许植物油烧热，将鱼略煎至金黄色；将黑豆倒入锅中，炒至豆衣裂开，再用清水洗干净，备用。

3. 水煮滚，先放入黑豆、红枣、陈皮、生姜，用大火煮 10 分钟，再转文火煮一个半小时，最后放入鲤鱼煮 30 分钟，加盐调味即成。

冬菜炒鲜蚕豆

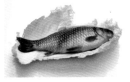

材料：

鲜嫩蚕豆 200 克，冬菜 200 克。

调料：

植物油适量，酱油 25 克，白糖 5 克。

烹饪方法：

1. 把鲜嫩蚕豆剥去蚕豆皮，洗净；冬菜洗净，切成碎末。

2. 锅置火上，倒植物油烧热，将蚕豆和冬菜末放入急炒，快熟时加入酱油、白糖，再略炒几下即成。

推荐理由

本菜为准妈妈防治缺铁性贫血的保健菜肴。

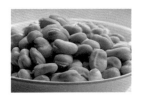

黑豆乌鸡汤

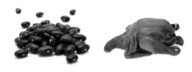

材料：

> 黑豆 150 克，
> 乌鸡 1 只，
> 何首乌 100 克，
> 红枣 10 枚。

调料：

> 生姜 5 克，盐 5 克。

推荐理由

此汤可补血养颜、养心安神。

烹饪方法：

1. 将乌鸡宰杀、洗净备用。

2. 将黑豆放入铁锅中干炒至豆衣裂开，再用清水洗净，晾干备用。

3. 将何首乌、红枣、生姜分别洗净，红枣去核，生姜去皮切片，备用。

4. 锅中加适量清水，用武火烧沸，放入黑豆、何首乌、乌鸡、生姜和红枣，改用中火继续煲约 3 小时，加盐调味即成。

荠菜黄鱼卷

材料：

> 黄鱼肉 100 克，
> 小苏打 3 克，
> 肥猪肉 25 克，
> 鸡蛋清 300 克，
> 荸荠 25 克，
> 油皮 50 克，
> 荠菜 25 克，
> 面粉 60 克。

调料：

> 植物油、料酒、香油、淀粉各适量，盐 3 克。

推荐理由

黄鱼富含碘、磷、铁、钙、脂肪、维生素 B_1、维生素 B_2、维生素 C、烟酸及蛋白质等；荠菜有利肝明目、利尿止血作用。此菜是准妈妈防治缺铁性贫血的保健菜肴。

烹饪方法：

1. 将荠菜择洗干净，切成末，用 150 克鸡蛋清与淀粉调成稀糊。

2. 将肥猪肉、黄鱼肉洗净，切细丝；荸荠去皮后洗净，切成细丝。

3. 将以上各材料调在一起，另加入鸡蛋清、料酒、盐、香油等混合成肉馅。

4. 油皮一张切成两半，在每一半上都把混合好的鱼肉馅摊成长条，再卷成长卷，在卷好的油皮上抹上稀糊；等两块油皮全卷完之后，把它们都切成 3 厘米 ~4 厘米的小段。

5. 把面粉、小苏打和少许清水和在一起，用手调匀成面糊，将已切好的鱼卷蘸上面糊，放在油锅中炸成金黄色即成。

炒鸡胗、鸡肝粉

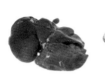

材料：

　　米粉 250 克，

　　鸡胗、鸡肝共 150 克，

　　葱头 50 克，

　　丝瓜 100 克，

　　水淀粉 10 克。

调料：

　　盐 5 克，白糖 5 克，料酒 10 克，葱花 10 克，植物油适量。

推荐理由

　　鸡肝有补肝益肾功效，鸡胗有健脾和胃作用。此菜由多种原料制成，营养丰富，准妈妈常食可防治缺铁性贫血。

烹饪方法：

　　1. 将鸡胗、鸡肝分别洗净，切成小薄片，同放碗内，加少许盐、白糖、水淀粉和料酒，拌匀上浆；丝瓜刮皮、洗净，切成小三角片；葱头去皮、洗净，切成条；米粉用开水烫熟，捞出，控水。

　　2. 锅置火上，倒植物油烧至五六成热，下入上好浆的鸡胗、鸡肝片，用筷子划开，至七八成熟，捞出控油；原锅留底油，放回火上，烧至七成热，倒入米粉和少许盐，翻炒 3 分钟，炒至柔软时起锅装入盘内。

　　3. 另用一锅上火，倒少许植物油，烧至七成热，下丝瓜片、葱头条，炒 2 分钟左右，至半熟，放入鸡胗、鸡肝片，加余下的盐、白糖和少许水，调好口味，汁开再炒片刻，撒上葱花炒匀，盛出覆盖在米粉上即成。

大葱海参

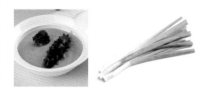

材料：

　　水发海参 500 克，

　　大葱 200 克，鸡油 15 克，

　　肉汤 85 克，枸杞子 5 克。

调料：

　　酱油 3 克，料酒 10 克，盐 3 克，植物油 15 克。

推荐理由

　　此菜具有补肾益精、养血润燥的功效，可增进健康、补铁补钙、壮骨益智，适宜准妈妈食用。

烹饪方法：

　　1. 将水发海参肚内划十字刀（不能切穿），放入开水锅内氽一下，捞出，沥干水分；大葱切成 6 厘米长的段；枸杞子拣去杂质，洗净。

　　2. 锅置火上，倒植物油烧热，加入葱段煸香后加肉汤、海参、料酒、酱油、盐、枸杞子，等烧至菜呈金黄色时淋上鸡油出锅，整齐地装入盘中即成。

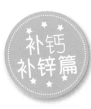

补钙
补锌篇

鸡肉莲藕汤

材料：

鸡肉 35 克，

莲藕 50 克，

小鱼干 10 克。

调料：

姜片 2 片，香油
3 克，盐 3 克。

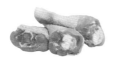

烹饪方法：

1. 将鸡肉洗净、切块，莲藕洗净、切片。

2. 将鸡肉、莲藕和小鱼干、姜片一同放入锅中，煮 10~15 分钟。

3. 加盐调味，淋上香油即可。

推荐理由

小鱼干和莲藕都含有丰富的钙质，加上蛋白质丰富的鸡肉，是一道真正的补钙美食。

海带焖饭

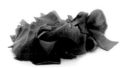

推荐理由

海带含碘、钙丰富，准妈妈食用可补充碘、钙，有利胎宝宝生长，并可防治准妈妈肌肉抽搐。

材料：

大米 500 克，

水发海带 100 克。

调料：

盐 10 克。

烹饪方法：

1. 将大米拣去杂物，淘洗干净。

2. 将水发海带放入凉水盆中洗净泥沙，切成小块。

3. 锅置火上，放入海带块和水，旺火烧开，滚煮 5 分钟，随即放入大米和盐，再开后不断翻搅，烧 10 分钟左右，待米粒涨发、水快干时盖上锅盖，用小火焖 10~15 分钟即熟。

双耳牡蛎汤

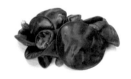

材料：

水发木耳 100 克，

水发银耳 50 克，

高汤 500 克，

牡蛎 100 克。

调料：

葱姜汁 20 克，料酒 10 克，盐 3 克，醋 10 克，胡椒粉 3 克。

推荐理由

木耳、银耳均富含钙、铁，牡蛎含锌量为所有食物之冠，三者同烹成菜，是准妈妈补锌、钙、铁的上上之选。

烹饪方法：

1. 将水发木耳、水发银耳洗净，撕成小朵；牡蛎放入沸水中焯一下捞出。

2. 锅内加高汤烧开，放入木耳、银耳、料酒、葱姜汁煮 15 分钟。

3. 下入焯好的牡蛎，加入盐、醋煮熟，加胡椒粉调匀即可。

核桃仁炖乌鸡

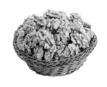

材料：

乌鸡半只，

核桃仁 75 克。

调料：

枸杞子 5 克，花椒 5 粒，葱、姜各 5 克，料酒 5 克，盐 5 克。

推荐理由

乌鸡本就是补锌圣品，配合核桃仁，能大大提升补锌功效。

烹饪方法：

1. 将枸杞子、花椒、葱、姜洗净，葱切末，姜切片。

2. 将乌鸡洗净切块，氽水，去浮沫。

3. 加核桃仁、枸杞子、花椒、料酒、盐、葱、姜同煮。

4. 等锅开后转小火炖，至肉烂即成。

香干芹菜

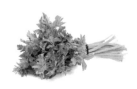

材料：

芹菜 400 克，

香干 200 克，

玉米油 10 克。

调料：

葱花、姜片各 3 克，盐 3 克，酱油 5 克。

推荐理由

此菜香脆清爽，能为准妈妈补充钙质、增加膳食纤维。

烹饪方法：

1. 将香干洗净切丝待用；芹菜去掉叶子，切段洗干净。

2. 锅中烧水，水烧开后加点儿盐；把芹菜倒入锅中焯水，水开后捞出来。

3. 锅置火上，倒入玉米油，下葱花、姜片爆香，然后倒入香干，加盐、酱油爆炒一下。

4. 倒入焯过水的芹菜，加盐爆炒 2 分钟左右即可出锅。

芹菜炒腰花

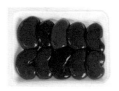

材料：

猪腰 2 个，

芹菜 200 克，

青椒 2 个，

水发木耳 50 克，

水淀粉 10 克。

调料：

蒜 2 瓣，姜汁 5 克，姜片 2 克，盐 3 克，料酒 5 克，植物油适量。

推荐理由

猪腰具有补肾、滋阴、利水等功效；芹菜富含膳食纤维，具有促进肠胃蠕动的功效，对改善便秘非常有帮助；木耳是天然补血食品，而且含钙量也相当高。对于孕中期便秘、腿抽筋、缺钙、贫血的准妈妈来说，食用这道菜非常有益。

烹饪方法：

1. 将猪腰用水洗净，在内侧划出交叉刀纹，然后切长块。

2. 用料酒、姜汁、盐将切好的猪腰腌 5 分钟，再入沸水中汆烫，捞出控水。

3. 将芹菜择洗干净，切斜片；水发木耳洗净；蒜洗净切片；青椒洗净切丝。

4. 锅置火上，倒植物油烧热，放入青椒丝稍炒一下，再放入腰花快速翻炒，变色后放入芹菜和木耳，加盐和料酒调味并用水淀粉勾芡，最后放入姜片即可出锅。

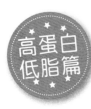

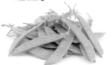

材料:

虾仁 200 克,

甜豌豆 100 克,

水淀粉 10 克。

调料:

料酒 5 克,盐 3
克,植物油、鸡汤各
适量。

烹饪方法:

1. 将甜豌豆洗净,放开水锅中,用淡盐水焯一下。

2. 锅置火上,倒植物油烧至三成热时放虾仁快速翻炒约 10 秒钟,然后将虾仁倒入漏勺控油。

3. 炒锅内留一点儿余油烧热,放入甜豌豆翻炒几下,再烹入料酒、鸡汤和盐,随即放虾仁,用水淀粉勾薄芡,翻炒均匀即成。

推荐理由

豌豆含蛋白质、碳水化合物、脂肪和多种维生素;虾仁含丰富的蛋白质和钙质,具有开胃补肾的功效。准妈妈常食此菜可补充钙和蛋白质。

牛奶花蛤汤

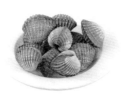

推荐理由

常食此菜能大量补充蛋白质及钙质,适合孕中期的准妈妈食用。

材料:

花蛤 500 克,

鲜奶 200 克,

鸡汤 200 克。

调料:

红椒 1 个,姜片
3 克,盐 3 克,白糖
2 克,胡椒粉 2 克,
植物油适量。

烹饪方法:

1. 将花蛤放入淡盐水中浸泡半小时,使其吐清污物,然后放入滚水中稍煮,捞起后去掉无肉的壳。

2. 红椒洗净,切成细粒。

3. 炒锅置火上,倒植物油烧热,放入红椒粒、姜片爆香,加入鲜奶、鸡汤煮滚后放入花蛤用猛火煮 1 分钟。

4. 加盐、白糖、胡椒粉调味即成。

鲜鲤鱼汤

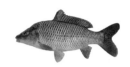

材料：

　　鲤鱼1条，

调料：

　　姜片5克，盐5克，料酒3克。

烹饪方法：

　　1. 将鲤鱼宰杀后洗干净，入滚水氽烫后捞出。

　　2. 将水烧开，放入鲤鱼、姜片、料酒、盐。

　　3. 改小火煮15分钟左右至鱼熟即成。

家常豆腐

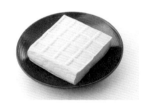

材料：

　　豆腐200克，

　　水发冬菇、水发玉兰片各25克，

　　水发木耳10克，

　　白菜芯、五花肉各50克，

　　水淀粉适量。

调料：

　　葱花5克，姜末5克，豆瓣辣酱10克，盐5克，酱油10克，味精2克，植物油适量。

烹饪方法：

　　1. 将豆腐用开水烫一下，切成3厘米长、1.5厘米厚的块；五花肉洗净，切成薄片，用盐和水淀粉拌匀上浆。

　　2. 将水发冬菇、水发玉兰片、白菜芯均洗净，分别切成象眼片；木耳洗净，去杂，撕成小朵。

　　3. 锅置火上，倒植物油烧至五成热，下入切好的肉片，用铁筷子滑散，滑炒至断生，倒入漏勺控油。

　　4. 原锅上火，加油烧至六七成热，投入豆腐块，炸至金黄色，捞出，控去余油。

　　5. 锅内留少许底油，烧至六七成热，下入豆瓣辣酱，炒出红油，放入冬菇片、玉兰片、白菜芯片、木耳，煸炒片刻，随即放入豆腐块、肉片，加适量水、酱油、盐烧开，然后用小火烧5分钟左右。

　　6. 待豆腐块和肉片熟透，再加葱花、姜末翻炒均匀，用水淀粉勾芡，出锅即成。

莴苣猪肉粥

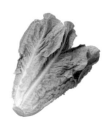

推荐理由

此粥含莴苣素、乳酸、苹果酸、天冬碱、琥珀酸、维生素 C、蛋白质、粗纤维、钾、钙、磷、铁等，且有通乳汁、利小便的功效。

材料：

莴苣 30 克，

猪肉 150 克，

粳米 50 克。

调料：

盐 2 克，酱油 3 克，香油 10 克。

烹饪方法：

1. 将莴苣去皮，用清水洗净，切成细丝；粳米淘洗干净。

2. 猪肉洗净，切成末，放入碗内，加少许酱油、精盐腌 10~15 分钟，待用。

3. 锅置火上，加适量清水，放入粳米煮沸，加入莴苣丝、猪肉末，改文火煮至米烂汁黏时，放入盐、香油搅匀，稍煮片刻即可。

蛋丝色拉

推荐理由

这是一道热量低且营养丰富的菜肴，既有优质的蛋白质，又有丰富的维生素和膳食纤维，可作为餐后的点心食用。

材料：

生菜、紫甘蓝、红辣椒、芹菜、火腿各 50 克，鸡蛋 3 个。

调料：

色拉酱适量。

烹饪方法：

1. 将紫甘蓝、红辣椒和芹菜分别择洗干净，切丝，焯水，沥干后待用。

2. 生菜、火腿切丝待用。

3. 鸡蛋打匀，摊成蛋皮，切成丝。

4. 将所有原料一起装盘拌入色拉酱即可。

关注起居，调适心情

孕中期，准妈妈肚子已经渐渐凸显，生活起居方面要更加注意，不仅要注意多休息、适当锻炼，还要为营造和谐的生活而努力。愉悦的心情可以帮助你顺利地度过孕中期。

调 整睡眠，适当锻炼

睡眠状况的改变

孕中期准妈妈的身体渐渐适应怀孕之后的各种变化，睡眠状况逐渐转好。但是随着精力的恢复，真正需要的睡眠时间反而没有那么多了。

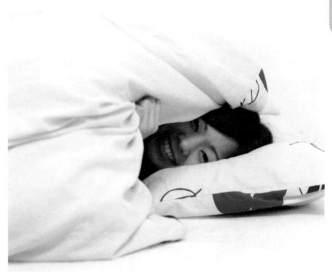

准妈妈由于体内激素水平的稳定，感觉到身体状况比前几个月好了许多，心情也愉悦了许多。上厕所的次数也减少了，不用每天晚上时不时地跑厕所而耽误睡眠。

孕中期的时候，准妈妈的睡眠和自我感觉比孕早期都好了许多，这时可以适当地做一些锻炼，既有利于睡眠，也有利于身心健康。

睡眠姿势

睡眠姿势对于怀孕的准妈妈来说是很重要的。良好的睡眠姿势不仅有利于睡眠，还可以保护胎宝宝。

如果准妈妈喜欢睡觉的时候翻身，不必担心会压着胎宝宝，这是身体在寻找舒适的姿势。准妈妈如果在夜间醒了，可以垫一个靠垫在背部。

准妈妈睡觉的时候应该听从医生的建议，因为医生会根据准妈妈身体情况的不同决定不同的睡眠姿势，以减少准妈妈背部和腹部的压力。

安睡妙招

1. 上床睡觉之前最好先上厕所，避免睡觉时跑厕所，并且睡觉之前尽量少喝水。

2. 睡前可以做一些简单的伸展运动，以提高睡眠质量。

3. 舒缓的音乐有利于放松身心。睡前听听音乐，有利于睡眠。

4. 睡觉之前可以冲一个热水澡，避免喝过于刺激的饮料。

5. 睡觉的时候应尽量让四肢舒坦，要善于利用床上用品。

6. 午休很重要。每天中午睡1~2小时，有利于恢复良好的精神状况。

7. 每天定时睡觉、定时起床，养成良好的睡眠习惯。

8. 睡觉时可以将双腿稍微弯曲，感觉舒适便可。

和谐的夫妻生活

孕中期的性生活

孕中期是可以适度进行性生活的，这个时期的性生活对于准妈妈和准爸爸都有好处，孕中期准妈妈的妊娠反应逐渐消失，阴道较之前润滑，性欲提高，此时进行性生活会更容易达到高潮。孕中期适度的性生活有助于促进夫妻感情，对胎宝宝的健康发育也无影响。

性生活次数

孕中期夫妻间的性生活每周最好1~2次，同时，也要进行健康的情绪胎教。白天，准爸爸可以亲吻和爱抚准妈妈，准妈妈会感受到浓浓的爱意。晚上，准爸爸和准妈妈亲密无间的接触可以使准妈妈心情愉悦。

性生活姿势

这段时期的性生活可以采取之前习惯的姿势，但是要注意不能碰撞到准妈妈的腹部。准妈妈精神不能过度亢奋，否则容易诱发子宫收缩。

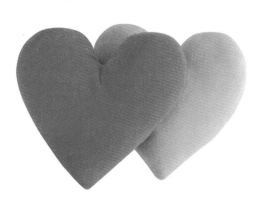

夫妻一起经历的甜蜜事

看着准妈妈的肚子一天天隆起，准爸爸的心情应该特别兴奋。没有孕早期那么多的注意事项，总算可以轻松一下。但是准爸爸对待妻子还是要认真谨慎。下面是准爸爸在孕中期要做的一些事情，从而保护好妻子和孩子。

1. 经常陪妻子去公园散步。新鲜的空气和充足的阳光对准妈妈有很多好处，准爸爸可以每天陪着妻子去公园散散步，这样可以增进夫妻之间的感情。

2. 每天陪妻子与胎宝宝说话。孕中期，胎宝宝可以感受到外界的事情了，准爸爸可以趴在准妈妈的肚子上与胎宝宝说说话，摸摸胎宝宝，给他听听音乐，与准妈妈一起分享胎宝宝的事情。

3. 一起学习孕产知识。准爸爸可以在工作之余陪妻子去参加产检和产前培训课，帮助妻子了解更多的分娩知识，还可以阅读一些相关的书籍，以此丰富准妈妈的日常生活。

4. 帮助妻子克服心理障碍。准爸爸可以经常与妻子聊聊天、说说话，多多赞美怀孕后的妻子，减少准妈妈心理上的无助和忧虑。

5. 帮妻子按摩，布置婴儿房。准妈妈的身体由于怀孕出现水肿，准爸爸要经常帮准妈妈按摩腿、脚、后背、腰等部位，减少准妈妈的不适感。准爸爸还可以陪妻子一起布置婴儿房，挑选宝宝所需的用品，让准妈妈感觉到准爸爸对于宝宝的喜爱。

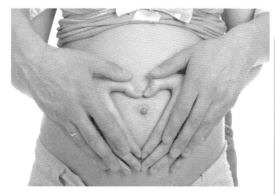

保持心情愉悦

准妈妈在进入孕中期后，心情明显比孕早期要舒畅，没有了妊娠反应，情绪也相对稳定。但是这种好心情要一直保持，也需要从多方面进行调整。那么准妈妈怎么才能保持良好的情绪呢？下面我们就一起来看看。

1. 准妈妈要保持轻松愉悦的心情，定期参加产检；在家人的帮助下适当做一些简单的、柔软的运动，也可以做做轻松的家务活。这些运动可以锻炼准妈妈的肌肉，增强力量，同时也可以保持健康的心理状态。

2. 许多准妈妈此时会有恐惧分娩的心理，建议多看一些有关分娩的书籍，了解分娩知识，将恐惧转变为对于胎宝宝的热切期盼。

3. 孕中期准妈妈的身体状况相对稳定，但是精神不可松懈。虽然要保持轻松愉悦的心情，但是并不代表可以过分放松，要调整好心理状态。

工作及环境的调适

工作

孕中期的准妈妈如果还想继续工作是可以的，但是要注意，毕竟是已经怀孕的人了，感觉疲倦了就适当休息，不要过于劳累，更不能接触对身体有害的物质；同时，提前向上司、同事说明，如果有不便之处，希望他们多多谅解。

准妈妈怀孕5个月的时候，肚子已经隆起来了，这时要注意避免碰撞到腹部。工作一段时间后要适当休息，看看窗外，伸伸懒腰，站起来走走，这样可以减轻腿部的压迫感和肿胀感。工作中一旦感觉不适，应立即停止工作，严重的话要去医院接受检查。

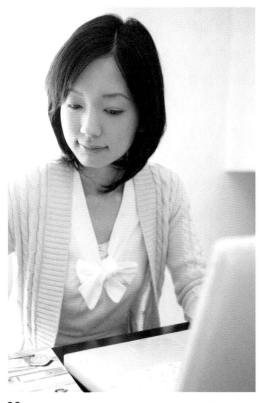

环境

准妈妈生活、工作的环境要好，尽量选择空气清新的环境。室内经常开窗通风，保持空气流通，温度要适宜，不能忽冷忽热。卧室内不适宜张贴不健康的图片，否则容易引起准妈妈激动的情绪。

孕中期生活注意事项

1.胎宝宝在准妈妈的肚子里逐渐长大，准妈妈的身体重心也在向前移，因此登高和上下楼梯的时候要小心，减少不必要的伤害。

2.准妈妈应尽量克制自己的情绪，不要随便发脾气。

3.洗澡时注意防滑，不宜站立时间过长，不宜洗冷水澡。

4.每周定期测量体重，体重不宜增加过快。

5.准妈妈不宜干较重的体力活，如拎重物、搬东西、弯腰擦地、擦玻璃等。

赶走疾病与不适

准妈妈孕中期应注意补充营养、适度运动、充分休息，不要让体重增加过多，积极预防各种疾病和不适。

妊娠期贫血

准妈妈如果出现头晕眼花、乏力等情况时，同时还会出现胸口疼痛、脸色苍白、心悸、指甲变薄等症状，多半是贫血了。准妈妈明确判断自己是否贫血，还需要通过验血来确定。

准妈妈平时就要预防贫血，加强营养，多食用一些含铁量高的食物，比如猪肝、猪血、瘦肉、大豆等；含维生素 C 的食物也能促进铁的吸收；准妈妈多吃新鲜的蔬菜、水果、海带、花生、黑木耳等也可以预防贫血，同时还能改善大脑供血量，调节贫血引起的不良症状。准妈妈煮菜时可选用铁锅，避免使用铝锅，必要时也可在医生的指导下补充铁剂。

静脉曲张

准妈妈的静脉曲张通常会在腿部出现，一般会在接近皮肤表面的地方凸出来，呈弯曲状，呈蓝色或紫色。

准妈妈要尽量避免提重物，重物会增加下肢压力；不要穿紧身的衣服和过紧的鞋子；最好穿低跟鞋；腰带也不宜系得太紧；不宜长时间站、坐或者躺着；避免高温，控制体重，同时要远离含有酒精的酒水及饮料。准妈妈可以每天进行锻炼，适当散步，随时举起腿和脚，每隔一段时间就活动一下；避免一直保持一个动作；可以穿专门的准妈妈静脉曲张弹性袜，防止血液在腿部瘀滞，防止静脉曲张变得更严重。

准妈妈的静脉曲张症状会在生下宝宝后有所好转，不过如果出现明显的肿胀或疼痛，或者静脉周围的皮肤颜色发生变化的话，应立即去看医生。

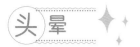

头晕

头晕是准妈妈孕中期比较常见的症状，可由多种疾病引起。如果头晕发生频率高且严重，就要及早就医以免造成不良影响。准妈妈出现头晕多是由于脑部供血不足引起的，可能是血压偏低造成大脑缺血缺氧；也可能是由于进食过少，造成血糖偏低，导致乏力、头晕、心悸等不适。贫血也是引起准妈妈头晕的常见原因，建议一旦发生贫血应积极治疗。

准妈妈感觉到头晕时，要在饮食上多注意，应当多吃富含维生素 C 的蔬菜瓜果，比如甘薯、茄子、马铃薯、草莓、橘子、柿子、桃子等；也可以多吃一些黑豆、菠菜、面筋、胡萝卜、龙眼肉等。此外，牛奶和一些中和胃酸的药物也会阻碍铁的吸收，要尽量避免与含铁类食物一同食用。

♥ 贴心提示 ♥

1. 准妈妈要注意补充营养，少食多餐。

2. 要定期进行产检，检测血压和血液中铁质含量是否正常。

3. 躺着或者坐着起身的时候，要尽量将动作放慢。

4. 感觉到头晕时要多注意休息，可以头部平躺，稍微抬高腿部。

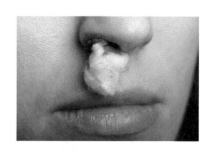

鼻出血

准妈妈出现鼻出血的症状比较常见，通常由体内雌性激素水平升高、血管扩张充血造成。准妈妈偶尔的少量鼻腔出血不会对身体造成严重的影响，几分钟后就会自行停止，不必服药或打针进行治疗。空气干燥、局部刺激或外伤也会引起鼻出血。

准妈妈如果孕期反复多次出现鼻出血，要及时到医院进行检查与治疗，特别是身体其他部位出现出血症状的患者。准妈妈出现鼻出血症状的时候，可把出血一侧塞入一小团洁净的干棉花压迫止血。如果出现双侧鼻出血的情况，可用拇指和示指捏紧两侧鼻翼以压迫出血，并在额部敷上冷毛巾，以促使局部血管收缩止血。用冷水洗脸，特别是鼻部，也能达到止血的效果。如果仍然不能止血，要请医生进行处理。

♥ 贴心提示 ♥

鼻出血时不可紧张慌乱，否则容易使血压升高从而加剧出血。

妊娠中毒症

妊娠中毒患者通常在孕期20周之后出现高血压、水肿以及蛋白尿等症状。重者还会出现抽搐及昏迷的症状。准妈妈出现妊娠中毒症状，要及时前往医院接受治疗，以免发生危险。准妈妈由于症状严重程度不同，将妊娠中毒症分为轻度、中度、重度。轻度时血压会略有升高，有微量尿蛋白及轻度水肿。中度则会出现高血压、水肿、尿蛋白这三种症状中的任意二者或者二者以上。重度的妊娠中毒症则会出现先兆子痫或子痫。

准妈妈要定期到妇产科门诊进行检查，及早预防及控制。准妈妈在日常要注意饮食调配的问题，多食用高蛋白质食物，注意保暖，也要保证好睡眠；不宜疲劳，不宜操劳过度。

♥ 贴心提示 ♥

1. 注意休息，休息场所尽量清静。情绪要平稳，克服自身恐惧心理。

2. 定期做好产前检查，及时治疗妊娠中毒症。

3. 饮食以低盐、低热量、高蛋白为宜。

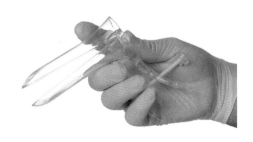

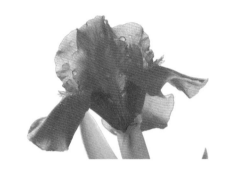

阴道炎

准妈妈孕期由于体内激素水平的变化，阴道的酸碱度容易发生变化，所以这段期间极易患上阴道炎。这会给准妈妈带来许多烦恼。

一些阴道炎是由其他的病原体感染所致，这种感染很有可能造成胚胎停止发育、流产、死胎等。来自外界的感染主要为接触被感染的公共场所的坐便器、浴盆、浴池座椅、毛巾、不洁卫生纸等。

准妈妈孕期患细菌性阴道炎，如果细菌沿宫颈上行的话，会导致胎膜早破，造成早产。怀孕后，阴道炎有可能造成羊水感染、早期破水等。所以，为了宝宝的健康，女性如果在怀孕前发现患有阴道炎，要及时配合医生进行治疗。

内裤应每日烫煮或者太阳暴晒，避免重复感染。注意外阴清洁，性生活的卫生也十分重要，同房前后都要清洗干净。阴道炎发病期间，应禁止性生活。

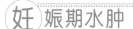

妊娠期水肿

准妈妈在怀孕期间，手脚可能会出现水肿的现象。这段时间准妈妈要注意多卧床休息；适当进行散步；晚上睡觉时选择左侧卧躺的姿势，有利于减轻水肿；保证充足的睡眠和休息时间，尽量避免过度紧张和劳累；注意饮食，尽量少摄入盐和糖，以清淡饮食为主。

准妈妈要避免久站久坐，要经常伸展腿部，活动脚踝等；避免穿过紧的袜子；每天适当地食用豆类、鱼、虾、蛋、奶等食物。准妈妈还要注意补水，不要因为担心水肿就减少喝水量。

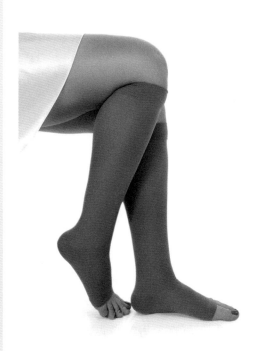

妊娠期腹胀

准妈妈怀孕期间可能会出现肚子不舒服、腹胀，这通常是由于子宫变大压迫肠胃或者运动量减少引起的。随着体内胎宝宝的成长，子宫也会自然压迫胃肠道，影响食物和气体的正常排解。准妈妈的活动量也会较孕前变少，胃肠的蠕动减弱。准妈妈如果孕期摄入过多的高蛋白、高脂肪食物，而蔬菜和水果补充相对不足，腹胀感会更强。

准妈妈宜采取少食多餐的进食习惯，减少每餐的分量，在烹调时适当添加一些大蒜和姜片；吃东西的时候也要保持细嚼慢咽的习惯，避免让过多的气体进入腹部，所以进食时尽量不要说话；不要常常咀嚼口香糖；可以多喝温开水促进排便，冷水容易造成肠绞痛；尽量少喝或不喝冰水、汽水、咖啡、茶等饮品；适当地补充富含纤维素的食物，比如蔬菜、水果等；少吃油炸食品、太甜或过酸的食物。

准妈妈也要保证情绪平稳、心情舒畅，良好轻松的心态更有利于准妈妈排便顺畅。适当的活动，特别是饭后散步能促进肠蠕动，缓解胀气情况。但是，过激运动就不适合准妈妈了。准妈妈腹胀难受时，可以用简单的按摩来舒缓。按摩时的力度不宜过大，用餐后也不宜立即进行按摩。一般采用顺时针的方向从右上腹开始按摩 20 圈左右。

准爸爸爱子先爱妻

到了孕中期，胎宝宝基本已经发育成形，并且在子宫中也比较稳定，因此这个时候准妈妈不用过于担心流产的问题。但对于孕中期的注意事项，准爸爸还是应该多了解，因为这个时候是胎宝宝发育的关键期，如果不了解孕中期的注意事项，很有可能会导致胎宝宝出现畸形甚至是早产。

陪伴准妈妈做产检

孕中期产检的重要性一点儿都不亚于孕早期的产检，准妈妈这个时候同样需要准爸爸的陪伴跟悉心照顾。准妈妈在怀孕中期的时候可以根据具体的时间段进行相应的检查。

怀孕 15~20 周，准妈妈可以做唐氏症筛检，通过查母体血来进行胎宝宝染色体疾病风险度的检查。此项检查只是告知准妈妈所怀的胎宝宝患染色体疾病的风险度。

怀孕 17~20 周，可以做详细 B 超检查和监测胎动。准妈妈在孕期 20 周做超声波检查，主要是看胎宝宝外观发育上是否有较大问题。医生会仔细测量胎宝宝的头围、腹围，看大腿骨长度及检视脊柱是否有先天性异常。

怀孕 21~24 周，准妈妈可以做妊娠期糖尿病筛检，以监测准妈妈的血糖水平，有利于减少母儿并发症、降低围生儿死亡率。总归一句话，准妈妈按时做产检是必要的，而且最好有准爸爸的陪伴。

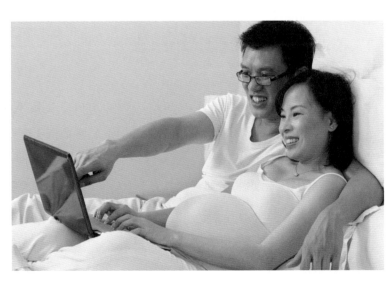

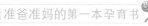

为 准妈妈按摩

进入孕中期后，准妈妈的身体总会出现这样那样的不适。按摩能够减轻准妈妈妊娠期的一些不适，使其放松身心，减少紧张感，从而使生产过程更加顺利。因此，准爸爸可以学习一些按摩手法，帮助准妈妈减轻不适，下面就介绍几种简单的准爸爸可以为准妈妈按摩的方法。

头部按摩法

1. 双手放准妈妈在头部两侧轻压一会儿，有助松弛，然后用手指轻揉整个头部。

2. 双手轻按准妈妈前额中央位置，向两侧轻揉至太阳穴。

3. 轻按准妈妈眼部周围。

4. 双手轻按准妈妈两颊，再向上扫至太阳穴。

5. 双手放在准妈妈下巴中央，然后向上扫至太阳穴。

6. 将示指及中指沿着准妈妈耳部四周前后轻按。

肩背按摩法

1. 准妈妈舒服地趴在床沿边上，注意不要压着肚子。

2. 双手从准妈妈的肩部开始按压，慢慢向下移至手腕。

3. 双手置准妈妈肩胛中部，向外和往下轻轻按压。

背部按摩法

1. 准妈妈跪在床上或垫子上，头和胸前垫一个软枕头或靠垫，也可以在小腿和臀部之间垫一个。

2. 双手分别平放在准妈妈的左右肩部，沿脊柱左右两侧，缓慢向下挤压至臀部。

3. 两个拇指在脊柱两侧的沟内旋转按压，每一个椎骨一次，缓慢进行。

4. 整个手掌在准妈妈的背部下方反复做大旋转的动作。

手部按摩法

1. 准妈妈舒适地坐在靠椅上，后面垫一软靠垫。

2. 一只手轻托准妈妈的手腕，另一只手拉伸准妈妈的每一个手指。

3. 使准妈妈两只手的五个手指相互对压。

4. 让准妈妈的十个手指交叉，手心向外推出。

5. 握住准妈妈一只手的腕部轻轻摇动。

腿部按摩法

1. 用手托着准妈妈的脚掌，另一只手的指头轻轻按捏小腿至大腿。

2. 双腿夹着准妈妈的脚部，上下按摩小腿至大腿。

3. 最后可轻轻按揉准妈妈每只脚指。

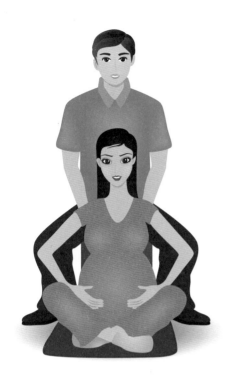

陪 准妈妈做运动

首先准爸爸要知道，适量的运动对准妈妈和胎宝宝都是有益的，适当的、合理的运动能帮助准妈妈消化、吸收食物，可以给肚子里的胎宝宝提供充足的营养，到时候准妈妈也会有充足的体力顺利分娩，分娩后也能迅速恢复身材。同时，准妈妈适当的运动可以促进血液循环，提高血液中氧的含量，消除身体的疲劳和不适，保持精神振奋和心情舒畅。运动也可以使准妈妈肌肉和骨盆关节得到锻炼，为日后顺利分娩创造了条件。由此可见，准爸爸陪准妈妈一起运动是必需的，一方面能够督促准妈妈运动，另一方面也可以防止准妈妈发生运动损伤。

散步

散步可以帮助准妈妈稳定情绪，增加食欲和改善睡眠，还能保持肌肉健康，有利于顺利分娩。散步时间以每天早上起床后和晚饭后为最佳。散步时行走要缓慢，以免身体振动幅度过大，妊娠早期和晚期尤需注意，准爸爸在准妈妈散步的时候要起到保驾护航的作用。

游泳

医疗保健人员和健身专家一致认为，游泳对准妈妈有益。游泳可以锻炼大肌肉群（臂部和腿部肌肉），对心血管也很有好处，而且可以让身形日益庞大的准妈妈在水中感到自己的身体不那么笨重。当然，准妈妈游泳时也少不了准爸爸的陪伴。

瑜伽

瑜伽可以使准妈妈的肌肉保持张力，使身体更加灵活。虽然很多准爸爸可能会觉得男士不适合练瑜伽，但是在准妈妈练习的时候，丈夫的参与就是对她最好的鼓励。

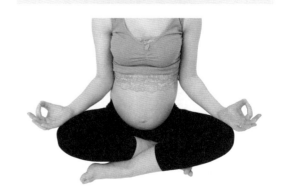

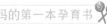

为 准妈妈挑选孕妇装

进入怀孕中期，准妈妈的肚子逐渐隆起，以前那些合身的衣服都无法穿在身上了，这个时候就需要准爸爸为准妈妈购买合适漂亮的孕妇装。准妈妈的穿着对胎宝宝的发育有一定影响，所以孕期着装应力求简洁、明快、大方，随着体形的变化，衣服应宽大、不束腰；采用暖色调，不用冷色调。

鞋类

准妈妈足、踝、小腿等处的韧带松弛，应选购鞋跟较低、穿着舒适的便鞋。关于鞋的挑选方法在孕早期已经有详细讲述，准爸爸可以对照选择。

上衣

准爸爸可以为妻子选择宽松下垂的 T 恤、圆领长袖运动衫以及无袖套领恤衫，这些上衣看上去很好，分娩后哺乳期仍旧能穿，因为这些衣服宽大且长。

裤子

准爸爸为妻子选的裤子应舒服无约束，裤腰应改为松紧带式，以便于适应准妈妈腰围的变化。

内裤

准爸爸不要为妻子选择紧身内裤，可选择上口较低的迷你内裤或上口较高的大内裤。这些内裤前面一般都是用弹性纤维制成的饰料，有一定的伸缩性，从而适应准妈妈不断变大的腹部。

背带装

准爸爸应为妻子选择质地、造型、款式适合的背带装，它可从视觉效果上修饰准妈妈日渐臃肿的体形，让准妈妈自我感觉良好。

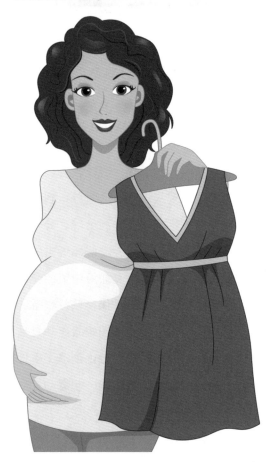

陪 准妈妈逛街

女性天生爱逛街购物,准妈妈也不例外,但是到了怀孕期,准妈妈的肚子一天天变大,身体的灵活程度减弱。因此,准妈妈需要外出购物时,准爸爸最好一同前往,特别是需要买很多物品的时候。准爸爸如果难以抽身,不妨提醒准妈妈在人群不拥挤的时间去购物,而且一次也不要购买得太多,因为拎过重的东西会不安全,容易发生意外。

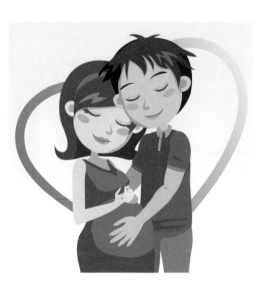

和 准妈妈一起做胎教

许多科学实验和大量的事例都证明了胎宝宝是可以接受"教育"的,这种教育的效果是显而易见的。胎教是人生教育不可缺少的一部分,因此胎教在准妈妈怀孕期间是

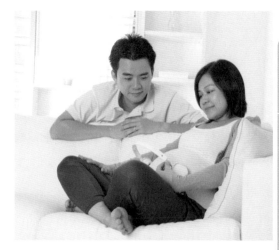

不可忽略的一部分。准妈妈是胎教的主角,准爸爸是胎教中最重要的配角。在整个胎教过程中,准爸爸的地位举足轻重。

准妈妈或者是准爸爸,通过动作、声音和语言与准妈妈腹中的胎宝宝对话,是一种非常有益的胎教手段。对话可随时进行,每次时间不宜过长,一般以 3~5 分钟为宜。对话内容可灵活掌握。例如,早上醒来以后,先抚摸一下胎宝宝,问声:"早上好,宝宝!"准妈妈在洗脸刷牙过程中,闻见丈夫做的早饭香味,可深吸几口气让胎宝宝也闻一闻,并问胎宝宝:"爸爸做的早饭香不香?"

另外,准爸爸平时可给准妈妈朗读富有感情的诗歌散文,经常同胎宝宝对话,哼唱轻松愉快的歌曲,给胎宝宝满满的父爱。这样做对妻子的心理也是极大的慰藉。一个成功的胎教可以给宝宝未来成长奠定良好的基础,所以准爸爸可谓是任重道远。

做一个合格的营养师

规划外出旅行

进入怀孕中期后，胎宝宝已经成形，体重也在不断增加，各个器官不断发育，胎宝宝对营养的需求也不断增加，所以准妈妈本身要增加各种不同食物的摄取，使胎宝宝得以正常发育，并且储存养分供日后哺乳之用，同时也要注重营养均衡。这个时候就需要准爸爸为准妈妈制订一个均衡的食谱。

怀孕中期，胎宝宝的生长需要富含蛋白质的食物的摄入，包括：牛奶、鸡蛋、鱼、虾、牛肉等。食物种类要多样化，荤素、粗细搭配。准妈妈还要注意补充糖类、矿物质和维生素。具体地说，准妈妈每天的主食为400克~500克，肉类100克，牛奶及豆制品适量，鸡蛋1~2个，且要多吃蔬菜、水果等。

准妈妈要避免偏食或进食过多脂肪和糖。准妈妈过瘦或过胖均对胎宝宝不利。营养差的准妈妈，所生的婴儿可能体重低、发育不好；营养过度的准妈妈，所生的婴儿可能过大，易造成难产，准妈妈本人也有发生妊娠期高血压疾病的可能。因此，准爸爸要做一个称职的营养师，照顾好准妈妈的饮食，保证胎宝宝的生长发育。

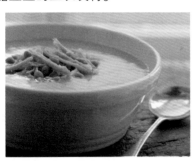

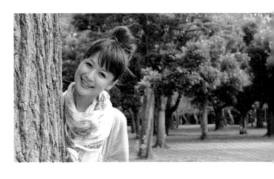

准妈妈在怀孕中期外出旅行，对母体及胎宝宝都有好处。旅游胎教不仅对分娩有帮助，能有效地转变准妈妈的心情。更重要的是，户外活动能使准妈妈充分吸入氧气。胎宝宝是通过脐带来摄取氧气与营养的，如果准妈妈能充分地吸入氧气，就可以保证胎宝宝大脑氧气的供应，但剧烈的运动效果适得其反，有可能会抑制胎宝宝大脑的发育。另外，户外美丽的山水景象会通过准妈妈愉悦的身心传递给胎宝宝，让肚子里的胎宝宝也和准妈妈一同享受大自然的美景。

准爸爸在规划旅游计划的时候一定要考虑到胎宝宝，行程不要安排得太紧，不要过于劳累，最好不要选择在旅游黄金周出游，而且要避免到人多、嘈杂的地方。空气清新、宁静的地方是最理想的，最好离家不太远，如有绿色的草地、湖泊则是最佳的选择。准妈妈如果感到心旷神怡的话，胎宝宝也会从中受益。

孕中期胎教注重感受和体会

孕中期的准妈妈已经适应了孕期生活带来的种种变化，胎宝宝也基本已经发育成形，听觉、视觉、味觉等都有了一定的发育。这个时期是很适合进行胎教的，不妨让胎宝宝接触音乐、美育、对话等多方面的刺激，让他提前感受到生活的美好。

让 音乐感染全家

音乐胎教顾名思义就是指通过音乐传递出的美感，对准妈妈和肚子里的胎宝宝共同施教的一种胎教方法。

给胎宝宝心灵上的熏陶

音乐能渗入人的心灵，激起人们遐想和憧憬，使人产生共鸣。用音乐传递爱，不仅能使准妈妈心旷神怡，改善不良情绪，更重要的是可以将这种信息传递给腹中的胎宝宝，使胎宝宝也深受音乐的感染。同时，优美动听的胎教音乐能给胎宝宝留下深刻的印象，能够在胎宝宝躁动时安抚胎宝宝的情绪，同时也可以使他感受到世界的和谐和美好。

给胎宝宝生理上的刺激

研究表明，特定的音乐刺激不仅对胎宝宝的右脑发育有一定的作用，对胎宝宝身体其他方面的生长发育也有着积极的作用。胎教音乐的播放可以使准妈妈体内分泌出一些有益于健康的激素，可以促使音乐直接刺激胎宝宝的听觉器官，通过传入神经再传入胎宝宝的大脑，促进大脑发育，给胎宝宝提供一个极佳的健康成长的环境。

音乐胎教小贴士

音乐胎教最重要的是要挑选合适的音乐，准妈妈尽量选择一些格调清新、节奏舒缓的乐曲。

另外，一定要把握好音乐的音量和听的时间。胎教音乐节奏不能太快，音量也不宜太大，更不要有突然的巨响。音乐胎教的时间以 10~15 分钟为宜。

生活处处充满美

生活中处处都充满了美，准妈妈把美的信息传递给腹中胎宝宝的过程就叫作美育胎教。美育是准妈妈与胎宝宝进行交流的重要内容，也是净化胎教氛围的必要手段。

美育胎教 3 步走

注重看

准妈妈要选择那些立意高、风格雅、个性鲜明的作品来看，可以多选择一些中外名著。准妈妈在阅读这些文学作品时一定要边看、边思、边体会，强化自己对美的感受，这样胎宝宝才能受益。有条件的话，准妈妈还可以看一些著名的美术作品，比如中国的山水画、西方的油画，准妈妈在欣赏美术作品时，调动自己的理解力和鉴赏力，把生活中美的体验传递给胎宝宝。

用心听

准妈妈可以定时欣赏一些音乐名曲，如《春江花月夜》《平沙落雁》《雨打芭蕉》等，使自己感受一些优雅的音乐，并置身其中。在听的过程中，准妈妈也可以随着音乐的起伏而浮想翩翩。

学会体会

学会体会指准妈妈要在大自然中对自然美进行深刻体会。准妈妈要适度走动，可到环境优美、空气质量较好的大自然中去欣赏大自然的美，这个欣赏的过程也就是准妈妈对自然美的体会过程。准妈妈通过欣赏美丽的景色从而产生美好的情怀，这样也是一种不错的胎教方法。

美育胎教让美不言而喻

这种方法不仅可以使准妈妈本身的情感得以充实、丰富，同时熏陶了腹中的胎宝宝，让他也感受一些美的事物，而且还有利于胎宝宝的生长发育。由于这种教育使胎宝宝事先拥有了美的意识，出生后一般也较其他婴儿聪慧、活泼、可爱，孩子与妈妈的关系也会更加亲密。

因此，怀孕期间注重对胎宝宝美的教育是一件不错的事情。这种方法简单地表现为用手轻轻抚摸胎宝宝或轻轻拍打胎宝宝。通过这样对胎宝宝形成触觉上的刺激，促进胎宝宝感觉神经和大脑的发育。准妈妈、准爸爸在抚摸胎宝宝时还可以一边抚摸一边与胎宝宝进行交谈，拉近与胎宝宝的距离。

听 不懂不要紧，感受最重要

准爸爸、准妈妈与腹中的胎宝宝对话，是一种积极有益的胎教手段。虽然胎宝宝听不懂对话的内容，但胎宝宝能够感觉到、听到爸爸妈妈的语调和声音，感受到来自爸爸妈妈的呼唤。用语言去刺激胎宝宝听觉神经系统及大脑，对胎宝宝大脑发育是有益的。

对话胎教有依据

通过超声波检查，我们可以明确一个观点，就是胎宝宝可以感受到准妈妈的心跳。通常情况，怀孕到第17~20周时，胎宝宝就有了听觉的发展，能听到外界的声音。准妈妈的说话声不但可以传递给胎宝宝，而且胸腔的振动对胎宝宝也有一定影响。

所以，准妈妈要特别注意自己说话的音调、语气和用词，以便给胎宝宝一个良好的刺激。

对话胎教有方法

情景交融

准妈妈可把抚摸胎教和对话胎教结合起来，例如在午睡或晚上睡觉前，准妈妈躺下后温柔地抚摸胎宝宝，与胎宝宝充满爱意地说话。这样不仅对胎宝宝的语言发展有益，还有利于胎宝宝的感情培养。

选择贴近生活的内容

准爸爸、准妈妈可以将日常生活中的所见所闻讲给胎宝宝听。胎宝宝出生后，再听到妈妈的呼唤，就会感到熟悉和亲切，在新环境中不会感到紧张和不安，有利于婴幼

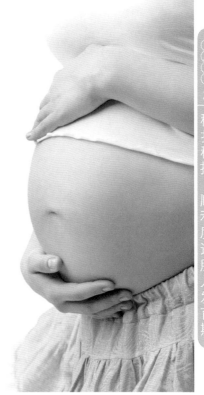

PART 3 稳扎稳打，顺利度过胎儿发育期

儿心理上尽快适应外部环境，并可促进其语言能力的发展。

给胎宝宝讲故事

给胎宝宝讲故事是对话胎教中一项必不可少的内容。准妈妈把胎宝宝当成是一个大孩子，认真地用亲切动听的语言、充满感情的语气给他讲故事。准妈妈在给胎宝宝讲故事时，要选择一个舒服的姿势，集中精力，声音要轻快、明朗、缓和，带着感情色彩，避免发出高声尖气的喊叫；讲述时要绘声绘色，这样才能感染胎宝宝。

为胎宝宝阅读优美的作品

准妈妈给胎宝宝读文学作品，尤其是优美的散文和诗歌，这也是对话胎教的一项重要内容。准妈妈在阅读时最好能够自己先

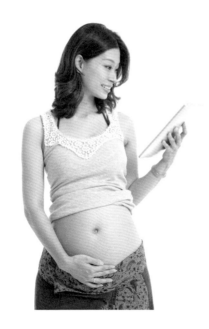

沉浸到文学作品所描绘的意境中去，然后以温和的语调来朗读给胎宝宝听。准妈妈如果能每天坚持给胎宝宝朗读一些优美的文学作品，胎宝宝日后的语言能力可能会有明显提高。

不断重复强化

在进行对话胎教时，准爸爸、准妈妈最好能将针对日常生活内容和表达感情的话语简化，如"宝宝，我们吃饭啦"，然后经常性地重复对胎宝宝讲这些话，以加深胎宝宝对这些简单话语的印象，可能会促进胎宝宝记忆力和理解力的发展。

对话胎教要抓住时机

一般而言，怀孕到第5个月时，胎宝宝就有了听觉的发展，能听到外界的声音，因此，很多人认为这个时候是实施子宫对话胎教法的最佳时机。然而，许多施行此法的实例证明，可以从怀孕初期就开始施行，并且一直沿用到婴儿出生。因此，建议准爸爸、准妈妈从怀孕初期就试一试。

对话胎教 3 注意

对话胎教要求父母双方共同参与

研究发现，男性的低音是比较容易传入子宫内的，久而久之，也不失为一种良性的音波刺激。父母可以给胎宝宝起一个乳名，经常呼唤他。如此，婴儿出生后哭闹时再呼之乳名，他可能会感觉来到子宫外的崭新环境并不陌生，有安全感，于是很快地会安静下来。

对话胎教要持之以恒

建议准爸爸和准妈妈每天都要跟肚子里的胎宝宝说说话，还要不时地把自己看到的东西如美丽的风景、可爱的图画分享给胎宝宝。这种对话训练不仅是语言胎教的重点，也是建立亲子关系的关键。父母要把胎宝宝当作一个懂事的孩子，经常和他说话、聊天或唱歌谣给他听。这样，不仅能增加夫妻间的感情，还能把父母的爱传递给胎宝宝，对胎宝宝的情感发育具有莫大益处。

对话胎教语速、音量要适中

在对胎宝宝进行对话胎教时，准爸爸、准妈妈无论是在语速上还是音量，内容上都要有个度。这样才能在给胎宝宝营造一个温馨的环境。

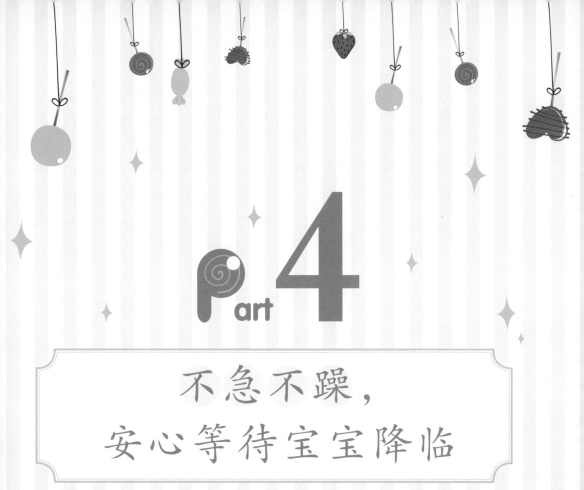

Part 4

不急不躁，安心等待宝宝降临

不知不觉，7个月的时光就在美好的祝福声中悄然而过。准妈妈经历了早孕不适的折磨，也经历了孕中期一段舒适的时光；经历了与胎宝宝互动的那段幸福时光，也经历了孕中期腰酸背痛、腿抽筋甚至其他疾病的折磨。现在，终于到了孕晚期，这段艰辛的旅程马上就到尽头了。准妈妈很快就会和心爱的小宝宝见面了。准妈妈、准爸爸一定要耐心等待，千万不可急躁，否则提前与宝宝见面可对宝宝不利哦！让我们一起安心等待吧！

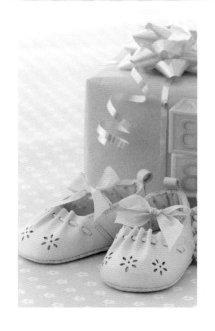

孕晚期：胎儿的发育成熟期

孕晚期是指怀孕的最后 3 个月，是胎儿发育的成熟期。这段时间胎儿的消化系统、神经系统、感觉系统等都会进一步发育。这段时间是在为胎儿脱离母体后能够独立生存作准备。母体在最后的几个月也会出现一些新的状况和表现，这段时光也是继孕早期妊娠反应后的另一段艰难时光，需要准爸爸和准妈妈以坚强、平和的心态应对。怀胎十月，一朝分娩。最后的 3 个月，有着开心和期待，也有着担心与紧张，那就让我们看看胎宝宝和准妈妈在这最后的 3 个月有什么变化吧！

孕 8 月

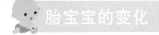
胎宝宝的变化

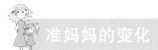
准妈妈的变化

这段时间胎宝宝发育已经基本成熟，身长已达 40 厘米 ~44 厘米，体重可达 1500 克 ~1700 克。胎宝宝的主要器官都已经基本发育完成，如大脑、肾脏、肺等，但是功能较差。皮下脂肪增厚，皮肤开始呈现红色。五官也已经发育完备。四肢更加有力，肌肉更加发达，胎动力度增大。手指甲、脚指甲、头发也生长得差不多了。这个月开始，胎宝宝已经热衷于头朝下的动作了，这是利于分娩的正确姿势。

孕 8 月准妈妈的腹部更大，在肚脐与心窝间可以触摸到子宫底，下腹明显开始扩张，挤压内脏，准妈妈的呼吸困难、食欲不振会加重。排尿次数较多，经常会出现便秘、胃部出现灼热感，静脉曲张、水肿也变得严重。乳房高高隆起，乳头、乳晕、外阴部受激素影响，颜色变深。腹部出现妊娠线，脸上妊娠斑也增多，生产后会慢慢消失。胎动次数开始减少，胎位不正的要及时扭转。这段时间还会伴有敏感性宫缩。

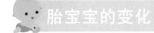

孕9月

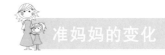

胎宝宝的变化

这个时期的胎宝宝已经接近于出生的婴儿了，他的身长有45厘米~48厘米了，体重可达2000克~2800克。胎宝宝的皮下脂肪已经很深厚，皮肤开始变为浅红色，皱纹开始慢慢消失，胎宝宝身体圆滚滚的，非常圆润。生殖器官进一步发育，男孩睾丸开始下降至阴囊，女孩大阴唇隆起并紧贴。胎宝宝的呼吸系统、消化系统、神经系统等都已基本成熟，宝宝已经具备在外界生活的能力。

准妈妈的变化

孕9月的准妈妈要做好待产的准备。子宫进一步增大，在心窝下方就可触摸到子宫底，胃肠、心肺等继续受到挤压，仍然会胃胀、胸闷气短。乳房胀大得更加厉害，不断有乳汁泌出。白色分泌物增多，排尿次数也增多。无效宫缩次数也会增加。本月末胎宝宝会开始下降，逐渐入盆，准妈妈慢慢会觉得下腹有坠的感觉。

孕10月

胎宝宝的变化

这个时期的胎宝宝已经完全是足月儿了，他的身长已经达到48厘米~51厘米，体重达3000克~3400克。皮下脂肪继续增厚，这时候的他已经是个没有皱纹、圆润润、粉嫩嫩的小人了。他的骨骼都已健全，头盖骨变硬。指甲继续生长，已经超过手指。胎盘老化、胎毛开始脱落，胎脂也开始脱落，羊水变浑浊。消化系统、呼吸系统等系统都已健全，并能发挥其功能。胎宝宝的头部已经下降至骨盆，胎动变少，随时等待着妈妈给自己一点力气，然后开始自己外面新的人生。

准妈妈的变化

孕10月的准妈妈由于胎宝宝已经入盆，对内脏器官的压迫变小，所以胃部不适和心慌气短、胸闷的现象开始缓解，准妈妈的胃口也开始变好。但是胎宝宝下降对膀胱的压迫增强，尿频现象仍显著，分泌物也在增多。由于腹部增大，睡觉会不安稳，手指也会经常发麻，腰部会感觉疼痛。这时候要多加注意，如果腹部出现有规律的阵痛或者见红，这是即将分娩的征兆，需要马上联系医生和医院，做好待产准备。同时，这也表明你和宝宝这段艰辛却奇妙的旅程的结束，你们即将开始下一个崭新而幸福的旅程了。

少食多餐，储备必需营养素

准妈妈进入孕晚期的时候，所摄取的营养除了要满足胎宝宝的生长发育所需外，还要保证自身和胎宝宝体内储存一定量的营养素。基于这个原因，准妈妈在孕晚期对营养素需求量增加。准妈妈在孕晚期可以适当地增加每日进餐次数和进食量，使自己从膳食中所能够摄取到的各种营养素与能量满足准妈妈和胎宝宝的需要。

分娩等待期的营养需求

孕晚期准妈妈对钙的需要量明显增加，因为胎宝宝牙齿、骨骼钙化需要大量的钙。准妈妈要多喝骨头汤、虾皮汤，多吃芝麻、海带、动物肝脏、蛋，此外，应补充足量的B族维生素。孕晚期准妈妈B族维生素摄入不足，会出现类似早孕反应的症状，甚至影响生产时准妈妈的子宫收缩，导致难产，因此准妈妈要多吃富含B族维生素的粗粮。除此之外，足够的热量、必需的脂肪酸、充足的蛋白质都是这一时期准妈妈必需的营养。

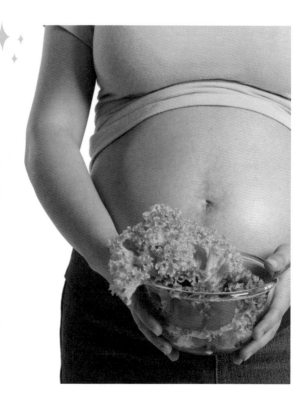

充足的维生素

准妈妈在怀孕的每个阶段都需要足量的维生素。孕晚期准妈妈更需要充足的维生素，这是因为准妈妈在孕晚期保证充足的维生素摄入可以有效避免因缺乏引起的呕吐、倦怠等症状，并且在分娩的时候可防止出现子宫收缩乏力等问题。所以，专家建议准妈妈在孕晚期一定要多注意维生素的补充。

维生素 A

　　足量的维生素 A 能够帮助孕晚期的准妈妈保持肌肤与器官内腔黏膜系统正常化，预防癌症，同时还能够有效地降低准妈妈口腔癌、乳癌、子宫颈癌、肺癌等恶性疾病的发病概率。

　　维生素 A 是一种脂溶性的维生素，一般来说在动物性食物中维生素 A 含量是比较多的，尤其在动物内脏中。对于想要通过饮食来补充维生素 A 的准妈妈，可以选择食用鱼肝油、蛋黄、动物肝脏等食物来补充。另外，由于动物的肝脏是动物体内起到解毒作用的器官，因此，在吃了食污染饲料的动物的肝脏后，重金属往往会富集，所以动物肝脏食物最好保证一个星期食用一次的频率，一般就既能保证准妈妈健康，又能保证维生素 A 的摄入了。

　　另外，胡萝卜等植物性食物也是含有维生素 A 原的。这些维生素 A 原在准妈妈的体内可以通过生化反应转化成维生素 A，也可起到补充维生素 A 的作用，但准妈妈一定要在煮熟后食用，因为维生素 A 原不能作为维生素 A 吸收。

B 族维生素

　　对于想要通过饮食来补充 B 族维生素的准妈妈，下面为您介绍一些含有丰富 B 族维生素的食物供大家选择。

　　1. 含有丰富维生素 B_1 的食物：小麦胚芽、猪腿肉、大豆和花生等豆制食品、里脊肉、火腿、黑米、鸡肝、胚芽米等。

　　2. 含有丰富维生素 B_2 的食物：牛肝、鸡肝、香菇、小麦胚芽、鸡蛋、奶酪等。

　　3. 含有维生素 B_6、维生素 B_{12}、烟酸、泛酸和叶酸等食物：动物肝脏、肉类、牛奶、酵母、鱼、豆类、蛋黄、坚果类、菠菜、奶酪等。

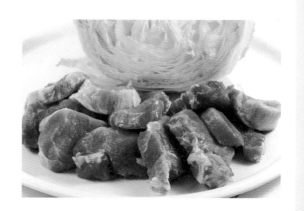

维生素 C

　　新鲜的水果和蔬菜当中含有大量的维生素 C，尤其是新鲜的枣当中的维生素 C 含量很多。准妈妈在孕晚期补充足量的维生素 C 是一件很重要的事情，因为维生素 C 有助于准妈妈产后伤口的愈合。

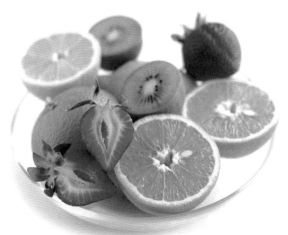

富含维生素C的新鲜蔬菜有小白菜、油菜、油菜薹、紫菜薹、苋菜、芹菜、香椿、苦瓜、菜花、辣椒、毛豆、豌豆苗、藕等。富含维生素C的水果也很多，如鲜枣、红果、柚子、橘子、橙子、柠檬、草莓、柿子、芒果、猕猴桃、龙眼等，有的野果维生素C含量高于普通水果许多倍，如刺梨、金樱子等。

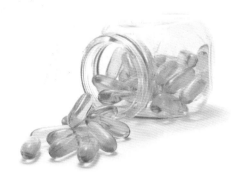

维生素D

人的皮肤经日光照射后也能在人体内合成维生素D。但是，由于准妈妈晒太阳机会少些，再加上胎宝宝发育对维生素D的需求。因此，准妈妈要保证足够的维生素D，

食物当中的维生素D供给量就必须增加。维生素D能够帮助胎宝宝的骨骼发育，同时预防准妈妈出现骨质疏松等症状。所以，准妈妈要保证维生素D的摄入。维生素D主要存在于海鱼等海产品、动物肝脏、蛋黄、瘦肉、脱脂牛奶、鱼肝油、乳酪、坚果等添加维生素的营养强化食品中。

· 贴心提示 ·

不少准妈妈在补充维生素时容易进入这样的误区：

1. 偏爱素食的准妈妈摄入的维生素要比偏爱肉食的准妈妈更多。这种看法其实是错误的。研究发现，只靠吃植物食品摄取营养的素食准妈妈，反而容易罹患维生素D和维生素B_{12}缺乏症。虽说准妈妈也吃牛奶制品和鸡蛋，一般情况下不会缺乏维生素，但这些准妈妈的营养状况不会好于爱吃肉的准妈妈。

2. 有些准妈妈会认为维生素摄入得越多，越有助于健康。虽然维生素是人体营养的重要来源，与人体健康关系密切，但并非可以无限量地服用。水溶性维生素如维生素C、B族维生素能够随尿液排出体外，但在排泄之前，它们要经过人的机体，服用过量则有损健康。脂溶性维生素A、维生素D、维生素E、维生素K等容易沉淀在脂肪组织和肝脏，服用过量会引起中毒的现象。所以这种看法也是错误的。

储备热能

准妈妈在孕晚期也需要足够的热能，与孕中期给准妈妈的热能供给原则一样，适量即可，尽量避免补充过多的热能，尤其在准妈妈怀孕晚期的最后 1 个月，对于不是特别缺乏热量的准妈妈，准爸爸和家人要适当限制准妈妈的饱和脂肪和碳水化合物的摄入，以免出现胎宝宝体积过大，而影响到分娩的顺利进行。

钙和铁

虽然在孕中期我们也提到了补钙和补铁，其实在孕晚期，钙质和铁质依旧是非常重要的。胎宝宝体内的钙有一半以上是在孕晚期储存的。准妈妈在孕晚期应保证每日摄入 1500 毫克左右的钙，同时可以补充适量的维生素 D，以促进准妈妈身体对钙的吸收。

另外，胎宝宝的肝脏在孕晚期以每天 5 毫克的速度在储存铁质，在胎宝宝出生的时候，肝脏中的铁质积累会达到 300 毫克~400 毫克。为此，准妈妈在孕晚期应保证每天摄入铁 28 毫克，以保证胎宝宝肝部的造血功能。

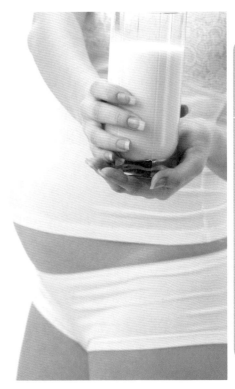

蛋白质

孕晚期对于准妈妈来说，是蛋白质在体内储存相对较多的一个时期了，其中蛋白质在胎宝宝身体存留约为 170 克，准妈妈身体存留约为 375 克，这就要求准妈妈在孕晚期的膳食选择上，蛋白质的供给要比没有怀孕时每日增加 25 克，才可以保证准妈妈体内和胎宝宝体内蛋白质的足量储存。对此，专家建议孕晚期的准妈妈可以多摄入动物性食物和大豆类食物来补充优质蛋白质。

必需脂肪酸

孕晚期是胎宝宝大脑发育的冲刺阶段。在孕晚期这段时间里，胎宝宝的大脑细胞发育正处在高峰期，因此，胎宝宝需要补充充足的必需脂肪酸，这样才能满足胎宝宝大脑发育所需的脂肪酸。补充不饱和脂肪酸在专业医师那里被称为孕晚期最重要的营养任务。

在人的一生当中都需要一定量的不饱和脂肪酸，准妈妈在怀孕期间会需要更多的不饱和脂肪酸。这是因为不饱和脂肪酸对胎宝宝在孕中期和孕晚期眼睛、大脑、血液和神经系统的发育都有很好的促进作用。

对此，营养学专家表示，在孕晚期想要通过饮食来补充不饱和脂肪酸的准妈妈，应该在饮食当中适当地增加一些鱼类食物，如鲭鱼、三文鱼、鲱鱼等都是很好的选择。除此之外，坚果和果实，如葵花子、新鲜的绿叶蔬菜和从葵花子、亚麻子或油菜子中提取的油或食物都是很好的不饱和脂肪酸的饮食补充来源。

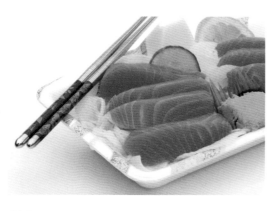

孕晚期饮食宜忌

适宜吃的食物

孕晚期的时候，准妈妈期待胎宝宝出生的心情有时会造成自己出现紧张焦虑的心情。另外，腹部皮肤由于胎宝宝发育而造成的妊娠纹也会影响准妈妈的心情。其实这些问题我们都可以通过科学的饮食适当改善。下面给各位准妈妈介绍一些在孕晚期适宜吃的东西。

1. 准妈妈要多吃含有丰富胶原蛋白的食物，如猪蹄等。这类食物有助于增加准妈妈皮肤的弹性，缓解妊娠纹的问题。

2. 准妈妈要多吃鲫鱼、鲤鱼、萝卜和冬瓜等食物，这类食物有助于缓解准妈妈小腿水肿的症状。

3. 准妈妈要多吃核桃、芝麻和花生等含不饱和脂肪酸丰富的食物，以及鸡肉、鱼肉等易于消化吸收且含丰富蛋白质的食物。

4. 准妈妈要多选用芹菜和莴苣等含有丰富的维生素和矿物质的食物，可以有效避免便秘等麻烦的孕期问题。

5. 准妈妈还要经常吃一些富含碘的食物，如海带和鱿鱼等。

不适宜吃的食物

饮食不当不仅会影响营养的摄入，有时候还会影响到准妈妈的身心健康。准妈妈在孕晚期要慎吃以下一些食物：

1. 准妈妈忌食薏苡仁和马齿苋。这两种食物有收缩子宫的作用，会导致准妈妈子宫收缩增多、强度增大，也容易造成早产。

2. 准妈妈忌食杏仁。杏仁是热性食物，它具有滑胎的特性，因此孕妇忌食。

3. 准妈妈要忌食罐头食品。一般罐头食品生产厂家为了防腐会在其中加入各种化学添加剂，如果准妈妈摄入过多化学防腐剂，会对胎宝宝发育不利。

4. 准妈妈要忌食冷饮及碳酸饮料。准妈妈在怀孕后胃肠功能减弱，经常食用过冷的食物会使准妈妈的胃肠血管突然收缩，导致消化功能减弱，甚至有些准妈妈会出现腹泻、腹痛等症状。碳酸饮料会消耗准妈妈体内的铁质，从而导致准妈妈孕期贫血症状加重，从而影响胎宝宝的发育。

5. 准妈妈不能大量食用菠菜，这是由于菠菜当中的草酸会影响准妈妈机体对钙、锌的吸收，从而降低体内钙、锌的含量。

6. 准妈妈切忌吃久存的土豆，因为土豆放久了之后，其中的生物碱的含量会变得很高。准妈妈摄入过多的生物碱会影响胎宝宝的发育。

7. 某些做菜的作料准妈妈也要注意，包括花椒、八角、桂皮、五香粉、辣椒等如果过多食用，准妈妈会出现孕期便秘这一恼人的问题。

8. 准妈妈早餐尽量避免食用油条，因为一般商贩的早餐油条中会加入一定量含有铝的明矾，铝元素可以通过胎盘进入胎宝宝的大脑当中，从而影响到胎宝宝的大脑发育。

9. 准妈妈在孕晚期更不能食用含咖啡因的饮料和食物，当准妈妈大量饮用含有咖

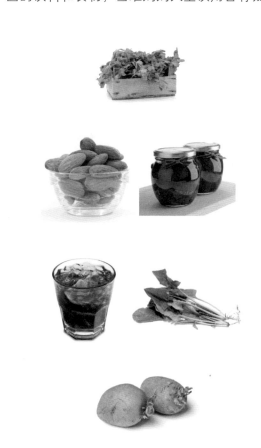

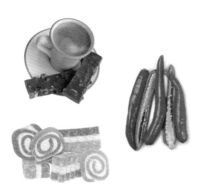

啡因的饮料之后，会出现恶心、呕吐、头痛、心跳加快等孕期症状。除此之外，咖啡因还会通过胎盘进入胎宝宝的体内，影响胎宝宝的发育。

10. 准妈妈要少吃糖。糖在准妈妈体内代谢时会消耗大量的钙，在孕晚期准妈妈身体本来就需要大量的钙质，大量食用糖之后，准妈妈更容易出现孕期钙的缺乏症，会影响胎宝宝的牙齿、骨骼的发育。

11. 准妈妈要尽量少食用味精。准妈妈进食过多的味精可以影响身体对锌的吸收。准妈妈缺锌不仅不利于胎宝宝神经系统的正常发育，而且对于顺利生产也不利。

增 加副食的种类和数量

准妈妈孕晚期的饮食要保持平衡，对此准妈妈可以适当地增加一些副食品的种类及数量。

1. 专家建议准妈妈可以添加鸡蛋的摄入，每天1~3个，这是因为蛋类食品当中富含蛋白质、钙及各种维生素。

2. 另外，还可以在饮食中加一些新鲜的蔬菜水果、动物的肝脏、海带等，可以补充准妈妈机体中的维生素A、维生素C及钙、铁质的含量。

3. 准妈妈还可以适当地多吃豆类、花生及芝麻等富含B族维生素、维生素C、铁和钙的食物。

4. 准妈妈如果在孕晚期适当吃些杂粮，如杂合面、小米、玉米，则可以补充B族维生素。

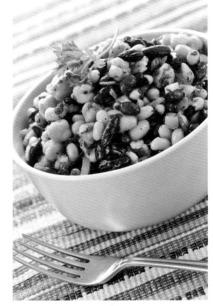

孕晚期每日膳食方案

准妈妈孕晚期，较孕早期每天大约需要增加 300 千卡的热量和 25 克的优质蛋白质。那么可以在每天的膳食中稍微改进一下就可以了。

孕晚期准妈妈为了满足多种无机盐和维生素的需要，可以在膳食中适当地加入一些动物的内脏，如心、肝、肾等都是很好的饮食补充原料。

另外，准妈妈为了满足孕晚期大量的钙和碘的需要，可以在膳食中选用一些海带、紫菜等海洋植物，也可多吃些花生、芝麻、豌豆、菠菜等含各种维生素的食物。这些食物可以避免胎宝宝在孕晚期的发育中出现异常和肌肉萎缩的问题。

少食多餐仍是孕晚期准妈妈饮食的重要原则。孕晚期由于胎儿增长、子宫压迫胃部，准妈妈的食量反而会减少，往往吃较少的食物就有饱腹感，但实际并未能满足机体营养素的需要。因此这时期的膳食应选择体积小、营养价值高的食物，如动物性食品等，减少营养价值低而体积大的食物，如马铃薯、甘薯等。对一些纯热能食物如白糖、蜂蜜等甜食宜少吃或不吃，以防降低食欲，影响蛋白质等营养素的摄入。

即将临产的准妈妈还需注意，在孕晚期，尤其是在最后一个月应该限制脂肪和碳水化合物的摄入量，以免胎宝宝生长得太快而影响顺利分娩。同时，准妈妈还要注意尽量不摄取过多的盐分和水分，过多的盐分和水分会导致妊娠水肿。另外，在午餐上，准妈妈可以将主食适量减少，增加副食的比例。准妈妈越是接近临产，就越要多摄取铁质，以防出现贫血。

准妈妈孕晚期每日膳食要注意"两搭配，一注重"：

两搭配——粗细粮搭配，荤素菜搭配。

一注重——注重"早餐吃得好，午餐吃得饱，晚餐吃得少"。

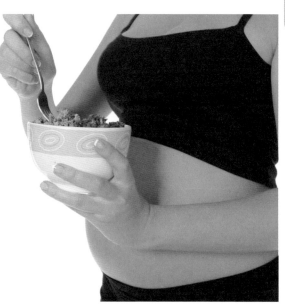

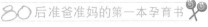

准爸爸必学拿手菜

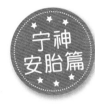

宁神安胎篇

双喜炖梨

材料：

水梨 1 个，

新鲜莲子 10 颗，

糯米 20 克。

调料：

盐 3 克，冰糖 5 块。

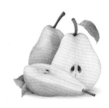

推荐理由

此甜品补中益气、安神，能让准妈妈睡眠平稳。

烹饪方法：

1. 将新鲜莲子与糯米洗净，两者加冰糖及 1 杯水蒸 25 分钟成馅料。

2. 将水梨洗净，削掉头，挖掉梨核，略泡盐水。

3. 将馅料填入水梨中，移入蒸锅，以中火滚水蒸 2 小时，取出即成。

小米粥

材料：

小米 100 克，

大米 50 克。

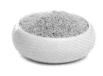

调料：

生姜片 5 克，葱段 5 克，盐 3 克。

烹饪方法：

1. 将小米淘洗干净；大米淘洗干净。

2. 将小米、大米、生姜片、葱段一同放入锅内，加水 800 毫升，置武火烧沸，再用文火煮 35 分钟，加盐调味即成。

推荐理由

本粥适用于心肾精血不足、心悸、失眠的准妈妈，有安神助眠的功效。

乌参烩西蓝花

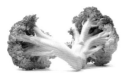

材料：

水发乌参 200 克，西蓝花 200 克，猪里脊肉 100 克，胡萝卜、水发木耳各 50 克。

调料：

红辣椒 1 个，葱白 5 克，姜丝 5 克，蒜末 5 克，酱油 10 克，米醋 10 克，盐 10 克，水淀粉 20 克，植物油适量。

推荐理由

此菜补脑益智，滋阴补血。

烹饪方法：

1. 将西蓝花切成小朵，洗净，入沸水锅焯烫；水发乌参洗净切块，入沸水中焯烫。

2. 胡萝卜去皮洗净切薄片；猪里脊肉洗净切薄片；红辣椒、水发木耳去蒂洗净，切片。

3. 锅中倒植物油烧热，下葱白、姜丝、蒜末及红辣椒爆香，下里脊肉、胡萝卜、乌参、木耳翻炒，加酱油、米醋、盐和适量清水，中火焖 20 分钟，用水淀粉勾芡即可。

养血安胎汤

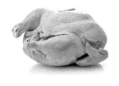

材料：

鸡 1 只（约 500 克），石莲子 15 克，姜 2 片，川续断 12 克，菟丝子、阿胶各 18 克。

调料：

盐 5 克。

推荐理由

本汤具有养血安胎的作用。准妈妈若有习惯性流产，怀孕后食欲不振、腰痛或下腹坠胀等现象，可常喝此汤。

烹饪方法：

1. 将鸡洗净，放入滚水中煮 3 分钟，取出放入炖盅内待用。

2. 石莲子、川续断、菟丝子放入煲汤袋中，放入炖盅内，注入清水，煎 30 分钟。

3. 将煎汁加入炖盅内，再放入姜片及阿胶，加盅盖隔水炖 3 小时，下盐调味即成。

香附陈艾炖仔鸡

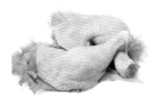

材料：

仔鸡 1 只（约 500 克），香附、陈艾各 10 克，杜仲 5 克，红枣 10 克。

调料：

生姜 10 克，盐 6 克。

烹饪方法：

1. 将仔鸡去内脏洗净，剁成小块；红枣洗净；生姜去皮洗净，切片，备用。

2. 锅内加适量清水，水开后投入鸡块，用大火煮尽血水，捞起洗净。

3. 将鸡块放入炖盅，加入香附、陈艾、杜仲、红枣、生姜，调入盐，注入适量清水，加盖，隔水炖 3 小时即成。

推荐理由

此菜可治疗妊娠腹痛虚寒，有安胎功效。

利水消肿篇

当归鸭肉米粉

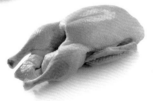

材料：

当归 5 克，

黄芪 5 克，

鸭半只（约 250 克），

米粉 200 克。

调料：

嫩姜 5 克，老姜 10 克，米酒 10 克，盐 10 克。

烹饪方法：

1. 将鸭剁成两半，氽烫，洗净；嫩姜切丝。

2. 当归、黄芪、米酒、2 升水一起煮 1 个小时，沥出药材，药汤留用。

3. 把鸭、药汤、老姜、盐放入电锅，加 2 升水沸腾一次，添水后再沸腾一次，然后取出鸭肉放凉，切片。

4. 米粉烫熟后捞入碗内，浇鸭肉汤，铺鸭肉、嫩姜丝即可。

推荐理由

此菜滋阴清热、利水消肿，很适合体质燥热、容易水肿的准妈妈。

腐竹银芽黑木耳

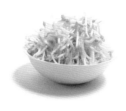

材料：

腐竹 150 克，绿豆芽、水发黑木耳各 100 克，水淀粉 15 克，姜 10 克，黄豆芽汤 200 毫升。

调料：

香油、盐各 5 克，花生油适量。

推荐理由

此菜补气健胃、润燥、利水消肿，可预防高血压，适合孕晚期的准妈妈食用。

烹饪方法：

1. 将腐竹放在盆内，倒入开水后盖严，浸泡至无硬心时捞出，切成 3 厘米~4 厘米长的段。

2. 姜洗净，切成末，绿豆芽择洗干净，放开水内余一下捞出，水发黑木耳择洗干净，将大朵撕成小朵，也可在开水中过一下捞出。

3. 炒锅置火上，放花生油烧热，下姜末略炒炸，放入绿豆芽、黑木耳煸炒几下，加黄豆芽汤、盐倒入腐竹，用小火慢烧 3 分钟，转大火收汁。

4. 用水淀粉勾芡，淋入香油，盛入盘内即成。

冬瓜海鲜卷

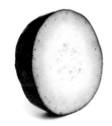

材料：

冬瓜 500 克，

鲜虾 180 克，

火腿、香菇、芹菜、胡萝卜各 25 克。

调料：

水淀粉 15 克，盐 5 克，味精 2 克。

推荐理由

此菜利尿消肿、祛暑解闷、解毒化痰、生津止渴。

烹饪方法：

1. 将冬瓜洗净，切薄片；鲜虾洗净剁碎；火腿、香菇、芹菜、胡萝卜洗净切条备用。

2. 将冬瓜片用滚水烫软，将鲜虾、胡萝卜条、芹菜条、香菇条分别在沸水中烫熟，再将烫熟的虾切碎。

3. 将除冬瓜外的全部材料拌入盐、白糖，包入冬瓜片内卷成卷，刷上食用油，上笼蒸熟取出装盘，菜汤用水淀粉勾薄芡淋在表面即可。

白果炒黑木耳

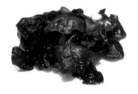

材料：

水发黑木耳 500 克，

鲜白果 50 克。

调料：

姜末、葱末 5 克，植物油

适量，盐 3 克。

推荐理由

黑木耳中含有丰富的膳食纤维和一种特殊的植物胶质，能促进肠胃蠕动、润肺和清涤肠胃，适宜孕晚期消化不良的准妈妈食用。

烹饪方法：

1. 将水发黑木耳洗净，切片；鲜白果洗净，备用。

2. 将黑木耳、白果均汆烫，然后捞出沥干水分。

3. 锅置火上，倒入植物油烧热，下入葱末、姜末炒香，再放入白果、黑木耳，加盐炒匀即可出锅。

豆芽平菇汤

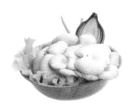

材料：

豆芽、平菇各 100 克。

调料：

盐 5 克，香油 3 克。

推荐理由

平菇含有丰富的营养物质，尤其是无机盐含量丰富，氨基酸种类齐全，具有祛风散寒、舒筋通络的功效。准妈妈常食平菇不仅能起到改善人体新陈代谢的作用，而且有调节自主神经的作用。

烹饪方法：

1. 将豆芽择洗干净；平菇洗净，用手撕成条。

2. 将锅置火上，放水烧开，放入豆芽略汆烫约 3 分钟，再放入平菇条汆烫约 2 分钟，加盐调味，熟后淋入香油即可。

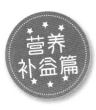

营养补益篇

什锦牛骨汤

材料：

牛骨 1000 克，

胡萝卜 500 克，

番茄 200 克，

紫甘蓝 200 克，

洋葱 1 个。

调料：

黑胡椒 5 粒，盐 5 克，植物油适量。

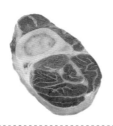

推荐理由

此汤含有丰富的钙质，对准妈妈和胎宝宝都极为有益，适合孕晚期的准妈妈食用。

烹饪方法：

1. 将牛骨斩成大块洗净，放入开水中煮 5 分钟，取出冲净。

2. 胡萝卜去皮洗净，切成大块；番茄洗净每个切成 4 块；紫甘蓝洗净切成大块；洋葱去皮洗净，切大块备用。

3. 锅置火上，倒植物油烧热后改成小火，下入洋葱炒香，加适量水烧开。

4. 加入牛骨、胡萝卜、番茄、紫甘蓝、黑胡椒，煮 3 小时左右，加盐调味即成。

烧带鱼

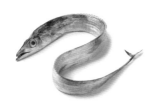

材料：

带鱼 200 克，番茄 100 克，水淀粉 10 克。

调料：

葱段 5 克，姜片 5 克，番茄沙司 10 克，姜汁 3 克，盐 3 克，白糖 5 克，香油 20 克，胡椒粉 3 克，植物油适量。

推荐理由

此菜可为准妈妈补充优质蛋白质和各种微量元素，适合孕晚期食用。

烹饪方法：

1. 将带鱼去内脏，洗净切成 5 厘米长的块；番茄洗净切成块。

2. 锅置火上，倒植物油烧热，下带鱼煎至金黄色。

3. 锅底留少许油，放入葱段、姜片煸香，放入番茄略炒，加适量清水，倒入带鱼，下番茄沙司、姜汁、盐、白糖、胡椒粉，略煮，用水淀粉勾芡，浇上香油即可。

柿椒炒嫩玉米

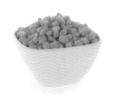

推荐理由

辣椒富含维生素 C；玉米味甘，有补中健胃、除湿利尿的功效。此菜含维生素 C、粗纤维极为丰富，可缓解准妈妈妊娠便秘。

材料：

嫩玉米粒 300 克，

红绿柿椒 50 克。

调料：

盐 3 克，白糖 3 克，植物油适量。

烹饪方法：

1. 将嫩玉米粒洗净；红绿柿椒去蒂、去籽洗净，切成小丁。

2. 炒锅置于火上，倒入植物油，烧至七成热时，下玉米粒和盐，炒 2 分钟，加清水少许，再炒 3 分钟，放入柿椒丁翻炒片刻，再加白糖即成。

蒜香炸酱排骨

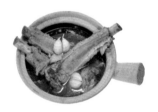

推荐理由

猪排骨能提供人体生理活动必需的优质蛋白质、脂肪，尤其是丰富的钙质可维护骨骼健康。此菜具有滋阴润燥、益精补血的功效，适宜产前气血不足、阴虚纳差的准妈妈。

材料：

猪排骨 750 克，

蒜瓣 50 克，

猪骨汤 750 克，

水淀粉 10 克。

调料：

白糖 15 克，料酒 20 克，酱油 10 克，芝麻油 10 克，豆酱 75 克，植物油适量。

烹饪方法：

1. 将猪排骨破成条，再剁成段。

2. 锅置火上，倒入植物油烧至七成热，下排骨段、蒜瓣，炸上色捞出。

3. 锅内留油 25 克，下入豆酱炸香，加入蒜瓣、酱油、猪骨汤、料酒、白糖。

4. 再下入排骨烧制软烂，收浓汤汁。

5. 用水淀粉勾芡，淋入芝麻油，出锅装盘，蒜瓣围在四周即成。

生活谨慎，母胎平安

孕晚期，准妈妈的身体负担会越来越重，一举一动都会变得费力许多。这个时候的准妈妈活动时就要注意以慢为原则，从而保证母胎的平安。子宫的增大也会给准妈妈带来不少生活上的烦恼，这些也都需要准妈妈小心应对。

好 好睡觉，迎接宝宝

睡眠不好找原因

1. 孕晚期胎儿体积变得更大，凸起的腹部不仅让准妈妈活动不利，晚上睡觉也很难找到一个合适的姿势，自然睡眠就会不好。

2. 尿频的加剧也会让孕晚期的准妈妈睡不好，本来怀孕后准妈妈的肾脏负担就会增加，尿液比较多。到了孕晚期增大的子宫对膀胱的压力也会变大。所以小便次数会更多。如果胎宝宝夜间活动频繁的话，难免会影响准妈妈的睡眠。

3. 孕后期腿抽筋、后背痛的情况也会随着腹部增大而加重。这些不适都会导致准妈妈睡眠不佳。

4. 孕期准妈妈的梦也会变多。很多准妈妈反映她们的梦境非常逼真，而且有时还做噩梦。越是到妊娠后期，准妈妈的精神压力越大，不仅会导致多梦影响睡眠，甚至还会出现不易入睡和失眠的情况。

创造良好的睡眠环境

准妈妈在孕晚期一定要注意睡眠环境不能过于嘈杂，最好选择安静的房间。室内要保持空气清新，床铺整洁，最好远离厨房等油烟大的地方。

保持舒适的睡眠状态

准妈妈在睡觉之前可以泡泡热水澡，促进血液循环。晚上睡觉的时候可以借助枕头帮助保持左侧卧位睡眠。市面上也有不少专门给准妈妈用的枕头，准妈妈不妨试试。

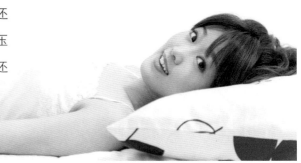

一举一动注意安全

俯身弯腰

对于孕晚期的准妈妈来说，俯身弯腰变成最困难的动作。胎宝宝的体重增加，迫使准妈妈脊椎承受的压力增大，时常伴有背疼的状况，同时隆起的腹部也会妨碍背部做弯曲的动作。因此，这一时期的准妈妈最好不要俯身弯腰，如果不得不弯腰捡东西，要先屈膝，将全身的力量放在膝盖上，然后慢慢向前弯下腰。

起身站立

孕晚期的起身站立对于准妈妈来说也不是一件容易的事，要遵循一定的顺序去做动作。准妈妈如果躺在床上要想起身，首先侧着身子，肩膀向前倾，然后屈膝，用胳膊肘支撑身体，接着盘腿，便于腿从床边移开后起身。

准妈妈站立时，要保持全身挺直，背部舒展，将腹部的重量转移到腿部、臀部和腹部的肌肉上，以此来支撑腹部。

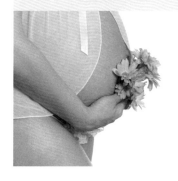

保持坐姿

准妈妈的坐姿也和怀孕前不一样。正确的坐姿是背部紧靠座椅，如果条件允许，可以在靠近肾脏的地方放一个靠垫。

徒步行走

徒步行走是适宜准妈妈的一项活动，它可以增强准妈妈腿部肌肉的紧张度和腹部肌肉的力量，防止出现静脉曲张的现象。但是，准妈妈徒步行走的时间不宜过长，一旦有疲劳感，应立刻在附近的凳子上休息。

准妈妈徒步行走的正确姿势是上身保持正直，两个肩膀保持放松状态，保持全身平衡，缓慢行走。

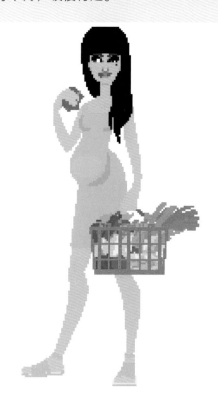

夫 妻生活的协调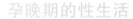

孕晚期的性生活

孕晚期这段时间，准爸爸和准妈妈应该禁止性生活。

准妈妈的肚子已经增大了许多，胎宝宝的不断生长使得准妈妈腰酸背痛，不愿意动弹，性欲也随之减弱。

临产前一个月，准爸爸要尽量控制自己的性欲。这个阶段是非常时期，胎宝宝在准妈妈的肚子里已经成熟，准妈妈的子宫也随之下降，子宫口在不断地张开，这个时候性交，会引起感染症状。因此，为了胎宝宝和准妈妈的健康，准爸爸一定要控制住性欲。

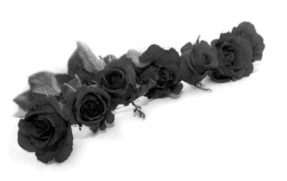

呵护和关心准妈妈

准爸爸准备迎接宝宝的出生，真正体会做父亲的喜悦，但是同时也要好好呵护和关心准妈妈。

做好分娩前的准备

准爸爸要时刻注意准妈妈的状况，提前为妻子的分娩做好各方面准备；向有经验的人请教或者通过相关书籍了解分娩知识以及分娩征兆，帮助妻子缓解对分娩的恐惧和不安心理。

准爸爸要做好妻子可能早产的心理准备，提前准备好去医院所需的物品，联系好分娩医院、去医院的交通工具及附近亲戚的紧急联系电话，随身携带手机并保持开机状态，以备不时之需。

准爸爸要提前帮助准妈妈准备好待产产品，比如新生宝宝的被子、衣服、纸尿裤、毛巾，准妈妈需要的大而长的卫生纸、数条毛巾、开衫式的睡衣、加长夜用卫生巾等。

制订适合的运动计划

准爸爸要根据准妈妈的身体状况以及孕期情况制订适合的运动计划。适当的运动可以缓解准妈妈的紧张情绪，帮助准妈妈顺利分娩。

准妈妈孕晚期除了散步，还可以做一些柔和的运动，比如助产保健操、孕期瑜伽、轻柔的形体舞、舒缓的韵律操等。准爸爸如果在空闲时间可以和准妈妈一起做运动的话，可以增强准妈妈的自信心和积极性。

减少外出应酬的次数

准妈妈在孕晚期很容易情绪低落，如果准爸爸应酬的次数过于多，准妈妈便会胡思乱想，情绪不稳定，影响胎宝宝的健康。因此，准爸爸应该减少外出应酬的次数，多多抽出时间陪妻子聊聊天，和妻子一起进行胎教。如果有实在脱不开身的应酬，就要提前通知妻子，应酬完尽量早点赶回家。

做好"管家"的工作

准爸爸要了解自己的职责，做好"管家"的工作。由于平时的日常生活多是妻子在照顾你，这时是妻子需要你照顾的时候。但是也不必惊慌，了解相关知识后就可以帮助妻子了。准妈妈有时可能不了解情况，做一些不应该做的事，这时你就要发挥"管家"的作用，管好妻子，做好规划，哪些危险事情和动作不该做，都要为妻子一一指出来。

控制好自己的情绪

孕晚期的准妈妈需要保持稳定的情绪，准爸爸也要控制好自己的情绪，避免和妻子

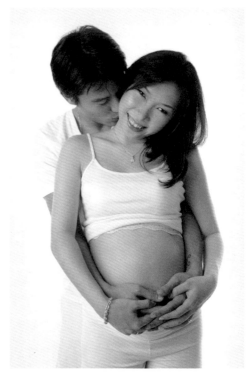

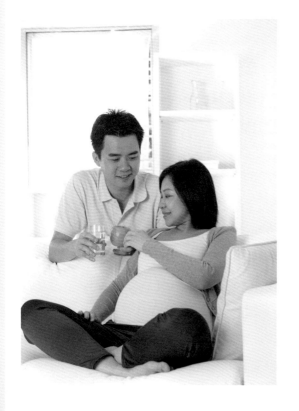

争吵。如果准爸爸和准妈妈发生争吵，在事态还不严重的情况下，保持冷静，多多替准妈妈考虑，妻子可能是分娩前的恐惧症引起的情绪变化，也可能是她害怕做不好母亲这个角色。准爸爸这样想一想，就能理解准妈妈的心理变化，从而更加呵护和爱护妻子了。

缓解临产前的焦躁情绪

孕晚期的准妈妈会产生焦躁情绪，这是一种以情绪异常为主的神经症反应，是疑病症和恐惧症的基础，对于准妈妈来说有较大的危害。

准妈妈焦躁情绪的主要表现是分娩前恐惧症，害怕出现难产、产痛、胎宝宝畸形等现象，有些准妈妈还会担心生的是男是女，

等等。这些焦躁情绪会引起准妈妈出现特殊的身体反应，比如心跳加快、疑神疑鬼、担惊受怕、大小便失禁、血压升高、脸色苍白、肾上腺素的分泌量增加、自主神经活动增强、消化不良等。

准妈妈的心理情绪对于胎宝宝的影响很大。受到精神刺激的准妈妈可能会流产或者早产。

准妈妈要采取正确的方式解决情绪异常的问题。专家表示，准妈妈要学会控制自己的情绪，不要杞人忧天，调整好心理状态，与胎宝宝一起享受快乐。

平和的心态很重要

准妈妈要学会独立面对问题，保持平和的心态。为了胎宝宝和自己的身心健康，准妈妈要坚强，从精神和心理上调整好自己的状态，遇到不顺心的事不要烦恼，要想一想解决办法，如果自己解决不了，请他人帮助解决；学会和气待人，善解人意，宽容谅解；协调好丈夫、婆婆之间的关系。

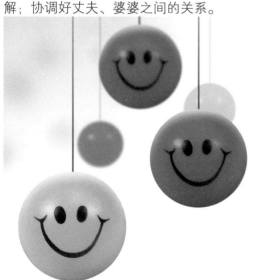

心情愉悦很有用

十月怀胎对于每个女性来说是一种考验，也是一种快乐。准妈妈不要认为整天拖着一个大肚子什么都做不了是一种负担，反过来想想，宝宝在自己的肚子里快乐地成长，每天观察宝宝的肢体变化，感受宝宝的胎动，是一件幸福的事。因此，准妈妈要保持心情愉悦。

倾诉减压很有效

亲戚朋友在这个时期会经常来看望准妈妈，家人也会对准妈妈关怀备至。当有处理不了的事的时候，多向这些人求助，他们会帮助你解决问题。倾诉对于准妈妈来说是很好的减压方式，有利于准妈妈保持开朗的心情。

请 产假的时机

很多职场准妈妈在怀孕期间不仅得照顾好自己和腹中的宝宝，而且还得处理好工作的事情，对于不想放弃自己工作的准妈妈，合理规划并且利用产假来找到良好的平衡点至关重要。那么该什么时候请产假最合适呢？其实这是因人而异的，并没有绝对最为恰当的时间，须取决于准妈妈的具体身体状况、孕期的进展情况，以及工作上的压力和自身承受能力。

在请产假之前，准妈妈必须先针对自身

身体状况、工作具体计划、休假时间长短等做好详细以及周密的计划。

保重身体最重要

准妈妈必须根据孕期的进度发展、身体的舒适程度来决定产假时间。有的职场准妈妈在怀孕的第7、第8个月就开始休息，而有些准妈妈直到生产的前一天甚至在生产当天仍然坚持上班。准妈妈在身体状况良好的情况下，可以坚持上班，因为在上班时间里，准妈妈有机会多多走动，也可以和同事经常交流、说说话，这样不但有利于生产，而且会使准妈妈感觉时间过得快一些，否则总是宅在家里，可能会感觉心情低落，反而对胎宝宝健康不利。但重要的是，准妈妈如果在孕期感到身体不适，需要保胎或产生一系列的不良并发症，应该及时请医生开证明，向单位申请病假休息。

工作交接要做好

准妈妈应该做好产假之前的交接工作。通常情况下，准妈妈工作的不可替代性越高，交接工作就越麻烦。你必须根据自己的工作状况列出一份工作明细，根据工作计划，与领导商议之后，确定自己的代理人，并且对代理人进行一定的指导，使他熟悉工作流程及细节，避免在休产假之后影响公司的工作计划，给公司带来损失，同时也为自己产后的工作带来麻烦。

准妈妈在休产假期间，可以随时与代理人联系，询问一下他的工作状况，不仅给人很亲切的感觉，而且不会产生与公司、同事之间的疏离感，等产后回归公司时你也会有一种轻松感！

所以，准妈妈必须根据自己的具体情况合力做好产假规划，使自己既能照顾好孩子又能安全度过职场的"危险期"。

 晚期生活注意事项

1. 准妈妈孕晚期如果出现阴道有大量绿色浓稠液体流出、出血、腹部规律性阵痛、胎动突然停止等症状，应及时去医院接受治疗。

2. 准妈妈孕晚期不要过于疲劳，感觉到累就休息，不要勉强自己。

3. 准妈妈做家务时，用低蹲和跪着的姿势代替俯身弯腰。

4. 即使快到预产期，准妈妈也要按时去医院接受产前检查。

5. 准妈妈拿高处物品时，要请家人帮忙，不要伸长手臂或者踮起脚尖来够。

6. 准妈妈要勤洗外阴，勤换内衣内裤，注意个人卫生，避免因卫生问题造成胎宝宝的感染。

7. 准妈妈洗澡用水不宜过热也不宜过冷，同时必须有家人陪伴。

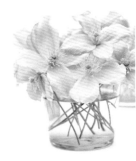

赶走疾病与不适

孕晚期胎宝宝的发育明显加快，准妈妈的身体也会越来越笨重，稍有不慎就会出现一些身体不适。这个时候就要特别留心，注意这些疾病与不适的征兆，提早预防为好。另外，很多准妈妈腹部会长出妊娠纹，该现象虽不属于疾病，但会给准妈妈带来烦恼，在此也一并介绍。

妊娠期高血压疾病

患妊娠期高血压疾病的准妈妈多表现为水肿、高血压及蛋白尿，还可能伴有头痛、恶心、胸闷、视物模糊，甚至抽搐、昏迷，重者还有可能危及生命。

准妈妈要注意定期进行产前检查，也要注意平衡饮食，多食用一些富含蛋白质的食物及新鲜蔬菜、水果，注意补充钙的摄入。准妈妈要消除紧张的心理，注意调整自身的心态，密切配合医生，加强自我保护意识，在医生的指导下接受治疗。

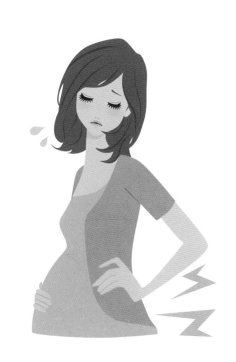

腹部出现妊娠纹

妊娠纹是指准妈妈在妊娠期受到激素的影响，局部皮肤出现一些宽窄、长短不一的红色波浪状花纹。一般在分娩后，妊娠纹会消失，但会留下一条条白色的有光泽的瘢痕线。妊娠纹主要出现在腹壁上，也会出现在大腿内侧、臀部、后腰部、肩部等。这会使女性的皮肤松弛、出现褶皱、脂肪堆积，从而影响准妈妈的体态和心情。

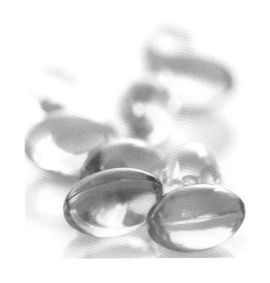

避免妊娠纹，准妈妈一定要从平时的保养开始，注意保健工作。妊娠纹的产生与个人体质也有关。女性怀孕之后，一定要坚持适当的运动，保证营养均衡的膳食；避免摄入过高热量、过甜、过油、过咸的食品；可以多补充丰富的维生素和矿物质，以及富含蛋白质的食物；控制体重的增长，孕晚期每个月增长应不超过 2 千克，孕期体重增长总体上控制在 11 千克~14 千克为宜；适当使用托腹带，以减轻腹部的负担，避免过度拉扯皮肤；注意锻炼身体，坚持温水擦浴和涂抹防护用品，以增强皮肤弹性。

❤ 贴心提示 ❤

1. 多食用胶原蛋白、胶原纤维较为丰富的食物，增强皮肤的弹性，例如鱼类。

2. 控制每日糖分的摄入量，尽量少吃色素含量高的食品。

3. 每天保证早晚两杯脱脂牛奶，多吃富含矿物质、维生素的食物，帮助增加皮肤新陈代谢的功能。

4. 维生素 A、维生素 E 都对皮肤有好处，可以有效地抗衰老、避免干燥、润滑皮肤等。应多食用卷心菜、动物肝脏、鱼肝油、牛奶及橙红色的蔬菜水果等。

5. 养成正确的喝水习惯，起床后喝一大杯温水可刺激肠胃蠕动。

心脏不适

随着胎宝宝在体内的发育生长，准妈妈的子宫必然会增大，将心脏逐渐推向上方，心脏的位置也就会略向左移。心脏也会出现肥大和心率加快等情况。心脏的界限也会加宽甚至出现杂音和早搏等现象。所以，准妈妈只要定期作检查，一般都能够顺利进入分娩期。

患有心脏病的准妈妈要注意，应在预产期前一个月住院待产，在医生的监护下进行治疗，产后也需要住院观察一段时间再出院。

便秘

妊娠晚期，准妈妈的便秘会逐渐加重。有的准妈妈会连续几天不能排便，从而导致腹痛、腹胀。重者更因肠梗阻造成早产、难产等。即使出现便秘的情况，准妈妈也要注意不能乱用泻药，否则很可能引起早产、流产。

准妈妈可以早晨起床后空腹喝杯温的淡盐水；多食用一些含粗纤维的瓜果、谷类及绿叶根茎蔬菜，如梨、奇异果、香蕉、葡萄、菠菜、海带、黄瓜、芹菜、红萝卜、白菜、玉米等。准妈妈多喝粥对缓解便秘也会有很好的效果，比如核桃粥、芝麻粥、酥蜜

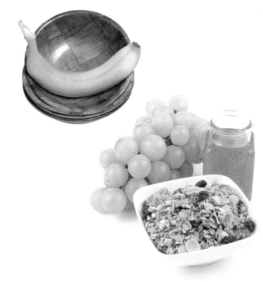

粥、柏子仁粥、无花果粥等。

准妈妈进行适当的体育锻炼也是有利于排便的，同时还要养成每天按时排便的习惯。

准妈妈如果便秘症状严重，要及时就医，不可私自用药。

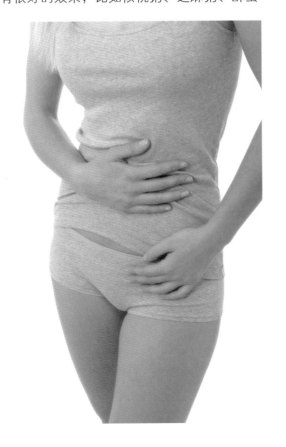

♥ 贴心提示 ♥

1. 保持愉快轻松的心情，不要焦虑，做些感兴趣的事情，保证充足的睡眠。

2. 养成每天定时上厕所的习惯，一有便意要及时去厕所排便。

3. 要多吃新鲜水果蔬菜和多喝水。选择含纤维素、脂肪酸、维生素、水分较多的食物。

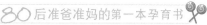

抽筋

准妈妈孕期出现抽筋的症状多因腿部肌肉负担增加、站得过久、血液循环不良或者寒冷引起。小腿肌肉由于很容易受凉，所以准妈妈要特别注意腿、脚的防寒保暖，也要避免腿部的过度活动、剧烈运动。当用腿过度的时候，可以用热水泡脚，最好能够洗个热水澡，同时按摩下肢的肌肉。除了采用经常抬脚和热敷双腿的办法之外，准妈妈也可多做一些伸展运动。衣着上则要选择比较舒服的孕妇装及齐膝的弹性袜，用棉质、毛料料子的弹性袜代替丝袜。

准妈妈孕期由于缺钙也会导致抽筋，所以要注意补钙。多吃豆类制品、牛奶、鱼、蛋、海带、紫菜、绿色蔬菜等；多去户外晒太阳，促进钙的吸收。

准妈妈出现抽筋情况时，脚要立即着地。首先要按摩抽筋部位，接着小心拉伸抽筋部位肌肉。平躺时，准妈妈可以用脚跟抵住墙壁，也可向上弯脚掌拉伸小腿，最后要在抽筋局部用毛巾进行热敷。如果抽筋次数多、持续时间长，要及时就医。

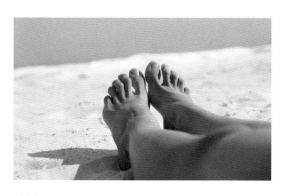

早产

早产指的是妊娠不满37周就进行分娩。孕晚期准妈妈出现发热、剧烈震动、外伤、过度疲劳、精神打击等都可能会导致早产。

有过早产史或晚期流产史的准妈妈存在早产再发危险远高于没有早产史的。宫颈功能不全或有过宫颈手术史也会增加早产的风险。此外，患有妊娠合并症、生殖道炎症、泌尿系统感染、全身性感染疾病的准妈妈早产率也会相应增加。多胎妊娠的准妈妈发生早产的概率也很高，双胞胎约为50%，三胞胎约为75%。

为了预防早产，准妈妈应当提早作好准备。孕前补充含有叶酸的微量元素，戒掉不良嗜好；在孕期保健中及时发现和处理早产高危症状。

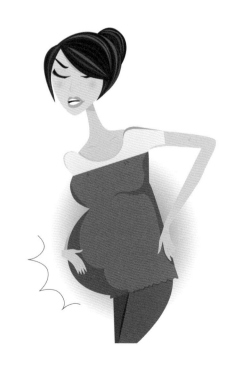

准爸爸爱子先爱妻

到了孕晚期，准妈妈孕期的种种不适此时或许更为加剧，放宽心，只要度过这个时期，便能享受初为人母的喜悦。这个时候准妈妈更需要依靠准爸爸，万里长征只差最后一步，这个时候准爸爸要做好每一步，迎接宝宝的诞生。

陪 准妈妈做最后的产检

孕晚期是非常重要的时期，准爸爸在此期间一定要陪准妈妈做好产检，稍有疏忽，可能就会对胎宝宝的健康造成影响。下面就介绍一些特殊的检查。

乙型肝炎表面抗原及 e 抗原检查

乙型肝炎病毒会经由胎盘和产道传染给胎宝宝，因此准妈妈需接受表面抗原（HBsAg）及核心抗原（HBeAg）的检验，如果两者都呈阳性反应（+），新生宝宝须在出生 24 小时内注射免疫球蛋白，再接种乙型肝炎疫苗，以降低宝宝感染的概率。

乙型链球菌筛选

新生宝宝感染乙型链球菌，会出现全身性的感染症状，死亡率更是高达 50%，预防的方式则是在怀孕第 35~37 周间进行阴道及肛门乙型链球菌抗原测试，若确定为带原者的准妈妈，会立即给予抗生素治疗。

内诊

怀孕第 38 周左右，有些医院会进行子宫颈刺激内诊，目的是了解骨盆腔的宽度是否适合自然生产，同时也希望能刺激子宫颈早点成熟，促进临产先兆出现，以免发生过期妊娠。

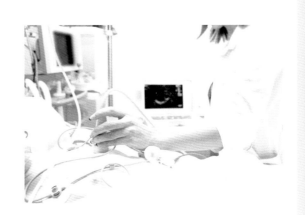

保证准妈妈的营养

孕晚期，胎宝宝的生长发育速度最快，表现为细胞体积迅速增大，大脑增长到达高峰，同时也是胎宝宝体内需要储存营养最多的时期。这时期，准妈妈的营养摄取非常重要，不然对胎宝宝的脑发育影响最大。增大的子宫向上顶着胃和膈肌，准妈妈会感到胃有些胀满感，尤其是在进食后。这些都需要准爸爸在饮食上作出相应的调整。

补充优质蛋白质

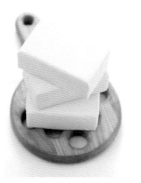

孕晚期，为了满足胎宝宝生长发育的需要、分娩过程中身体消耗及产后出血等，准妈妈应注意补充优质蛋白质。同时，准妈妈摄取丰富的蛋白质还有助于产后旺盛地泌乳，并保证乳汁质量良好。孕晚期的准妈妈，每天从饮食中摄取蛋白质的量应增加25克，因此准爸爸要注意准妈妈蛋白质的补充，可以做一些如畜禽肉、鱼肉、鸡蛋等菜肴，多喝牛奶及豆浆。

摄取适量的必需脂肪酸

孕晚期是胎宝宝大脑发育的高峰。脂质是组成脑细胞和神经系统的重要物质，因此，准妈妈饮食中需要含充足的亚油酸，以转化为花生四烯酸，满足胎宝宝大脑发育。DHA为神经突触发育必需的营养素，多吃海鱼有利于DHA的摄取，因此准爸爸要多为准妈妈烹制些海鱼做的菜肴。

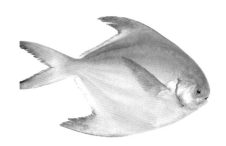

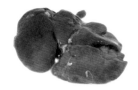

适量吃些动物肝脏

孕晚期准妈妈很容易发生缺铁性贫血，胎宝宝体内也需要储存铁质。因此，准爸爸要注意为准妈妈补充铁元素。动物肝脏中富含铁质、核黄素、叶酸及维生素 B_1、维生素 A 等，是孕晚期理想的补铁食物，在准妈妈的食谱中增加此类食物，对准妈妈和胎宝宝都有益处。

选择合适的分娩医院

选择分娩医院首先要考虑的是医院的医疗水平，选择一个医疗水平较高的医院会为准妈妈减少很多分娩风险。选择医院可以看看医院的等级，也可以听周围生过宝宝的妈妈的介绍。一般情况选择在哪家医院孕检，就在哪家医院生产是最好的，这样医院能掌握准妈妈孕期的全部情况，可以提前做好一些预防的措施，让生产更加顺利。

准爸爸还要考虑去医院的交通是否方便，是否会发生堵车。准妈妈的分娩可以说"时间就是生命"。选择一个交通方便的医院可以减少很多不确定因素，也可以方便产后照顾准妈妈。总而言之，选择一个合适准妈妈的分娩医院是最重要的。

帮助准妈妈做好心理调节

到了孕晚期，终于快要看到自己的宝宝了，相信每个准妈妈心中都无比的惊喜。但是，准妈妈在惊喜的同时，有很多事情是不可忽视的。调查表明，准妈妈中有很大部分会产生妊娠期焦虑症，具体表现为怕产痛、难产，怕婴儿畸形，甚至对生男生女也忧心忡忡。这些负面情绪如果得不到调节，对准妈妈和胎宝宝都会造成不良影响，因此这个时候准爸爸必须做好准妈妈的心理疏导，帮助妻子克服心理压力。

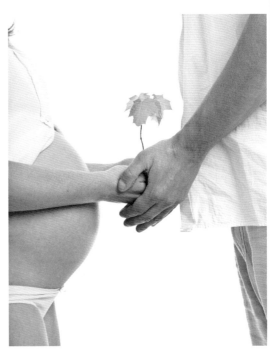

准爸爸可以陪准妈妈参加产前培训，了解分娩原理及有关科学知识，克服分娩恐惧，最好的办法是让准妈妈自己了解分娩的全过程以及可能出现的情况，对准妈妈进行分娩前的有关训练，这在很大程度上能够解除准妈妈的思想负担，做好孕期保健；另外还能多认识几个同处于妊娠期的准父母，互相交流，互相勉励。

临近预产期时，准爸爸应该留在家里陪准妈妈，这样能够让准妈妈精神上有所寄托，同时准爸爸要多倾听准妈妈的心声。饮食是影响情绪的一大因素，选择对的食物能够缓解情绪，改善焦虑。因此，准爸爸在饮食方面可以多考虑为准妈妈准备一些含有丰富的 B 族维生素、维生素 C、矿物质的食物，从多方面入手可以有效地缓解准妈妈的产前焦虑，为母子平安奠定良好的基础。

准备好待产包

临近预产期，准爸爸需要准备好自己的候产包和宝宝要用的东西了，同时还需帮助准妈妈整理待产包，并了解相关物品放置的位置，趁早准备好，可以避免准妈妈分娩时，自己出现手忙脚乱的尴尬情况。

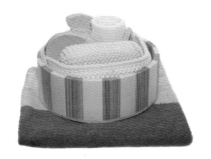

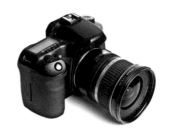

准爸爸的候产包

一般初产妇产程都比较长，熬一个漫长的黑夜是常有的事儿。准爸爸你愿意蓬头垢面、胡子拉碴地与宝宝见面吗？注意你给他的第一印象哟！所以你可以准备一些洗漱用具和换洗衣服，同时准备一本轻松的书或者一部游戏机，帮你缓解精神压力。很多准爸爸会把宝宝出生的过程拍摄下来，所以这个时候准备照相机或摄像机是很重要的，以此记录宝宝出生的点滴，作为美好的回忆。除此之外，准爸爸还需带好充足的零钱和银行卡，方便缴纳各项费用和购买急需物品、食品等。如果准爸爸需要在医院陪床，最好带上自己的拖鞋和睡衣。

宝宝要用的东西

宝宝衣服、纸尿裤、小帽子、睡袋、小方巾（在孩子吃奶，喝水时垫在下巴底下）、奶粉、奶瓶和奶瓶刷等。

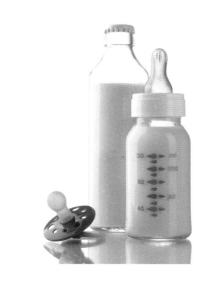

备迎接宝宝到来

准妈妈经过怀胎十月，宝宝终于快要来到这个美丽的世界上了。这个时候准爸爸内心充满了喜悦之情，但是此时不能有丝毫松懈，还是要悉心照顾准妈妈。准爸爸可以收拾好东西陪准妈妈去医院，东西一定要带齐。这个时候准爸爸可以给宝宝起名字了，因为宝宝即将诞生，而你将与准妈妈一起分享这个喜悦。

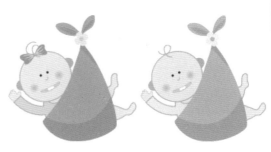

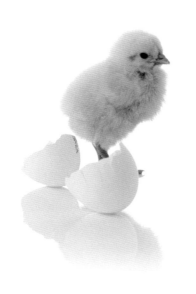

准爸爸如果做好思想准备了，可以陪准妈妈进入产房。在陪伴妻子生产的过程中，准爸爸一定要多用语言去鼓励准妈妈，多安慰她，可以让准妈妈深呼吸以免过度紧张。准妈妈在宫缩的时候，腹部肌肉通常会紧张，这个时候准爸爸要帮助准妈妈采取她认为可减轻疼痛的姿势，为准妈妈按摩以缓解她临产时的紧张与不适反应。这个时候准爸爸就是准妈妈的依靠，是准妈妈坚强的后盾。

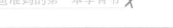

孕晚期胎教注重互动和交流

运 动为孕晚期添活力

运动胎教就是指准妈妈适时、适当地进行体育锻炼来帮助腹中胎宝宝活动，以促进胎宝宝大脑及肌肉的健康发育。

运动胎教好处多

适时、适量的运动不仅对准妈妈有好处，对于腹中宝宝的生长发育也是很有帮助的。研究表明，准妈妈对胎宝宝进行运动胎教有以下几点好处：

1. 准妈妈经常运动可以使胎宝宝在腹中的相对位置及子宫内羊水晃动的情况得以改变，这样有助于帮助训练胎宝宝的平衡感。

2. 经常适量的运动可以促进准妈妈全身血液的循环，增加胎盘供血，这样也有利于胎宝宝健康发育。

3. 运动可以增强准妈妈自己的腹肌、腰背肌和盆底肌的张力和弹性，使其关节、韧带松弛柔软，有利于准妈妈的正常妊娠及日后的顺利分娩。

4. 适量的运动还可以帮助控制准妈妈体重的增长，有助于准妈妈产后体形的恢复。

5. 准妈妈会时常感觉疲惫，适量的运动可以帮助解除准妈妈的疲劳和不适，使准妈妈心情舒畅。

运动胎教注意事项

1. 准妈妈在运动时心率不能过快，尽量不超过最大心率。准妈妈运动中如果出现眩晕、恶心或疲劳等情况，应立即停止运动；如发生腹痛或阴道出血等情况，要及时到医院检查。

2. 准妈妈着装宜宽松舒适，鞋要合脚轻便；运动中要及时补充水分，防止虚脱；注意保暖，以免着凉；最好在空气清新、绿树成荫的场所锻炼，这对母体和胎宝宝的身心健康均有裨益。

3. 准妈妈运动的方式要适宜。适当的运动有益于准妈妈和胎宝宝的健康，但准妈妈在运动前一定要听取医生的意见，要清楚孕期的哪个阶段可以运动，哪些时候根本不能运动，以及适合准妈妈的运动方式。准妈妈适合做何种运动、运动量的大小，也都要根据个人的身体状况而定，不能一概而论。准妈妈如果怀孕前就一直有锻炼的习惯，在孕期可以继续锻炼，但开始的时候一定要慢慢来。

运动胎教的方法

运动胎教有各种各样的方法，现在主要流行的有孕妇操、孕妇瑜伽、户外散步等。

简单的孕妇操

1. 深呼吸式运动

这样可以锻炼腹肌。准妈妈经常适时调节气息，可以帮助锻炼腹肌，对产后腹肌松弛也有一定的效果。这种方法很简单，即深吸气，然后憋气，之后缓缓吐出。每天坚持 15 组左右，长期效果就会很明显。

2. 耻骨关节放松运动

耻骨关节放松运动可以帮助准妈妈伸展骨盆底肌肉群。这样有助于胎宝宝顺利通过产道。准妈妈在锻炼时首先要笔直坐好，双脚合十，然后用手拉向身体，双膝上下活动，如此重复 10 次；然后，用同一姿势，吸气伸直脊背，呼气身体稍向前倾，如此重复 10 次。

3. 腿部运动

准妈妈可以先把一条腿搭在另一条腿上，然后放下来，每抬 1 次高度增加一些，如此重复 10 次。换另一条腿，再重复 10 次。两腿交叉向内侧夹紧、紧闭肛门，抬高阴道，然后放松，重复 10 次后，把下面的腿搭到上面的腿上，再重复 10 次。

4. 足部肌肉放松

足部肌肉运动可以借脚指的弯曲进行，

如用脚指夹小石头、小玩具或左右摆动双脚，都可以达到运动足部肌肉的目的。准妈妈孕晚期因体重增加，腿部和足弓处往往受到很大的压力，因此，应该随时注意足部的运动，以增强肌肉力量，维持身体平衡。

瑜伽锻炼

1. 准妈妈的修身养性之道

准妈妈适当练习瑜伽可以增强身体的平衡感，从而帮助增强体力和肌肉张力，长久坚持就可以提高整个肌肉组织的柔韧度和灵活度。与此同时，瑜伽可以很好地帮助准妈妈控制呼吸，刺激控制激素分泌的腺体，

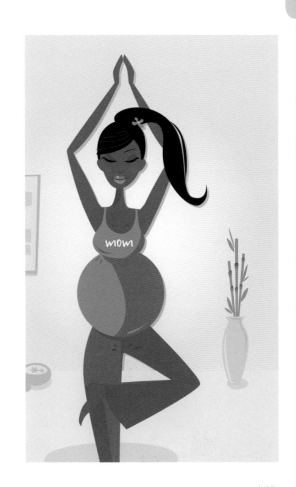

还能够加速血液循环。此外，针对腹部练习的瑜伽在帮助准妈妈静心的同时对于产后重塑身材也是很有帮助的。

孕妇瑜伽与普通的瑜伽不同，适合准妈妈的瑜伽可以理解为一项疗养活动。进行此项活动需要适应自己的身体以及体内快速成长的宝宝，所以需要花费时间来慢慢放松身体，解除压力。

准妈妈怀孕期间，因身体的不断变化，精神会处于一种紧张的状态，另外增大的腹部会给身体带来负担。此时，瑜伽练习不仅可以缓解准妈妈身体上的不适，并使其保持良好的体态，而且做一些伸展运动来锻炼骨盆有利于未来的分娩、促进产后恢复。

2. 孕妇瑜伽要注意

孕妇瑜伽和普通的瑜伽是不同的，其目的是让准妈妈锻炼一下，所以它的节奏

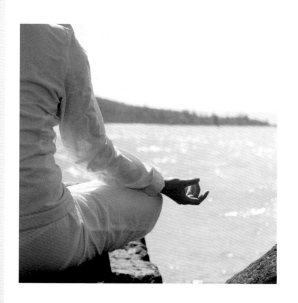

比较舒缓，强度和程度都比普通的瑜伽要轻。

准妈妈练习瑜伽贵在坚持，不要三天打鱼、两天晒网，不能仅图个新鲜劲儿。孕妇瑜伽的好处在于不但能帮助准妈妈锻炼身体，还能帮助准妈妈调心静气，缓解孕期的焦虑情绪。

散步放松

1. 散步的好处

孕晚期，准妈妈由于体形的变化，散步就成了最简单也是最适宜的运动项目。因为它不受条件限制，可以自由进行。准妈妈在散步时，可以一边呼吸新鲜空气，一边欣赏大自然美景。

散步不仅可以帮助准妈妈提高心肺和神经系统的功能，促进新陈代谢，使腿肌、腹壁肌、心肌都得到一定的锻炼，而且散步的过程结束后，准妈妈会产生轻微的疲倦感，有助于促进食欲和改善睡眠。

研究证明，准妈妈散步是锻炼心血管功能的最佳方式之一。另外，散步不会给膝盖和脚踝带来伤害。

准妈妈散步时动脉血量增加和血液循环的加快，对身体细胞的营养特别是心肌细胞的营养有良好的作用。同时，准妈妈肺的通气量增加，呼吸变得深沉。鉴于准妈妈的生理特点，散步是增强准妈妈和胎宝宝健康的有效运动项目。

2. 散步的注意事项

有的准妈妈习惯早上起床就先去散

步，散完步再吃早饭，这样对身体不太好。这是因为，经过一夜的消化和新陈代谢，前一天晚上吃的东西已经消化殆尽，身体中基本没有可供消耗的能量了，如果还在腹中空空、饥肠辘辘时就去散步，很容易发生低血糖。所以，准妈妈起床后散步前应该适当吃几片面包或水果，这样让身体得到一些启动的能量，这会让你的运动效果大增。

散步结束后，准妈妈可以先休息 20~30 分钟，使心肺功能恢复到稳定状态，同时胃肠系统有适当的准备，然后再开始进食。

孕晚期的准妈妈散步一定要缓慢，散步过程中注意路面情况，以免发生碰撞或磕碰。

孕晚期家人最好能陪同准妈妈一起散步，以防发生阵痛、破水等情况。另外，家人陪同一起散步也能消除准妈妈的孤独感，让准妈妈感到家人的关怀和体贴。

运动胎教小贴士

准妈妈在进行运动时，一定要谨记适时、适量原则。准妈妈可以做一些利于胎宝宝的体操，如果感觉到胎动可以辅助做一些抚摸动作。这时候准妈妈要全身放松，用双手从上到下、从左到右，反复轻柔地抚摸腹部。准妈妈也可以用手指轻压胎宝宝，来感觉胎宝宝随着指压轻轻地蠕动。为了有助于日后的自然分娩，并减少生产时会阴肌肉受损情况的发生，准妈妈可要坚持每天运动哦！

光照胎教有讲究

光照胎教就是为了促进胎宝宝视网膜光感受细胞功能的发育，在胎宝宝时期适时利用光源对胎宝宝给予光的刺激的一种胎教方法。建议准妈妈在光照胎教实施过程中把腹中宝宝的反应和自身的感受详细记录下来，总结出胎宝宝对光刺激的反应，以便更好地促进宝宝的生长发育。

光照胎教有依据

研究发现，在妊娠中期，胎宝宝的眼睑虽依然闭合，却已经能够开始感觉到光。正如子宫中并非完全寂静一样，它也非完全黑暗。通过母体组织渗透进的光能够使胎宝宝产生视觉反应，胎宝宝甚至可能会躲开羊膜穿刺的针头或用拳头打针管。

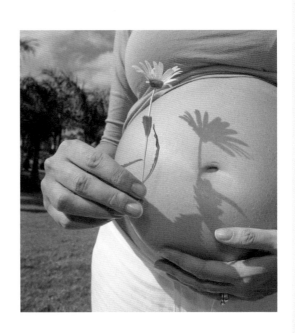

光照胎教的优势

适度的光照胎教能促进胎宝宝视觉功能的发育和完善。光能够通过视神经刺激大脑视觉中枢。有研究发现，进行光照胎教的胎宝宝出生后视觉敏锐，专注力、记忆力也比较好。所以，准妈妈如果适当地进行光照胎教，这对胎宝宝的视网膜以及视神经的发育都是有益的。

光照胎教的方法

准妈妈除了经常晒太阳吸收大自然的阳光之外，手电筒照射法是目前最常见的光照胎教的方法。准妈妈可以从怀孕 24 周开始，每天定时在胎动明显时用手电筒（弱光）作为光源，照射时要紧贴腹壁照射胎头方向，每次 5 分钟左右，结束前可以连续关闭、开启手电筒数次。

光照胎教 3 注意

1. 作为胎教用的光源应该有良好的穿透性，只有这样才能够有效地穿透准妈妈腹腔壁和子宫。建议可以选择黄光。因为黄光的穿透性强、光色柔和，光强控制在室内烛光强度，既能够产生有效的刺激，又不会对胎宝宝造成伤害。

2. 光照胎教选择的光强度要适量，不能太强也不能太弱，太强会损伤宝宝的视神经，太弱又起不到想要达到的刺激效果。

3. 光照胎教时选择的光色必须柔和，因为此时胎宝宝的视神经很稚嫩，所选光源不能太刺眼，否则可能影响宝宝的视觉发育。

妈妈念书，宝宝爱听

准妈妈如果适时地念一些故事给胎宝宝听，会让胎宝宝有一种安全与温暖的感觉，也会让宝宝对语言和声音的感觉更加敏锐。准妈妈可以选择一些有意思的、让人感受到身心愉悦的散文、诗歌等念给宝宝听，与此同时，准妈妈的心境也会变得平和。

适合阅读胎教的书籍

适合阅读胎教的书籍应当是能让准妈妈心情舒畅、陶冶情操而且能给准妈妈和胎宝宝带来美好感受的读物。考虑到准妈妈的身体因素，这个时期建议准妈妈阅读的书籍最好是散文、诗歌一类的。这样的作品篇幅不长，准妈妈阅读时不受太多的时间限制。在这里，先给准妈妈推荐 4 种类型的读物，供准妈妈参考。

旋律优美的有声读物

有声读物对于繁忙的准妈妈来说是不错的选择。对于喜欢自己朗读的准妈妈，有声读物也是一种缓解疲惫的调剂品。而且，一些有着优美背景音乐的有声读物，是阅读胎教和音乐胎教的相互结合，可谓一举两得。不过，目前市场上有不少有声读物而且良莠不齐，因此，准妈妈在选择时应尽量避免选择那些质量低劣的读物。

感情细腻的文学作品

准妈妈在孕期心思会比较细腻，这时候，可以阅读一些女性作品。由于激素分泌、生活规律等各种因素的改变，准妈妈会特别敏感、情绪极易波动。这时候准妈妈可以从一些作品中吸取许多生活的真知灼见，以帮助自己更好地度过心理不安的阶段。同时，准妈妈也能通过这些洋溢着母性情怀的作品，获得一种精神上的感召和共鸣，更深切地感觉到做一个母亲的幸福与喜悦。

亲切感人的亲情类书籍

和其他文字读物相比较，和谐动人的色彩、引人遐想的画面，可以给人在阅读的同时带来纯美的艺术享受。亲情类作品就是很好的典范。亲子阅读类图画书中简单又饱含爱意的故事，对准妈妈来说是非常合适的。最重要的一点在于，准妈妈读了并且喜欢上了那些文字和感情，可以在未来和孩子一起分享，这样不仅能陶冶准妈妈的情操，而且有利于胎宝宝的发育。

育儿保健类书籍

在孕育新生命的十个月里，作为一个乐于学习、善于阅读的母亲，准妈妈要抓紧时间来读一读这些书，了解一些相关的知识，以应对以后可能出现的宝宝护理方面的问题。

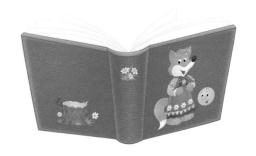

适时选择很重要

准妈妈阅读时间的安排也应当合理，要有计划、有步骤地一点一点去做。不求一目十行，只求每天都能有不同的感受，这才是稳妥的阅读胎教方式。一般来说，几个固定时段是比较适合准妈妈进行阅读胎教的，准妈妈可以根据自己的作息时间进行选择。

晨读

晨读适合在早上 9~10 点进行，此时空气也是相对较好的。这个时候准妈妈可以沐浴在温暖的阳光下安然地坐下来，翻开书本，有感情地轻轻诵读给肚子里的宝宝听。这个时间段的这种阅读方式非常适合春秋季温度适宜的日子进行，不适合生活在高层楼房上不便外出的准妈妈，而且在这个时候播放有声读物也是很好的。

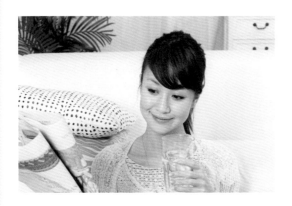

午后阅读

午后阅读可以安排在午后 15~17 点，准妈妈可以选择一个环境相对不错的地方，比如绿茵地或者公园，翻开书本和宝宝一起品味、感受人生中美好的时光。这个时间段的这种阅读方式比较适合夏季。如果天气较炎热，准妈妈不宜外出，在空调房间里泡上一壶菊花茶，就着茶香读书也是非常惬意的。

睡前阅读

睡前阅读可以在晚上 21 点左右进行，准妈妈可以和准爸爸一起给胎宝宝读书。这个时间段的这种阅读方式最适合夫妻俩一起进行。夫妻俩闲话家常，说些甜言蜜语，畅谈对宝宝的期望。这个时候如果配合讲述一些有关爱与亲情的绘本，是很不错的选择。准爸爸、准妈妈可以将这种甜蜜的阅读方式当作是亲子阅读的提前演练，并且可以在宝宝出生后一直持续下去，让宝宝在浓浓的爱意中感受世界的美好。

阅读胎教的四项注意

心态很重要

为了能与腹中的胎宝宝达到最好的交流，准妈妈要以平静的心境来进行书籍的阅读。

阅读前要成竹于胸

准妈妈在准备给胎宝宝讲故事前，最好先将故事的内容了解一下，这样就可以把故事更生动形象地传递给腹中的宝宝。

忌机械化阅读

准妈妈不要机械化地给胎宝宝读故事，要用真挚的感情向胎宝宝传递内容，这样的训练会逐渐增强胎宝宝对讯息的接受能力。

书籍选择很重要

准妈妈尽量不要选择那些激动人心的惊险故事、悬念迭出的长篇小说或是哀婉动人的悲情小说来读。

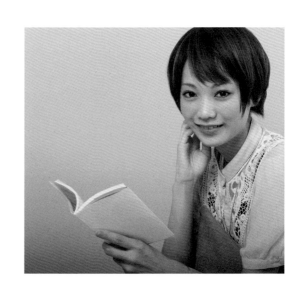

分娩——感受幸福的痛楚

娩前全家总动员

分娩前准妈妈如何准备

怀胎十月，一朝分娩。准妈妈十个月漫长的等待终于要结束了，胜利近在眼前。分娩临近，准妈妈要从思想上、物质上、身体上等各方各面做好百分百的准备，顺利地迎接小生命的降临。

思想准备百分百

科学研究证明，思想准备越充分的准妈妈，难产发生的概率越低。因此，为了宝宝能健康顺利地生产，准妈妈一定要从思想上做好充足的准备，迎接这个小生命的到来。

首先，要正确认识分娩的过程。分娩前一定要对分娩的相关知识进行了解，这样在分娩过程中才会以平和的心态应对，才不会因过分紧张而造成难产等问题。

其次，要正确认识分娩过程中的疼痛。很多准妈妈对生孩子的疼痛怀有深深的恐惧心理，有些准妈妈甚至因此想要选择剖宫产。分娩是自然的生理现象，分娩痛是生理性疼痛，一般人都可以忍受，所以要相信自己可以战胜分娩痛。

最后，准妈妈要相信自己，要有自信，自己一定可以顺利分娩。有丈夫和亲人的陪伴和祝福，有肚子里面的宝宝并肩战斗，又有现在高超的医术和先进的医疗设备，准妈妈无须担心，只要保持愉快的心情迎接宝宝的到来就可以了，其他的事情都不需要多想。

物质准备百分百

准妈妈分娩前不仅需要思想上作好准备，物质上也必须做好充足的准备来应对分娩。这样分娩的时候和分娩后才不会手忙脚乱、一塌糊涂。

1. 必备证件、资料类

·身份证：方便办理入院手续。

·准生证：维护宝宝的合法性。

·现金、银行卡：在去医院之前应咨询分娩所需要的费用，不同医院收费标准有所不同，记住带上充足的现金。另外有些医院也开设了刷卡收费项目。

·医保卡和孕期的检查档案：方便医生、护士在短时间内了解准妈妈的身体状况，遇到突发情况时可及时处理。

·就诊卡：方便及时检查、入院分娩。

2. 必备生活用品类

• 衣服：医院一般都会配有住院服，准妈妈只需要带 1~2 套自己的衣服就可以了，方便自己出院的时候穿，最好是那种连帽装。

• 内衣、内裤：内衣需 2~3 件，要纯棉的，吸汗性好，比较舒服。目前一般会有产妇专用的哺乳式胸罩，不仅适宜产期哺乳，而且有助于保持胸部形状；还要记得准备溢乳垫，能够吸收溢出的乳汁。内裤要多准备几条，也可以选择一次性内裤。

• 宝宝衣服：宝宝衣服要质地柔软、保暖性要好、最好也是纯棉制品，准备 3~4 套，方便脱洗更换。

• 拖鞋：可准备两双，方便下地和洗澡。

• 洗漱用品：产妇专用牙刷 1 支，牙膏 1 管，毛巾 2 条，浴巾 1 条，脸盆 3 个，暖瓶 1 个，准妈妈护肤用品小套装、婴儿护肤品套装。

• 餐具：准备 1 套餐具，方便准妈妈用餐时使用。

• 卫生用品：产妇卫生巾、卫生纸、婴儿尿不湿等。

3. 必备休闲用品及食物

• 巧克力或奶糖：一般来说，正常产程约 12~16 小时，所以产妇想要顺利分娩必须保证有足够的体力。产妇在临产前吃上两三块巧克力或者奶糖，能帮助分娩过程中体内产生热量，补充所消耗的热量，以保持体力，顺利分娩。

• 点心：是为了补充准妈妈在分娩过程中消耗的体力。

• 杂志、书籍、音乐：可以帮助准妈妈在等待分娩的紧张气氛中舒缓情绪。

• 照相机、摄像机：可以记录准妈妈临产前的生活场景和分娩过程，今后做留念。

• 手机充电器：必备，手机必须保持在正常通信的情况，以防出现什么问题能够及时联系他人。

身体准备百分百

准妈妈分娩的时候需要消耗大量的精力和体力，所以在分娩之前身体上一定要做好充分准备，否则很可能会造成在分娩过程中因体力消耗太多、使不上劲，使胎宝宝难以顺利出生，甚至有些准妈妈在分娩过程中

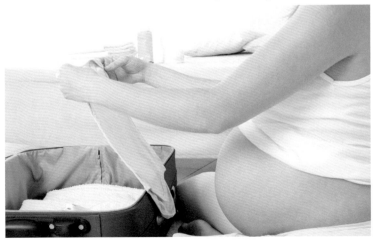

还会昏过去，所以分娩前身体准备是很必要的。

首先，准妈妈要有充足的睡眠。准妈妈睡眠充足，才会有充足的体力、饱满的精神，保证分娩过程的顺利。

其次，准妈妈要吃好喝好。准妈妈只有吃好喝好，才会有体力，体内才有能量。所谓的吃好喝好并不是指暴饮暴食，而是少食多餐，均衡营养，多吃高能量食物。

再次，准妈妈要适当运动。研究表明，适当的运动有助于分娩的顺利进行。

最后，准妈妈要记得洗澡或者经常清洗会阴处。这样会减少宝宝经过产道时受感染的风险；另外，还要记得分娩前禁止性生活。

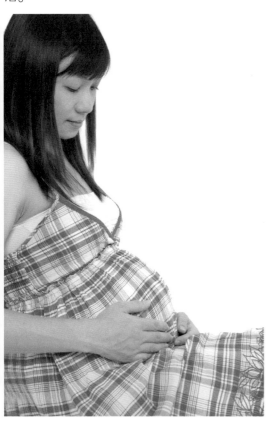

分娩前准爸爸的准备

妻子进入预产期，这时的准爸爸不仅会担心分娩时宝宝能否顺利出生，同时也更加担心妻子是否安全。妻子临产之前，准爸爸需要做的准备也很多，心理上、物质上都要做好百分百的准备，这样当小家伙到来的时候，才不至于手忙脚乱、手足无措。

思想准备百分百

很多准爸爸在妻子分娩的时候看到妻子如此痛苦，有的是坐卧不安，有的抱头痛哭，甚至有的变得特别暴躁。为什么会出现这样的情况呢？这是因为在准妈妈生产的过程中，准爸爸的心理上承受着巨大的心理压力。但是，这份压力并不利于准妈妈的顺利分娩，相反还可能会起到相反的作用，消磨准妈妈的毅力，从而不得不进行剖宫产。所以，在妻子分娩前，准爸爸做好心理准备是非常必要的。准爸爸要知道分娩的生理疼痛是正常的，要手拉手和妻子共渡难关，而不是在旁边毫无主张。

物质准备百分百

首先，准爸爸要布置卧室和婴儿房，把卧室和婴儿房彻底打扫清洁一遍，注意通风，让妻子和宝宝在一个安全、干净、舒适的环境中度过产后护理期。

其次，准爸爸要保证床上用品和妻子、宝宝换洗衣服的整洁，让妻子和宝宝在一个舒适、干净的床上睡觉，从而

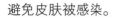

避免皮肤被感染。

最后，要准备好妻子分娩后的洗涤用品。分娩后宝宝和妻子都会有大量的换洗衣物，而且卫生也必须到位，所以肥皂、洗衣粉、去污粉都是产后必备的。

产程陪伴百分百

首先，准爸爸在分娩之前要陪着妻子一起参加产前分娩培训班，一起了解分娩的过程，正确对待分娩，做好心理准备。

其次，准爸爸要做好随时陪产的准备。准爸爸陪产会给准妈妈很大的支撑力，会增加准妈妈抗击自然分娩疼痛的信心。多一份分担，就少一份疼痛；多一份鼓励，就多一份信心。同时，准爸爸陪产也有助于增进夫妻感情。

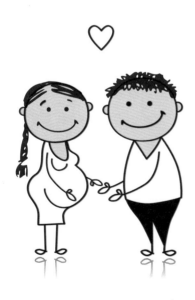

分娩前知识百事通

正确认识分娩、了解分娩的相关知识，不仅可以消除准妈妈对分娩的恐惧，还能帮助准妈妈顺利分娩，更快地与宝宝见面。所以，准妈妈和准爸爸一起来学习一下分娩的相关知识吧。

临产前的产检项目

即将临产的准妈妈一定不要忽视临产前的身体检查，这样才能确保您和胎宝宝都安全。

身高、体重

体重是准妈妈每次孕期检查的必测项目，医生将通过身高和体重的比例来估算准妈妈的体重是否过重或过轻，以及盆骨大小。准妈妈体重增加太多易出现并发症，使心脏负担过重；增加太少又会导致胎宝宝营养吸收得不够，影响胎宝宝的正常生长。

血压

血压也是每次孕期检查的必测项目。正常血压不应超过140/90毫米汞柱。血压高是妊娠期高血压疾病的症状之一，一般20周以后会发生，会影响胎宝宝的生长发育以及对准妈妈自身造成伤害。所以，准妈妈每一次检查都要量血压，以判断是否会得妊娠期高血压疾病。

宫高与腹围

准妈妈的宫高、腹围与胎宝宝的大小关系非常密切。孕晚期通过测量宫高和腹围，可以估计胎宝宝的体重、胎宝宝宫内发育情况；也可以根据宫高妊娠曲线图了解胎宝宝在宫内发育情况，判断胎宝宝是否发育迟缓或为巨大儿。

尿检

尿检是检查尿液中是否有蛋白、糖及酮体、红细胞和白细胞等，尤其是蛋白的检测，可以提示准妈妈是否患妊娠期高血压疾病等异常。

心电图

准妈妈初诊时进行心电图检查，主要是了解一下自己的心脏功能，排除心脏疾病，以确认是否能承受分娩，有问题的话要经内科及时治疗。另外，准妈妈孕期心脏的负担会经历两个高峰时期，第一个高峰是妊娠32~34周，第二个高峰是分娩时。所以，准妈妈在第一个高峰时就要做心电图，以了解心脏负担情况。

内诊

内诊是临产产检的重中之重，主要是对宫颈、阴道、外阴进行检查，从外而内，先是看外阴，然后检查阴道和宫颈。阴道内的检查，主要看是否有湿疣、血管扩张、阴道畸形、阴道横隔、阴道纵隔、双阴道等与分娩相关的情况。

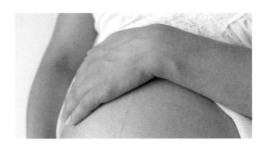

临近分娩有什么先兆

以下症状如果发生，说明分娩随时可以发生，准妈妈、准爸爸要高度注意。

1. 宫底下降：胎宝宝开始下降到骨盆，产妇下部有下坠感。胃部灼热感、压迫感消失，呼吸变得顺畅。

2. 尿频加重：胎头入盆，压迫膀胱，尤其是临近分娩，尿频现象会更加严重，每晚排尿次数会超过2~3次。

3. 胎动减少：胎宝宝成功进入骨盆后，由于活动的空间有限，所以胎动次数明显变少。

4. 不规律宫缩：预产期临近，准妈妈腹部经常会阵痛，出现假性宫缩且无规律、程度弱。随着胎头下降，不规律宫缩次数会增加。

5. 阴道分泌物增多：临近分娩，准妈妈阴道和宫颈部位分泌的黏液会增多。

6. 体重不再增加：胎宝宝已经发育成熟，快要临产时，准妈妈体重不会再增加，有时还会减轻。

正式分娩有什么征兆

正式分娩的那一刻，准妈妈的身体会发出信号。以下这些信号出现时，表明胎宝宝马上就要出来和你见面了。

1. 见红：阴道排出含有血液的黏液，通常不止一块，这称为“见红”。准妈妈一般见红后 1~2 天就会临产。

2. 规律宫缩：临产宫缩间隔时间规律，一般开始时间隔 10 多分钟，逐渐增加到每 10 分钟 2~3 次宫缩。每次宫缩持续 30 秒，随着产程发展，宫缩时间慢慢加长。

3. 破水：胎头下压羊膜囊时，就会造成破水，羊水会流出来。通常破水后 12~24 小时内会分娩。

4. 进行性宫颈管消失，宫口扩张和胎先露部下降。

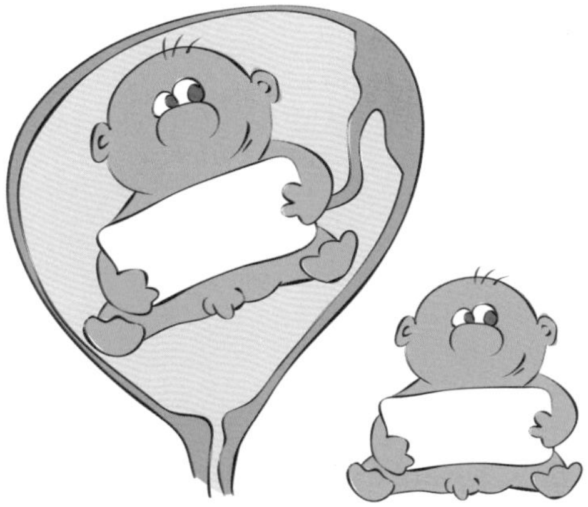

什么时候入院合适

对于正常的准妈妈来说，入院太早太晚都不合适，都不利于准妈妈的顺利分娩。当临近预产期、子宫收缩增强、尿频、见红等症状出现时，准妈妈就可以入院了。

有妊娠期并发症和合并症的、阴道出血、不良生育史、高龄等情况的产妇则需要按照医生的指示，提前入院待产。

总之，具体问题具体分析。准妈妈的亲属要配合好，随时做好入院准备，以防发生万一。

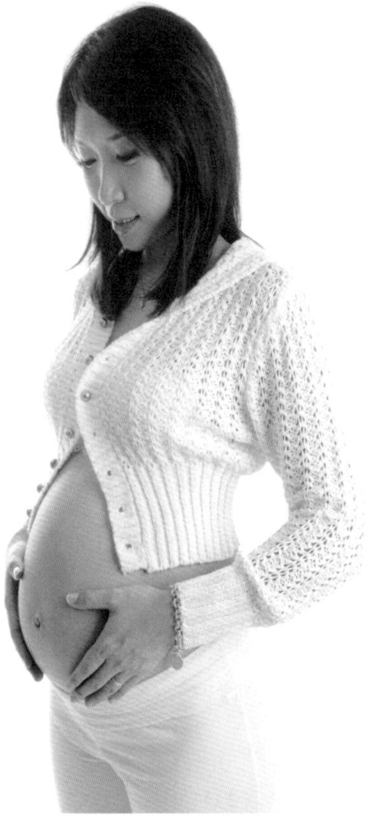

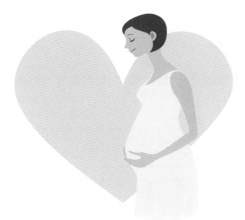

分娩都有哪些方式

目前随着医学技术的发展，分娩的方式也在不断地发展。现在临床上分娩的方式多种多样，准妈妈及其家属可以根据自身实际情况进行选择。那么，就让我们一起来看看，目前究竟都有哪些分娩的方式吧！

自然分娩

自然分娩是最自然、最原始的分娩方式，是胎宝宝经过母体产道分娩到体外的一种方式。下面一起来看一下自然分娩的优缺点吧！

1. 自然分娩的优点

自然分娩有助于优生。自然分娩是人类繁衍过程中的一个正常生理过程，也是人类的一种本能行为。这一过程并非只有痛苦，还具有良好的优生作用。

首先，临产时产生的有节律的宫缩会使胎宝宝肺部迅速产生一种叫做肺泡表面活性物质的磷脂。这种物质可以让宝宝出生后迅速建立自主呼吸。

其次，自然分娩的宝宝能从母体获得一种免疫球蛋白IgG，出生后有助于身体抵抗力的增强，减少患传染性疾病的风险。

再次，由于阴道的挤压作用，胎宝宝呼吸道里的黏液和水分被挤压出来，因此患"新生儿吸入性肺病"等呼吸性疾病的概率大大地降低了。

最后，分娩时胎头受压迫，相应地会出现血液充盈，使呼吸中枢兴奋，建立正常的呼吸节奏。

自然分娩还有利于产妇泌乳。产妇分娩的时候垂体会分泌一种叫作催产素的激素，不仅可以促进产程的进展，还能促进产后乳汁的分泌。据研究，自然分娩对母子感情也具有一定的促进作用。

2. 自然分娩的缺点

·产前会出现长时间的阵痛。

·产程一般比较长，产程中也要承受比较大的疼痛。

·产后会出现一段时间的阴道松弛，可能还会出现子宫膀胱脱垂后遗症、会阴伤害或者感染等。

·产后子宫可能会大出血，严重者还必须切除子宫。

·产后容易感染或者发生产褥热，尤其是早期破水、急产者，还可能会引起胎儿头部肿大。

·胎儿如果过大或者过重，分娩易造成新生儿锁骨骨折或者臂神经损伤。

·羊水中产生胎便，导致新生儿胎便

吸入证候群。

剖宫产

剖宫产即剖腹生产，是指在产妇分娩过程中，由于某些原因无法自然分娩，而由医生采取一种经腹部切开子宫取出胎儿及其附属物的过程。我国剖宫产率高居世界第一，而且有逐年上升的趋势，有些城市的剖宫产率甚至高达 50% 以上。目前，有一些产妇是因为怕疼才选择这种分娩方式的。下面一起来看一看这种分娩方式的优缺点吧！

1. 剖宫产优点

· 产程较短，准妈妈被麻醉，产程中痛苦较小。

· 有利于巨大儿、宫内缺氧胎儿的成活。

· 有利于那些无法自然分娩的准妈妈的生命安全和胎儿的顺利出生。

· 在手术过程中，对于腹腔内的疾病可以一并处理；同时对于不适宜保留子宫的疾病，也可以一并摘除子宫。

2. 剖宫产缺点

· 手术存在并发症，麻醉也存在并发症。

· 剖宫产对身体造成创面，还会留下永久性的瘢痕。

· 剖宫产手术后 6 小时之内不能活动、不能喝水。产妇要承受伤口疼痛。

· 腹壁刀口易导致子宫内膜异位症。

· 未经过产道出生的婴儿，没有受过产道的挤压，易发生新生儿窒息、呼吸窘迫综合征等病症。

无痛分娩

无痛分娩，即使用麻醉药或者镇痛药等办法使分娩时的疼痛减轻或者消失。无痛分娩主要有精神无痛分娩法、药物镇痛、使用镇痛分娩仪、硬膜外腔阻滞镇痛等几种方法。无痛分娩的两种麻醉方法为脊椎硬膜外麻醉和脊髓麻醉。无痛分娩也有其自身的优缺点，现在让我们一起来认识一下。

1. 无痛分娩的优点

· 药力见效快、药效持久，并且能有效地消除疼痛，减轻准妈妈在分娩过程中所受的痛苦。

· 相比于剖宫产的全身麻醉来说，无痛分娩的下半身麻醉会使准妈妈保持清醒，新生儿患吸入性肺炎的概率降低。

· 适合人群范围广。大多数妊娠期正常的准妈妈都适合无痛分娩。

2. 无痛分娩的缺点

· 产程可能会持续较长时间。

· 产程中可能需要产钳、真空吸引器来帮助生产的概率比较大。

· 如果产妇凝血有问题，可能会形成血肿压迫神经，导致下肢瘫痪。

· 分娩后会出现短暂性的麻木，同时

会无尿急感觉，损害膀胱功能。

· 有些产妇对麻醉药有反应，造成低血压状况，供血量减少而造成胎儿宫内窘迫。

水中分娩

水中分娩即产妇在子宫口开大 7 厘米的时候，进入到 37℃的温水中分娩。胎儿娩出体外后在不超过 1 分钟的时间内立即出水，准妈妈在胎盘娩出前出水的一种比较安全的分娩方式。这种方法在国外比较流行，国内尝试较少。这种分娩方式不仅可以缓解产妇的疼痛，而且对于自然分娩来说比较省时省力。

1. 水中分娩的优点

· 可以使产妇身体和精神上都比较放松，减少产程中的疼痛。

· 促进子宫收缩，缩短产程。

· 水的流动性较大，可以自由地选择较舒服的分娩体式，并且空间较开放，能节省体力。

· 减少药物和手术造成的风险与创伤，减少剖宫产的概率。

· 提高会阴部的弹性，减少会阴侧切术的使用。

2. 水中分娩的缺点

· 对水池中水的温度及水池环境有较高的要求。

· 胎宝宝在水中可能存在被感染的风险。

· 胎宝宝宫内窘迫、患妊娠期合并症的准妈妈不适宜水中分娩，危险较大。

此外，还有拉梅兹分娩法、秋千分娩法等分娩方法，但是目前在国内使用率较低。不管哪种分娩方法都有其自身适宜的人群，有着自身的优缺点。产妇和家属要结合产妇的身体情况，在医生的建议下选择适合自己的分娩方式，这样不仅能减少产妇分娩所承受的疼痛，还能保证胎宝宝的顺利分娩与安全。

剖宫产的宝宝更聪明吗

有些人会认为经过剖宫产的宝宝没有经过产道的挤压将来会格外聪明。这是没有科学依据的。宝宝是否聪明健康取决于先天遗传和后天发育及教育，与出生方式是无关的。其实胎宝宝经过产道挤压，对肺部发育有极大的作用，有助于胎宝宝出生后呼吸功能的建立，同时有助于减少患呼吸类疾病的概率。剖宫产适合那些难产或者有某些疾病不适合自然分娩的产妇。准妈妈不要因为害怕疼痛或者为了某些没有科学依据的原因而放弃自然分娩。

分娩时的各种疑问

分娩 3 个产程需要多长时间

分娩全过程是指从开始出现规律宫缩直到胎儿及胎盘娩出，分为 3 个产程。

第 1 产程

第 1 产程指临产开始直至宫口完全扩张即开全为止。初产妇的宫颈较紧，宫口扩张缓慢，需 11~12 小时；经产妇宫颈较松，宫口扩张较快，需 6~8 小时。

第 2 产程

第 2 产程指从宫口完全扩张到胎儿娩出的过程。初产妇需 1~2 小时，不应超过 2 小时；经产妇通常数分钟即可完成，也有长达 1 小时者，但不应超过 1 小时。

第 3 产程

第 3 产程指从胎儿娩出后到胎盘、胎膜娩出，即胎盘剥离和娩出的过程，需 5~15 分钟，不应超过 30 分钟。

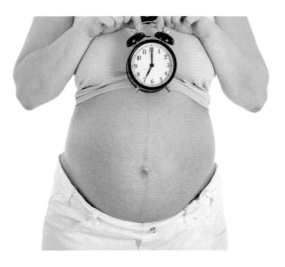

如何应对分娩 3 产程

对于初产妇来说，因为没有经验，不了解分娩的过程，觉得分娩有一种神秘感，同时也有深深的恐惧感。这种恐惧感会不利于产程的顺利进行，所以，让我们一起来看一下每个产程的临床表现，然后在分娩过程中配合医生的指导，轻松应对分娩全程。

轻松应对第 1 产程

1. 第 1 产程临床表现

规律宫缩、宫口扩张、胎头下降、胎膜破裂。

2. 应对方法

· 医生要注意产妇的宫缩、胎心率、宫口扩张及胎头下降情况。

· 丈夫及家属或者医护人员要消除产妇的焦虑、紧张和急躁情绪，安慰产妇，使产妇与助产人员密切合作，以便顺利分娩。

· 产妇要少量多次进食，吃高热量易消化食物，注意摄入足够水分，保证精力和体力充沛。

· 产妇应每 2~4 小时排尿一次，以免膀胱充盈影响宫缩及胎头下降；排尿困难者，必要时要导尿。

轻松应对第 2 产程

1. 第 2 产程临床表现

空口开全，宫缩更加频繁、有排便感，胎头拨露、胎头着冠；胎儿枕骨到达耻骨弓下方后，宫缩时抬头仰伸，胎宝宝额、鼻、口、颏部相继娩出。胎头娩出后，接着出现胎头复位及外旋转，随后前肩和后肩也相继娩出，胎体很快顺利娩出。

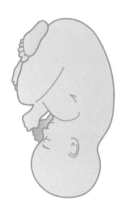

2. 应对方法

•医生要随时关注产妇的分娩动态，必要情况下及时采取剖宫产。

•丈夫要在旁边缓解妻子的紧张情绪，鼓励她，为她加油打气，一起共渡难关。

•产妇要在医生的指导下配合宫缩进行用力。

•产妇在宫缩停止的时候一定要注意休息，保持体力，以便在下一次宫缩来临的时候有体力用劲儿。

•产妇在产程中要学会屏气，这样可以增加腹压，加快分娩进程；同时，不要收缩肛门，在分娩的时候会有想大便的感觉，不要憋着，这样不利于胎头的娩出。

•产妇根据医生的指导，摆出较适合分娩、较舒服的姿势。

轻松应对第3产程

1. 第3产程临床表现

胎儿娩出、宫底降低、宫缩暂时停止；数分钟后宫缩再次出现，胎盘剥离；子宫继续收缩，直至胎盘完全剥离而娩出，分娩正式结束，产程结束。

2. 应对方法

•产妇千万不要用手触摸下腹，防止刺激下腹造成子宫口收缩而影响胎盘的娩出。

•医护人员要协助胎盘娩出，检查胎盘、胎膜是否完整，检查软产道有无裂伤，并预防产后出血。

•发生阴道裂伤的产妇，要配合医生进行缝合，以免影响以后的生活。

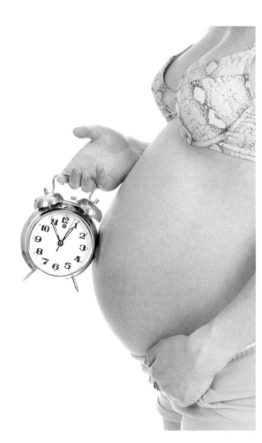

哪些产妇易发生急产

一般情况下，产妇分娩要经历 3 个产程。从腹痛到生产结束不应少于 3 小时，少于则属急产。一般情况下，经产妇子宫颈口打开速度更快，容易急产。多胎的经产妇、骨盆宽大的产妇、胎宝宝偏小或体重偏轻的产妇、上一次有急产记录的产妇都有可能会发生急产。

急产危害比较大。急产主要是子宫急而快的收缩所致。过快宫缩容易引起产道撕裂、产后出血和产后感染等。破裂的程度如果严重，对产妇会有很大影响。急产时由于宫缩过强、过快，产妇没有间隔的子宫收缩，会使胎盘血液循环受阻，胎宝宝容易出现缺血、缺氧，发生宫内窘迫。胎宝宝若出生过快，头部血管可能会破裂，造成颅内出血等危险。

所以，有上述情况的产妇，一定要在分娩先兆发生时，赶紧与医院联络，对可能的急产给予处理。

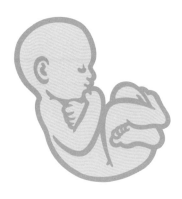

如何应对难产

难产，医学术语叫做"异常分娩"。难产是指在自然分娩进行到一半的时候，由于各种原因使胎儿无法顺利由产道娩出的一种情况。难产一般有肩难产和胎位不正造成难产两种情况。很多产妇遇到难产会很害怕、很紧张，不知道该怎么办。这种情绪有时候还会影响医生帮助产妇分娩。准妈妈要相信自己和医生的医术，相信宝宝一定可以顺利出生。

难产重在预防，早发现、早干预。一般在计划分娩前，医生会对胎宝宝及准妈妈的情况做一个综合评价，初步判定是否适合进行阴道分娩。产妇一旦有发生难产的可能，医生会及时进行检查并找出导致难产的原因，给予相应有效的处理，把一些引起难产的因素消灭在萌芽之中。产妇分娩之前的适宜运动和均衡饮食也有助于防止难产发生；同时，产妇也要积极配合医护人员，在产程不同阶段接受指导和处理。

即使在分娩过程中出现难产情况，产妇也要保持镇定，不要慌张、暴躁。准妈妈要深呼吸，保持体力。一般情况下，医生会适当给予子宫收缩剂，以使子宫收缩达到足够的强度，帮助产妇分娩；如果情况严重，医生会通过手术帮助分娩，只要处理及时，并不会对宝宝造成伤害。所以，准妈妈大可放心，保持一个平和的心情，不要焦虑。

瘦小的产妇容易难产吗

一般身材瘦弱矮小的准妈妈都会担心自己会不会难产，其实这种担心是不必要的。孕妇的骨盆与身高是否成正比，胎宝宝的大小与骨盆是否相称是能否自然分娩的原因；再者胎宝宝能否顺利娩出跟产力、产道、胎宝宝自身和产妇心理有关。所以，准妈妈不要忧心忡忡的，这种心态反而可能会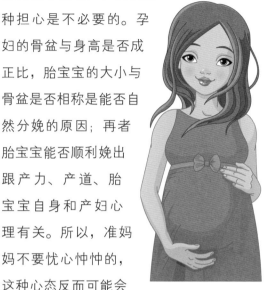造成胎宝宝难产。在分娩之前，医生都会通过 B 超观察阴道和胎宝宝大小与骨盆的比例，然后选择适合产妇的分娩方式。

肥胖的产妇容易难产吗

一般情况下，准妈妈如果在妊娠期体重增长过快、过多，那么生产的时候就容易难产。准妈妈如果孕期体重增加到 15 千克以上就为孕期肥胖。造成准妈妈肥胖的原因多种多样，有的是因为每餐多吃，有的是因为缺少运动。总之，不管是什么原因，这些因素都能导致准妈妈肥胖而使胎宝宝难产。为了能够顺利分娩，准妈妈一定要控制好自己的食欲，少食多餐，多做一些运动，保持一个健康的身体，这样也有助于爱美的妈妈产后体形的恢复。

如何预防滞产

产妇分娩时的总产程超过 24 小时称为滞产。滞产对妈妈和宝宝都有很大的危害。滞产严重的产妇可出现脱水、酸中毒。准妈妈由于子宫收缩无力，还可能引起产后出血或者胎盘残留；胎宝宝也可能会因宫腔内感染而发生宫内窘迫甚至死亡。所以，准妈妈知道如何预防滞产是很有必要的，现在让我们一起来看看这些必备小知识吧！

1. 定期做好产检，以便及早发现问题，及早处理治疗。

2. 女性在妊娠期及分娩的时候一定要保持平和的心态，不要过分紧张和焦虑。

3. 分娩前要休息好，多吃一些高能量的食物。丈夫要给予妻子一定的鼓励，增加妻子的精力和体力。

4. 产程中出现滞产的产妇，医生会注射加强子宫收缩的药物；严重的产妇医生会给予剖宫产手术，保证胎宝宝和产妇的安全。

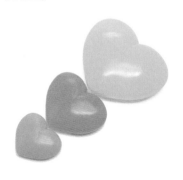

如何应对分娩不适

控制呼吸

呼吸控制是在分娩过程中医生指导产妇生产的一种很好的方法。它是根据宫缩的强度、频率和持续时间，主动调整呼吸频率和节奏去缓解分娩所产生压力的方法。第 1 产程中主要是腹式呼吸；第 2 产程中是浅而慢的加速呼吸。

分散注意力

产妇在分娩时如果难以承受宫缩的疼痛，可以试着转移注意力，将身上的疼痛和不适转移开，可以想想和宝宝以后的幸福生活，想想老公做过让自己感动的事情等，降低对宫缩的感受力。

心理控制法

心理学研究证明，心理因素既可以诱发和加强疼痛，也可以缓解和抑制疼痛。在分娩的时候，产妇可以通过心理暗示法、情绪稳定法、意志控制法等心理学办法，增强自己抵抗疼痛和分娩不适的信心，保证自己能够顺利分娩。

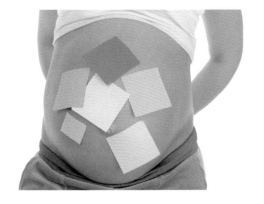

产痛会持续多久

产痛是幸福的疼痛，但也让很多准妈妈望而生畏。她们既想快点见到宝宝，又不想经历这般的疼痛与折磨。很多准妈妈都想知道究竟这种疼痛会持续多久，什么时候才能结束这种痛苦呢？一般情况下，产痛的剧烈程度和长短因人而异，不同的人，不同的体质，不同的精神状态都会对其有所影响。每个人产痛的持续时间是不一样的。一般情况下，初产的准妈妈产痛时间一般较长，基本和 3 个产程的时间一样，得忍受 10 多个小时的疼痛；而经产的准妈妈产痛一般较轻，时间持续也较短。

分娩时要不要大喊大叫

分娩痛是正常的生理疼痛，是产妇在产程中出现的规律性宫缩，是胎儿顺利娩出体外的动力。一些医学专家称，产妇分娩时大喊大叫虽然会缓解一定的疼痛，有助于准妈妈发泄紧张情绪，但是这并不利于胎宝宝的顺利娩出，因为大喊大叫会消耗准妈妈很多的体力，等到胎宝宝娩出的时候会出现无力用劲儿的情况，造成产程加长，还可能会造成胎宝宝滞产等情况发生。所以，准妈妈在分娩的时候尽量不要大喊大叫，可以抓住床的扶手或者丈夫的手缓解自己的精神压力和身体上的疼痛，也可以通过调整呼吸和按摩的方法来减轻疼痛。

分娩期严重并发症有哪些

有些产妇产后会出现严重的并发症，这些并发症有可能会威胁产妇的健康，所以一定要密切观察产妇产后的身体状况，对于出现以下这些情况的产妇要及时处理。

产后出血

产后出血是指胎宝宝娩出后 24 小时内出血量超过 500 毫升，80% 发生在产后 2 小时内。产后出血是分娩期严重的并发症，是导致产妇死亡的 4 大原因之一。在我国，近年来产后出血一直是引起产妇死亡的第 1 位原因，产后出血的发病率占分娩总数 2%~3%。产后出血的处理原则为针对病因、迅速止血、补充血容量、纠正休克及防治感染。

子宫破裂

子宫破裂是指在分娩期或妊娠晚期子宫体部或子宫下段发生破裂，若未及时诊治可导致胎儿及产妇死亡，是产科

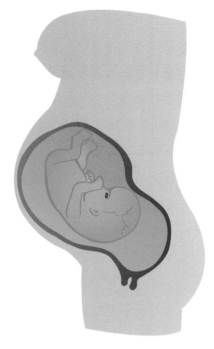

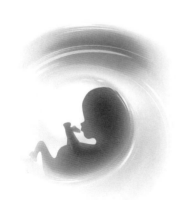

的严重并发症。近年国内报道子宫破裂孕产妇病死率约为 12%，子宫破裂占产妇死亡总数的 6.4%。医生要密切观察产妇的生命体征，患者一旦表现出休克的症状，立即积极抢救，给予输血、输液、吸氧等，并注射抗生素预防感染。

羊水栓塞

羊水栓塞是指在分娩过程中羊水突然进入母体血液循环引起急性肺栓塞、过敏性休克、弥散性血管内凝血、肾衰竭或猝死的严重的分娩期并发症。羊水栓塞发病率较高，死亡率高达 80%。近年研究认为，羊水栓塞主要引起过敏反应。羊水进入母体循环后，引起母体对胎宝宝抗原产生的一系列过敏反应。羊水栓塞抢救成功的关键在于早诊断、早处理，以及早用肝素缓解肺部栓塞症状和及早处理妊娠子宫。

产后出血的原因有哪些

产后出血死亡率较高，许多产妇都极其害怕自己产后会出血，究竟什么原因会引起产后出血呢？究竟怎样才能避免产后出血呢？医学专家研究表明，产后出血的发病原因依次为子宫收缩乏力、软产道裂伤、胎盘因素及凝血功能障碍。让我们一起来认识一下，做到心中有数。

宫缩乏力

宫缩乏力是产后出血最常见的原因，占70%。正常情况下，胎宝宝娩出后，不同方向走行的子宫肌纤维收缩对肌束间的血管起到有效的压迫作用。子宫肌纤维如果出现收缩无力，则失去对血管的有效压迫作用而发生产后出血。

产妇因对分娩过度恐惧和极度紧张，会导致产程过长从而造成产妇极度疲劳及全身衰竭，或产程过快。这些均可引起子宫收缩乏力。多次分娩而致子宫肌纤维受损、子宫肌纤维发育不良、子宫畸形的产妇也会出现宫缩无力。

软产道裂伤

软产道裂伤包括会阴、阴道、宫颈及子宫下段裂伤，主要是由于急产、外阴感染或者缝合止血不彻底造成的产后出血，多发生在手术后2~4周。

胎盘因素

胎盘因素占产后出血原因的20%左右，多发生在产后10天左右。胎盘滞留、胎盘粘连及部分胎盘或胎膜残留均可影响宫缩，造成产后出血。

胎盘滞留可能与宫缩剂使用不当或粗暴按摩子宫等有关。子宫受刺激产生痉挛性宫缩，在子宫上、下段交界处或宫颈外口形成收缩环，将剥离的胎盘嵌顿于宫腔内引起胎盘滞留。胎盘滞留妨碍正常宫缩则引起产后出血，且血块多聚于子宫腔内，进而引起宫腔增大致宫缩乏力，如果不及时处理则形成恶性循环并导致严重后果。胎盘粘连发生的原因主要与手术时操作手法不当有关，过早或过重按摩子宫，或者既往多次刮宫或有宫腔操作史，使子宫内膜损伤而易引起胎盘粘连或植入。

凝血功能障碍

少数产妇大出血是由于患原发性血液疾病如血小板减少症、白血病、再生障碍性贫血，或重症病毒性肝炎等引起的。目前常见原因有胎盘早剥、羊水栓塞、死胎及妊娠期急性脂肪肝等引起的凝血功能障碍。

产妇一定要谨遵医嘱，好好进行产后护理，产褥期一定要注意休息、注意饮食，一定要好好调理，好好护理，让自己的身体早日恢复，早日开始自己产后的美好新生活。

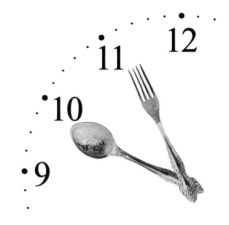

产后可以立即吃东西吗

对于自然分娩的产妇，产后如果想要吃东西，是可以马上吃的，不过要忌生冷，多吃一些易消化的食物，产妇产后一周之后就可以按照平日里正常的饮食进行适当搭配，要注重饮食营养的均衡，好好补补身体。

接受剖宫产的产妇则不能马上就吃东西。一般来讲，剖宫产后 6 小时之内要禁食，因为手术后胃肠道正常功能被抑制，肠蠕动相对减慢，如果进食过多导致肠道负担加重，不仅会造成便秘，而且产气增多，不利于康复。产妇 6 小时之后排气了再进食，可进食一些流质食物。产妇产后饮食应以精、杂、稀、软为主要原则，要合理安排产后的饮食，这对产妇身体的恢复有很大的影响。

产后大小便需要注意什么

自然分娩产妇应多喝水，尽快排第一次小便，因为在生产过程中，胎头下降会压迫膀胱、尿道，抑制膀胱功能的恢复，憋尿时间太长，膀胱过度充盈会影响子宫收缩，可能导致产后出血。但是一般情况下，产妇的第一次主动排尿都比较困难，所以这时候注意要采取一定的辅助措施帮助产妇排尿，如利用导尿管等。

新妈妈生完宝宝后，第一次大便也很重要的。产妇这个时候应该多喝水，适当吃一些如稀饭、面条之类易消化的食物，不要吃容易导致上火的食物，以防便秘的发生。特别是做过会阴侧切手术的产妇，本来就使不上劲儿，再加上便秘，结果会十分痛苦，甚至影响伤口愈合。

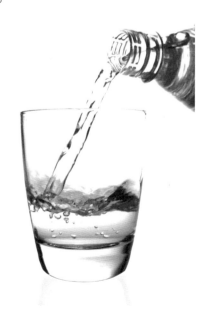

Part 5

充分休息，
坐好月子不留病

现在，不但中医主张"坐好月子，才能养好身体"，越来越多的西医也赞同这种观点。新妈妈月子期间应注意膳食与调养，补充生产时所耗费的能量，让自己的身体尽快恢复。吃好、睡好、心情好，你才能恢复往日的健康与自信！

一点一滴，体贴入微

宝宝出生之后，全家人的重心都转移到了这个新降临的生命上。此时，新爸爸要注意了，关注宝宝的同时也不能忘了关注新妈妈的身体状况和情绪变化。生产后的新妈妈身体会很虚弱，这时候也很容易受到疾病的侵袭。新妈妈需要有一段时间的调理和休息。所以，新爸爸在妻子产后的一段时间里一定要细致地照顾好刚生完宝宝的新妈妈。

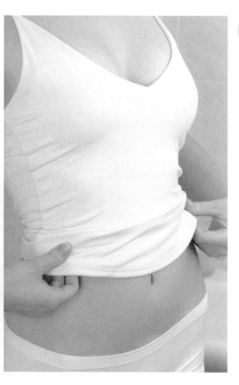

新妈妈身体护理3重点

刚刚分娩完的新妈妈，身体就像经历了一场马拉松一样，各个部位都会出现这样或那样的不适。新妈妈产后需要坐月子的目的就是为了在这段期间内通过做适度的运动与休养、进行恰当的食补与食疗，使身体恢复到生产前的状态，将生产所耗费的体力和精力在这段时间慢慢调整过来。那么，新妈妈月子期间应该在哪些方面留心并呵护自己的身体呢？

产后乳房的护理

新妈妈在体验了初为人母的喜悦之后，就不得不面对自己身材大走样的残酷现实。水桶腰、松弛下垂的乳房、失去光泽的肌肤，这些都会让新妈妈觉得自己的魅力不复当初。也许，节食与运动相结合的减肥计划会取得不错的瘦身效果，可是在面对松弛、下垂的乳房时，很多新妈妈会没了主意，因为产后乳房出现的问题不是通过简单的运动或者节食就能取得好的

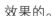

效果的。

产后乳房护理非常重要，这也是很多新妈妈都比较关心的问题。乳房既是女性作为妈妈母性的象征，也是展示女性性感魅力的显著特征。很多新妈妈由于生完小孩后母乳喂养宝宝，保养不当，导致乳房出现下垂、变形等症状，极大地影响了乳房的美观，甚至会出现一些乳腺疾病，这对新妈妈的身体健康是非常不利的。

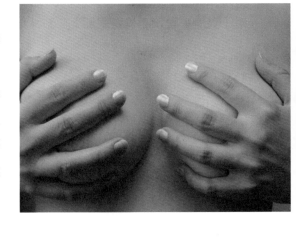

乳房问题产生的原因

女性在怀孕期间，体内雌、孕激素分泌比较旺盛，导致乳腺组织增生、腺泡增多等现象。乳腺组织增生就会使新妈妈的乳房内部因为腺泡的增加而被撑得丰满起来，这个时候新妈妈的乳房一般会比较坚挺。女性哺乳期过后，雌、孕激素水平会慢慢恢复到原来的状态，那么，之前增生的乳腺组织和腺泡就会

消失，乳房内部被撑开的空间就会坍塌，加上被撑开的皮肤也恢复不到原来的状态，这就造成了我们看到的产后乳房出现下垂、松弛等的现象。

另外，月子期间有的新妈妈在喂奶的时候不注意姿势，比如长期用一侧乳房给宝宝喂奶，那么经常被宝宝吮吸的一侧乳房就会比较干瘪，容易萎缩，这样就可能会导致乳房不对称现象的产生。

很多哺乳的新妈妈乳头还会出现疼痛的现象，一般情况下这是由于乳头皲裂造成的，导致新妈妈哺乳时痛不可忍。裂口中分泌物干燥则结成黄色痂皮，故发生干燥性疼痛。严重时乳头可部分断裂。这种疼痛的产生多是由于新妈妈乳头娇嫩，宝宝含接乳头不当或反复吮吸造成的。

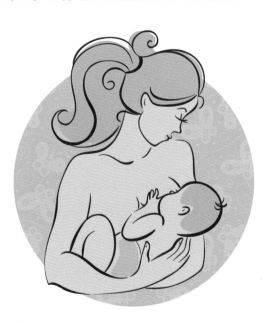

如何进行乳房护理

对于乳房护理，新妈妈生活上应该从以下几方面来注意：

1. 保持乳房的清洁卫生

新妈妈应该明白，乳房护理最重要的是要保持乳房特别是乳头的清洁卫生。建议新妈妈每日至少用温水洗浴乳房两次，这样不仅有利于乳房的清洁卫生，而且能增加悬韧带的弹性，从而防止乳房下垂。此外，新妈妈哺乳前可以用手挤出几滴乳汁，保证乳管的畅通；哺乳之后也要将乳头上的乳汁洗掉。

一般情况下，为了刺激乳房使乳汁早点分泌，新妈妈在产后半小时就可以开始哺乳。但是，新妈妈应该注意，在哺乳前先洗手，而且清洁乳头和乳晕也是很有必要的。如果乳头污垢不太好清洗，不应该强制去擦，这样可能会因为擦破皮肤引起感染。新妈妈可以先用棉棒蘸植物油浸湿乳头，使污垢软化，然后用温水清洗干净，最后再用软毛巾擦干就可以哺乳了。

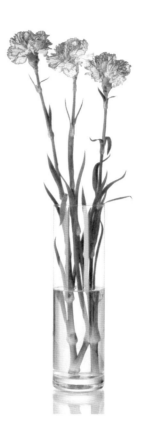

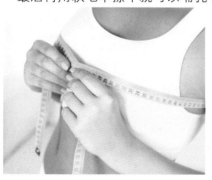

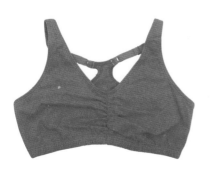

2. 胸罩的选择要合适

哺乳期的新妈妈选择胸罩首先要松紧合适，令其发挥最佳提托效果。哺乳期的乳房会明显增大，为防止乳房下垂，新妈妈最好选择可以将乳房向上托起的胸罩，但是不能太紧，否则会阻碍血液循环，可能会引发乳腺疾病，不利于新妈妈的健康。

3. 哺乳时间要合理把握

宝宝6个月内应纯母乳喂养。6个月后，在合理添加辅食的基础上，可以继续母乳喂养至2岁。

4. 注意预防乳腺疾病

对哺乳期的新妈妈来说，乳腺疾病是经常发生的，会对新妈妈的身体产生严重的后果。因此，新妈妈一定要做好卫生保健，勤换内衣，保持个人卫生，采用正确的喂养姿势，以及选择合适的内衣等。新妈妈只有远离了乳腺疾病，形体和身体才会更美、更健康。

5. 采取正确的喂奶姿势

新妈妈给宝宝喂奶时姿势要正确，正确的姿势应是母子紧紧相贴，新妈妈一只手托着宝宝的头和肩膀，另一只手握住乳房，用乳头轻轻触碰宝宝的上下唇，等宝宝嘴张得很大，迅速将乳头递给宝宝让其含乳。宝宝含乳应包含乳头和大部分的乳晕。新妈妈每次哺乳后，应挤出少量乳汁涂于乳头上，

待干燥后再盖上衣服。

6. 防止乳头皲裂

乳头皲裂可能导致乳腺炎的发生。乳头皲裂的妈妈可以在医生的指导下在乳头局部涂 10% 的复方苯甲酸酊，在给宝宝喂奶之前把药物洗干净。乳头皲裂如果严重的，要考虑停止哺乳或者通过乳头保护罩间接哺乳。

7. 关于乳头的牵拉问题

新妈妈在哺乳时应该注意不要让宝宝过度牵拉乳头，但是如有乳头凹陷，新妈妈可以用手不断地将凹陷的乳头向外牵拉，以使乳头不再回缩方便宝宝吃奶。此外，在每次哺乳后，新妈妈可以用手托起乳房轻轻按摩 10 分钟。

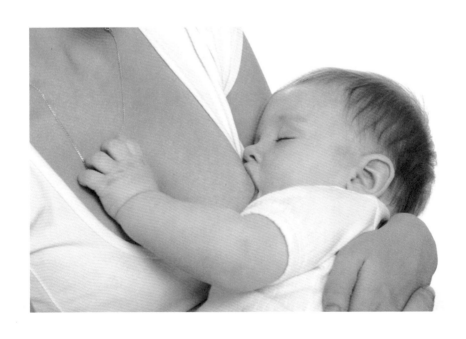

哺乳期呵护乳房的技巧

新妈妈在分娩后一到两天内，乳房会开始分泌出乳汁，乳房的血管会出现充血情况，淋巴管也会扩张淤积，乳房随之会逐渐膨胀。那么，新妈妈在哺乳期应该如何解决产后乳胀等一些问题并呵护好自己的乳房呢？

哺乳期，新妈妈会发现乳汁常常会淤积于乳房内形成硬结。这个时候新妈妈的乳房会又胀又硬，既红又热，而且会伴有隐隐的疼痛感。新妈妈会有体温升高的反应，为防止乳腺炎的形成，应该尽快应对。这个时候可以采取冷敷的方法，即用冷水沾湿毛巾或冷水袋外敷乳房，适时地冷敷可减轻乳房充血、缓解乳房肿胀。如果新妈妈发现乳房下垂而且发胀时，可用宽大的布制胸罩或细软布托起乳房，以改善乳房血液循环，减轻乳汁淤积与胀痛。

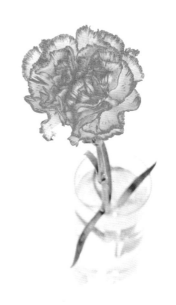

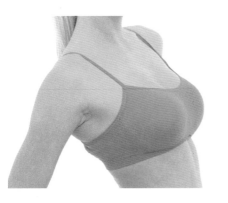

乳房酸疼也是很多新妈妈会遇到的问题，他会影响新妈妈哺乳的情绪，从而影响乳汁的分泌和宝宝的进食。建议新妈妈给乳房多按摩，可以用手指轻轻捏住乳头揉捏，一天一次就可以了。

另外，产后哺乳方法不正确也是影响新妈妈乳房健康的一个重要因素。要想保证母乳喂养成功，产后一到两天内新妈妈即要开始哺乳，而且喂哺时的姿势是很重要的，新妈妈要避免在孤独疲劳时给宝宝喂奶。乳头的护理也很重要，乳头皲裂的疼痛刺激会使新妈妈恐惧喂奶，乳汁分泌也会很快随之减少。建议新妈妈喂奶后挤出一滴乳汁涂在乳头上，这样可以很好地保护乳头。新妈妈喂奶时要两侧乳房轮流喂，如果乳汁比较多宝宝吃不完，可以将剩余的乳汁挤出保存，这样会使泌乳越来越好。

产后皮肤的护理

宝宝的来临虽然给新妈妈的生活带来了很多色彩，但是由于产后激素和内分泌的变化，爱美的新妈妈会发现自己的皮肤会有很大的变化。肤色变得灰暗，皮肤毛孔变得粗大，痘痘和斑点都会慢慢涌现。面对产后皮肤的变化，新妈妈又应该如何护理呢？

皮肤问题产生的原因

产后新妈妈的皮肤往往会变得暗淡、枯黄、干燥，甚至会有斑点和皱纹。传统的说法认为，这是由于皮肤缺乏油性造成的。如果遇到这些问题，新妈妈就要全面检查自己的日常生活中有哪些地方注意得不够。其实，产后皮肤的变化是由很多原因造成的，比如说新妈妈的生活是否有规律；饮食是否科学合理；平时的运动是否充足；受到太阳照射的时间是否过长；精神是否会很紧张；平时的护肤是否有不当等。这些情况都会影响新妈妈的皮肤，不光是脸部的皮肤，全身皮肤都可能受到影响。

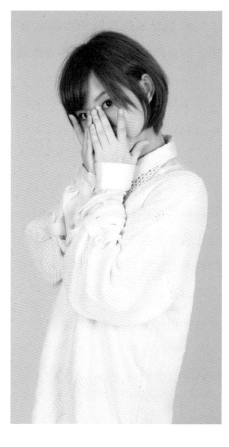

皮肤护理要点

很多新妈妈一说到皮肤的护理，很自然就想到了脸部的护理，想到了护肤品。其实，产后新妈妈皮肤上的变化不仅仅表现在脸上，身体各个部位的皮肤都会有这样或者那样的变化，都是需要新妈妈注意的。新妈妈们尤其应注意以下几个部位的皮肤：

1. 脸部

皮肤暗淡、干燥缺水、痘痘斑点都会侵袭新妈妈脸部的皮肤。脸是新妈妈尤其注意的部位，理所当然得到她们的重视。

2. 腹部

产后新妈妈的肚子上总会留下一些痕迹。剖宫产的新妈妈会有手术瘢痕；自然分娩的新妈妈也会有一些妊娠纹。产后新妈妈肚子上的皮肤会有不同程度的松弛，这也是值得新妈妈注意的。

3. 双手

都说手是女性的第二张脸。生产之后，新妈妈的手也会出现一些变化。皱纹和斑点是比较常出现的。此外，手部的皮肤也会因为缺水而显得粗糙，所以也是新妈妈应该注意的方面。

皮肤护理的注意事项

新妈妈产后会忙于照顾宝宝，容易忽视对皮肤的保养。皮肤缺乏水分时，就会呈现出粗糙脱皮、局部水肿的现象。那么，产后新妈妈应该从哪些方面去注意呢？

1. 作息要有规律

新妈妈产后如果作息时间不规律，经常熬夜或者缺乏运动，加上常常对着电脑都会不利于皮肤的新陈代谢。研究证明，皮肤代谢更新的黄金时间是在晚上十点到第二天凌晨两点，这个时间充分的休息能给皮肤充分吸收氧气的最佳时间，对皮肤有很好的调

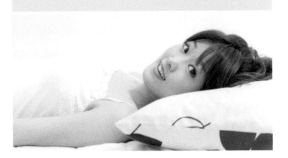

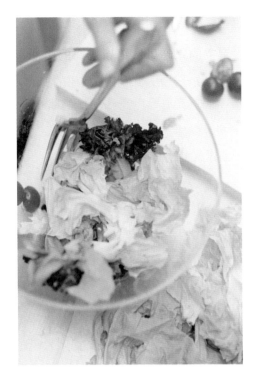

理作用。

新妈妈每天要保证充足的睡眠，因为睡眠是女性最好的美容剂。新妈妈要保证每天 8 小时以上的睡眠，要学会利用空闲时间休息。保证良好的睡眠，才会有好的气色。

2. 养成良好的生活习惯

好的生活习惯无论什么时候对人的身体都是有利的。新妈妈平时要减少碳酸饮料和咖啡的饮用，多喝开水可补充面部皮肤水分，加快体内毒素的排泄；养成定时大便的习惯，否则肠道内的毒素就会被身体吸收，肤色就会变得灰暗，皮肤也会显得粗糙，容易形成黄褐斑、暗疮等；建议新妈妈洗澡时不要用温度太高的水，在沐浴之后最好是全身涂抹润肤霜，现在市面上的润肤霜有很多，最好是选择适合自己的；贴身衣物的选择方

面，最好选择纯棉织物，要避免穿化纤等面料的内衣。

3. 饮食要合理

新妈妈产后可以多吃纤维丰富的蔬菜、水果和富含维生素 C 的食物，以增加细胞膜的通透性和皮肤的新陈代谢功能。新妈妈应该避免摄入刺激性和热性、含盐量高的食物，因为这类食物不宜消化、吸收，还容易刺激皮肤，引起皮肤水分失衡，使皮肤更加干燥而无光泽。此外，正确的喝水习惯会使皮肤迅速恢复水润性，建议新妈妈早上起床后，不妨先喝一大杯温水来刺激肠胃蠕动，从而保证皮肤能够进行正常的代谢更新。

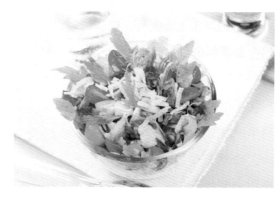

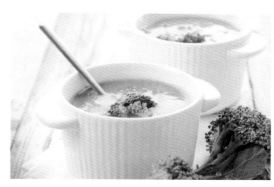

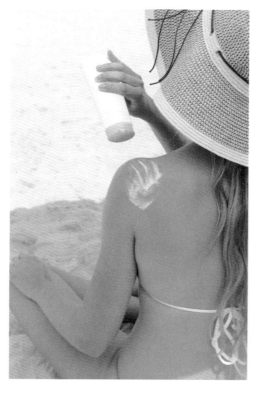

4. 正确护肤方法的选择

很多新妈妈认为只要使用好的护肤品就不用担心皮肤出大问题，其实这是不对的。新妈妈适当使用护肤品是必要的，但是不要太依赖化妆品。而且，新妈妈在选择护肤品时应该选用含天然成分及中药类的祛斑化妆品，可以用粉底霜或粉饼遮盖色斑。选用的粉底应比肤色略深，这样才能缩小色斑与皮肤的色差，起到遮盖作用。平时，新妈妈除了保持皮肤清洁之外还要避免日晒，根据季节的不同选择防晒系数不同的防晒品；不要经常化浓妆，以避免皮肤色素沉淀。

产后会阴部的呵护

新妈妈在生完宝宝之后，特别是自然分娩的新妈妈会发现尿道口、阴道口、肛门交汇这一特殊部位很容易受到各种污染。面对这种产后感染及产后不适的现状，新妈妈应该如何护理呢？

科学护理伤口

自然分娩的新妈妈因为产程进展太快，或在待产期间用力不当会导致会阴撕裂留下伤口。医生也常常会以切开产妇会阴的方式来帮助胎宝宝顺利生产出来。新妈妈产后要注意会阴处的护理。对于这个问题，有以下几个方面是需要新妈妈注意的：

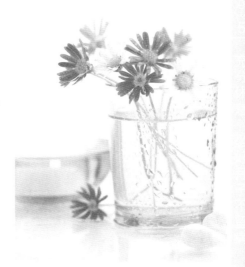

1. 要注意保持会阴部清洁，防止感染。为防止伤口污染，新妈妈最好每天要用温开水清洗外阴至少两次，每次便后可以用消毒棉擦拭或冲洗外阴。

2. 避免污染伤口，大便后应该由前向后擦，切忌由后向前擦。在产后的最初几天里，恶露量会比较多，注意勤换卫生护垫，以保持伤口的清洁干燥，同时还要避免浸湿伤口。

3. 洗澡时，伤口处于痊愈情况的前几天要坚持坐盆洗会阴部每天 1~2 次，如此持续 2~3 个星期，这对伤口肌肉的复原极有好处。此外，洗会阴部的药水应根据医生的处方和医嘱配制。

4. 睡觉时的体位对伤口也有影响。如果伤口在左侧，建议新妈妈向右侧睡，反之则向左侧睡。

5. 防止会阴切口裂开。新妈妈如果产后出现便秘，不可屏气用力扩张会阴部，因为这可能会使伤口裂开。新妈妈可用开塞露或液状石蜡润滑会阴部，尤其是拆线后头两三天，新妈妈最好避免做下蹲或者用力的动作。

正确清洗外阴

　　新妈妈外阴的清洗是个很重要的环节。新妈妈每天都应该用温开水清洗外阴部，勤换会阴垫。清洗时要注意，如果有侧切伤口，可以用适量高锰酸钾溶于温开水外洗，但是调配的时候要注意浓度，浓度太高的话反而会烧伤皮肤。新妈妈在上完厕所后，也可以冲洗一下外阴，冲洗时要注意水温和冲洗的顺序，由前往后冲洗是比较好的，这样可以避免细菌感染。新妈妈还要保持外阴的干燥，上完厕所或者洗完澡后，可以用面巾纸轻拍会阴部，保持干燥与清洁，以免细菌的滋生。

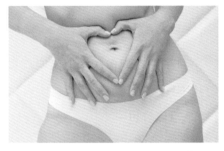

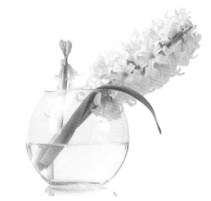

恶露的处理技巧

　　在对待恶露的问题上，新妈妈可以从以下几个方面来注意：

　　1. 首先是按摩，新妈妈可以以画圈的方式来按摩腹部，这样有利于恶露顺利排出。

　　2. 其次是大小便后用温水冲洗，然后擦拭时由前往后或直接按压拭干，勿来回擦拭。冲洗时水流不可太强或过于用力冲洗，否则会造成保护膜破裂。

　　3. 卫生护垫要勤换，刚开始大约 1 小时换一张，之后 2~3 个小时更换一张即可。在更换卫生棉时，应该由前向后拿掉，以防细菌污染阴道。

　　4. 研究证明，猪肝和红糖是有助于恶露排出的很好的食物，但是红糖的服用要有时间限制，最多不能超过 10 天，过久反而会使恶露增多，不利于子宫的恢复。

　　5. 注意提防意外情况。新妈妈要注意在会阴部的护理问题上还有可能出现的一些特殊状况，如果出现持续大量鲜红色的出血，排出大的血块或是持续有鲜红的血液涌出，恶露持续发出恶臭，新妈妈出现晕眩苍白、发冷或冒冷汗、心跳加速等现象时，就要马上去医院进行医治。

新 妈妈的月子新经

月子期在现代医学上又叫产褥期，新妈妈要知道，这里的"月"不只是30天而已。传统上，人们将产后一个月称为"坐月子"，但实际上，经过一个月的调整，身体许多器官并未得到完全复原。例如，子宫体的回缩需要6周时间才能恢复到接近非孕期子宫的大小；胎盘附着处子宫内膜的全部再生修复也需6周时间；产后腹壁紧张度的恢复也需要6~8周的时间。所以，科学的月子期应是指胎儿、胎盘娩出后的产妇身体、生殖器官和心理方面调适复原的一段时间，需6~8周，也就是42~56天。那么，在这段被称为"月子"的时间里，新妈妈应该怎样让自己的身体恢复到一个最佳状态呢？下面就让我们一起去了解一下吧。

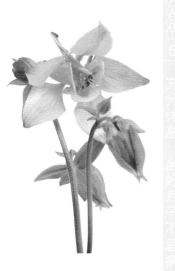

为新妈妈营造舒适的环境

在产妇生产完后的调理期间，家人首先应该给新妈妈营造一个良好的"坐月子"的环境，让新妈妈能在舒适、轻松的环境下度过月子期。新妈妈在坐月子期间，居室内一定要保持经常通风，室内温度不可太高，也不可忽高忽低。过去有种说法是要将门窗紧闭，不论何时新妈妈都要盖厚被，这是不对的，也是十分危险的，尤其是在夏季，极易造成新妈妈中暑。新妈妈坐月子期间要避免身体直接被电扇的风吹。如果开冷气，不要将风口对着新妈妈，将室温设定在25℃~28℃是最适宜的。新妈妈坐月子期间若因排汗量过多而湿了衣服，一定要马上换干的衣服。

冬天，家人可以为新妈妈在床边准备睡袍，这样新妈妈半夜起来喂奶时穿上，才不会受风寒。新妈妈适当晒太阳对身体的恢复也是有好处的。此外，在居室内的点缀上，家人可以选择一些清新淡雅的装饰品，也可以给新妈妈准备一些舒适的音乐，陪伴新妈妈安全度过月子期。

产后的"性"福生活

新妈妈产褥期是禁止性生活的，因为此时子宫和阴道还没有完全恢复，如果是剖宫产还容易引起刀口撕裂，此时过性生活是很容易引起感染的。

有些人认为，新妈妈产后只要恶露干净了，夫妻就可以同房。其实，这种看法是错误的。恶露持续时间一般为2~4周，之后，恶露虽已干净，但子宫内的创面还没有完全愈合，分娩时的体力消耗也没有复原，抗病力差。若过早同房，则容易导致感染，发生阴道炎、子宫内膜炎、输卵管炎或月经不调等症。

很多新妈妈在产后2个月以内普遍有性欲低下的表现，这是正常的。如果过早同房，往往达不到同房的和谐效果，还可能给夫妻双方留下阴影，影响日后夫妻之间的感情。一般说来，产后生殖器官及其他各系统需要6~8周才能恢复，而新妈妈分娩后对同房的兴趣，也要到第3个月才能明显增加。所以，自然分娩的新妈妈产褥期过后才能进行性生活，而剖宫产的新妈妈产后即使身体恢复顺利，也最好等到3个月以后再同房。

由于新妈妈产后卵巢激素的作用发挥不够充分，阴道黏膜的柔软度与之前相比要差一些。刚开始性生活时，最好选用正常体位，阴茎插入阴道时，要轻柔些，性生活动作要缓慢进行。

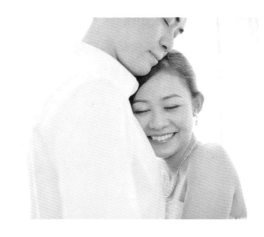

月子期勿闯红灯

月子期对新妈妈来说是恢复身体很关键的一个时期。这段时间充分的卧床休息是促使身体各个部分尤其是生殖器官的功能尽快恢复的有力保证。所以，在这个关键时期内，新妈妈生活的各个方面都是有很多禁忌的。为了自己的身体健康和不影响宝宝的发育，新妈妈应该注意以下几个方面：

月子期不瘦身

很多新妈妈在生产完之后就会开始考虑如何恢复自己的体形，于是瘦身开始进入新妈妈的日程安排。但是，新妈妈要知道，产后由于母体出血等因素，新妈妈的身体是极其虚弱的，这个时候应该是需要补身体的。瘦身固然重要，但是不适宜在月子期进行。新妈妈如果为了瘦身而减少食物的摄入，不仅对于瘦身没有效果，反而还可能会影响妈妈的乳汁分泌和出现其他不利状况。新妈妈乳汁分泌如果减少，对宝宝的身体发育也是极其不利的，所以新妈妈要权衡利弊，月子期间不要追求瘦身。

月子期的个人卫生护理

新妈妈产后气血虚弱，免疫力也比较低。这种情况下是很容易患病的，所以月子期间个人卫生的护理也就显得尤其重要了。首先是阴部的卫生，建议新妈妈每天用温水清洗外阴部，保持外阴部清洁和干燥，勤换内衣裤；然后是新妈妈普遍关心的产后月子期洗头、洗澡的问题。建议新妈妈最好在产后一周后洗头、洗澡，期间也一定要注意洗澡只能擦洗，不能盆浴，以免伤口感染。在口腔和牙齿的护理上，建议用温水刷牙，避免寒凉刺激牙龈。为了宝宝能吃到卫生、营养的母乳，新妈妈也要很注重乳头的清洁。此外，室内要保持通风，但要以不受风寒为前提。尤其是夏天，产妇由于出汗多，通风尤其重要，但是电风扇和空调的风口一定不能对准产妇，室内温度保持在 26℃ 左右是比较合适的。

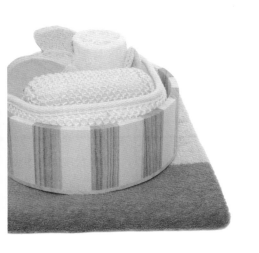

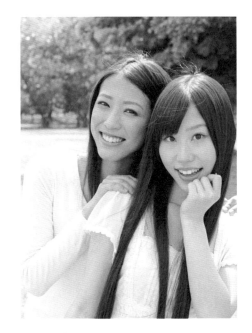

月子期的户外运动

老式的观点认为，产妇在月子期间是不能外出的，需要卧床静养，而且必须严严实实地裹着。其实这种看法是不科学的，尤其是在夏天，这样做很容易导致新妈妈中暑，此外，适当卧床是有必要的，但是不能一直躺在床上。大约在产后 1 周之后，在环境良好的情况下，新妈妈可以在家人的陪同下到户外走一走，一方面散散心，另一方面适量的运动对身体的恢复也是有好处的。

月子期的饮食原则

女性月子期的饮食和孕期差不多，还是要以清淡为主。食物的种类可以适当多样化，保证全面均衡地摄入各种营养。汤类一直以来都被看作是月子期间补充营养的很好食物，新妈妈可以多摄入一些。此外，新妈妈应该避免摄入一些油炸、酸辣、过咸和刺激性的食物。

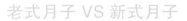

老式月子 VS 新式月子

坐月子是我国特有的传统习俗。从现代医学的角度，产妇坐月子的主要目的是用足够的休息来恢复体力，摄入均衡的营养来补充生产时的消耗与喂养所需。

坐月子一直以来都是家人及其产妇很关心的一个话题。关于如何坐月子的问题也是众说纷纭。有些传统的看法认为，产妇要是不好好坐月子，受风会头痛；碰凉水手会疼；要是下地走，以后走路脚后跟都会疼等，这是中国的老式月子观念。随着科学技术的发展，我们在认知上也有了不一样的看法，随之衍生的关于月子的新认识也进入人们的视野。那么，坐月子期间面对各种问题，产妇要怎么应变？产妇最怕的体质变差、身材走样，这些问题又该如何解决？长辈们口中那些常有的禁忌是否还适合？

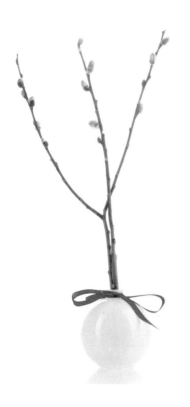

老式月子的观点

老式月子也就是长辈们一代一代流传下来的一些观点和看法，总的来说大致可以总结为：

1. 饮食上应忌盐，因此会有很多产妇将注意力集中在喝没有盐的老母鸡汤、猪蹄汤上面，认为这样做才健康。

2. 月子期要防风，所以为了避免"伤风"，产妇不仅要闭门不出，坐床不起，而且要紧闭门窗，密不透风。

3. 月子期间要避免受凉，所以产妇月子期不能洗头、洗澡，不能沾水，连刷牙都不行；衣着方面，产妇要头戴帽子或裹毛巾，穿厚衣服，即使是大热天也必须如此。

4. 产妇要注意躺着休息，卧床不起，也是老式月子的一种观点。

新式月子的观点

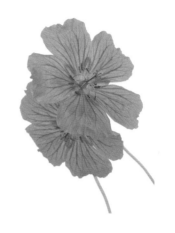

新式月子的观点认为，产妇在饮食上低盐很重要，但不是老式的无盐说。另外，新式月子的看法觉得产妇也要适当补充水果、蔬菜等。新式月子的观点认为适当通风换气、保持室内空气清洁对产妇是比较好的，因为长时间不通风，再加上室内温度高，反而会加重细菌、病毒的滋生，导致产妇抵抗力差。在衣着上，产妇如果不分季节地裹着衣服，过度捂着也会捂出疾病——产褥中暑。特别是夏季本身温度就高，再加上这样捂着自己，产妇容易导致电解质紊乱、酸碱中毒，甚至危及生命。新式月子观点认为产妇应当适当活动。产妇经常卧床，不仅对于身体恢复没有好处，反而容易引发很多疾病。

当老式月子遇上新式月子

事实上，产妇月子里不洗澡、洗头、刷牙的观点，的确不对，因为卫生是不论任何时期都应该讲究的。过去的卫生条件相对较差，没有现在这么好的洗浴条件，自然容易在洗浴过程中受凉。虽然产妇产褥期虚弱，的确不能喝凉水以及冷饮等，可是洗头、适当淋浴，对于产妇身体不会有损伤。

最近几年，遵守老式月子的产妇逐渐减少。现在越来越多的产妇更愿意按照新月子的要求来做，摒弃了很多老式月子中的陈旧观点。关于老式月子和新式月子，我们应该以传统为鉴，取其精华，弃其糟粕；应从个人实际出发，坚持以个人卫生和心情舒畅为原则，最大程度地恢复自己的身体健康。

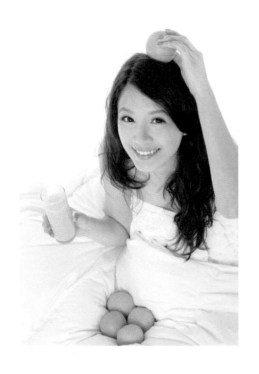

月子期的并发症及其应对方法

1. 感冒发烧

月子期的新妈妈很容易出汗，又加上抵抗力低及产后的忙碌，患感冒是很常见的。许多新妈妈不敢吃药，怕影响乳汁的成分，对孩子不利，但又怕把感冒传染给孩子。新妈妈如果感冒了但症状较轻，只需要多喝水、多休息。但是，如果感冒后伴有高烧，新妈妈会觉得十分不适，也会影响食欲，应该到医院就医。医生常常会给新妈妈输液，必要时给予对乳汁影响不大的抗生素等药物。新妈妈如果出现严重高烧，可根据医生的建议暂停母乳喂养。这个时候新妈妈应以清淡易消化的饮食为主，好好休息，这样就会很快好转；同时最好有人帮助照看孩子，自己能有更多时间休息。

2. 腹痛

新妈妈喂奶时腹痛是子宫收缩的表现。每当子宫收缩时，子宫肌会暂时缺血，腹部一阵阵发紧、发硬，并伴随着恶露排出。因此，喂奶时腹痛是正常的，新妈妈不用担心，只要坐下来休息一会儿就可以了。但是，新妈妈如果腹痛严重，就一定要去看医生。

3. 腰痛、关节痛

新妈妈经过怀孕及分娩之后，内分泌系统会发生变化，使骨关节、韧带松弛，钙质缺乏，容易引起腰疼、关节疼，

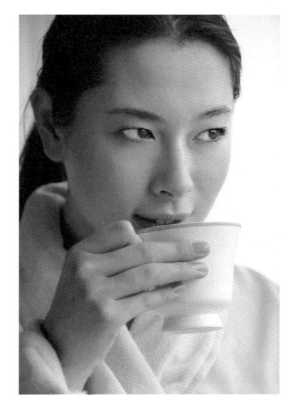

新妈妈不用太担心，只要好好调养就会好转。因此，产后新妈妈应加强锻炼，注意补钙，不要过度劳累，腰痛、关节痛经过一段时间可以痊愈。

4. 产后出汗多

产后出汗多对产妇来说是一种正常的生理现象。因为女性怀孕期体内积存了大量液体，分布到了血液及组织间，产妇分娩之后这些液体就需要排出，所以产后前几天汗会特别多。这时，新妈妈应该多饮水，多吃蔬菜水果，衣服也应该以纯棉质地的衣服为主，并且要勤换。

加强营养，恢复身体不留遗憾

分娩后新妈妈身体会特别虚弱，因此在恢复期内有些事多少可偷点儿懒，唯独有一件事情绝不能马虎，那就是产后的饮食。因为，产后食物的选择不仅关系到新妈妈的身体康复，更牵涉到宝宝的营养供给。可见，在这个特殊的时期，要保证自己身体康复和兼顾母乳喂养对新妈妈来说是多么的重要！

产 后饮食调养

哺乳的新妈妈的饮食不仅关系到自身的身体健康，更影响到母乳是否充分。一方面，新妈妈产后要避免因为摄入热量过剩而导致发胖；另一方面，还要给宝宝提供充足的乳汁。但是，新妈妈如果太早节食又会影响产乳量，所以在饮食上要特别注意营养的均衡摄入和食物摄取的多样化。

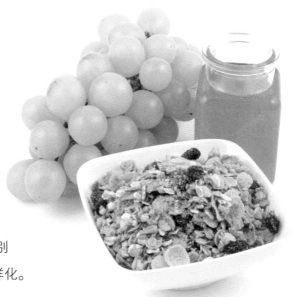

新妈妈的饮食营养

新妈妈刚生完宝宝，身子虚弱，在坐月子期间如果不通过饮食好好调整，很容易在日后落下病根。新妈妈月子期间的饮食既要补充生产时所消耗的大量体力，又要帮助乳汁分泌，这是新妈妈在饮食上最关心的问题。那么，产后新妈妈的月子餐有什么讲究？在烹饪的过程中又应该遵循什么原则？现在就让我们一起了解一下吧。

注意补充水分

大量的排汗是新妈妈在生产过程中及产后都会出现的情况，再加上要给新生的宝宝哺乳，因此，新妈妈要注意补充水分。新妈妈这个时候喝汤是很不错的饮食疗法，喝汤既补充营养又补充水分。

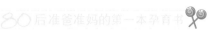

以流食或半流食开始

新妈妈坐月子期的饮食要依据身体健康状况来作出调整。新妈妈在生产完的 3 天内身体极其虚弱，胃肠道功能难免会受到影响。新妈妈通常既口渴又胃口不佳，这是因为在生产的过程当中血液和水分大量流失，因此最好吃流质或半流质的食物。新妈妈产后的头一个星期，最好以易消化、易吸收的饮食为主，例如稀粥、蛋羹、米粉、汤面及各种汤等。尤其是进行剖宫产的新妈妈，麻醉过后，胃肠道的蠕动需要慢慢地恢复，这些流质食物对新妈妈肠道功能的恢复是很有好处的。

饮食宜清淡

月子期新妈妈的饮食适宜清淡。无论是各种汤或是其他食物，都要尽量清淡。家人千万不要让新妈妈吃大鱼大肉盲目进补。此外，在做菜的调味料中食盐少放为宜，但并不是一点不能放。食物中如加用少量葱、姜、蒜、花椒粉等多种性偏温的调味料则有利于血行，有利于瘀血排出体外。

少吃多餐

新妈妈产后的 1 个多月里，胃肠功能还没有恢复正常，所以要少吃多餐，保证肠道功能的恢复。新妈妈饮食应采用少食多餐的原则，既保证营养摄入，又不增加胃肠负担，这对新妈妈产后身体的慢慢恢复是很有好处的。

荤素搭配，营养均衡

月子期间新妈妈应该多吃富含钙、铁的食物，补充身体所需的营养。新鲜的肉类、鱼类、海藻类、蔬菜和水果，都是新妈妈很好的选择。从营养角度来看，不同的营养可以从多种不同的食物中获取。新妈妈月子期间多吃鸡、鱼、蛋是必要的，可是也不能忽视其他食物的摄入。蔬菜富含膳食纤维，能促进消化，防止便秘。

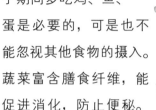

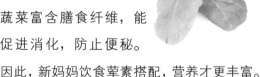

因此，新妈妈饮食荤素搭配，营养才更丰富。

新妈妈的饮食禁忌

新妈妈在月子期间的饮食营养摄入要全面，但并不是所有食物对新妈妈都是有益的，还有一些饮食禁忌是新妈妈和家人应该高度重视的。

忌生、冷、硬的食物

温热的食物能促进妈妈体内血液循环，所以新妈妈产后应该以温热的食物为主。新妈妈在月子期里身体康复的过程中，有许多浊液恶露需要排出体外。新妈妈食用生冷的食物会导致身体的血液循环不畅，影响恶露的顺利排出；过多食用生冷食物甚至还会使胃肠功能失调，出现腹泻等。新妈妈吃水果的时候，家人可以把一些从冰箱中取出的水果先放在温水中，待水果温热后切片食用。

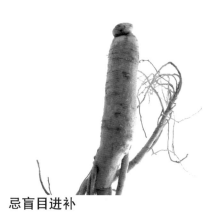

忌盲目进补

盲目地进食补药和补品，如人参等，不但不能帮助身体恢复，而且还可能出现便秘、牙龈出血、口臭等不良症状。因此，新妈妈在选择食疗进补的时候，家人一定要考虑新妈妈的身体状况，以及季节的差异性、环境的变化等，根据这些状况作出适合的调节。

此外，很多家人都以为产后新妈妈身体虚弱应该抓紧时间大补，但是新妈妈产后马上大补而且滋补过量很容易患肥胖症，从而引发多种疾病。新妈妈一旦肥胖还可以造成乳汁中脂肪含量增多，最终导致婴儿肥胖或腹泻等毛病。

忌酸涩收敛食物

新妈妈产后因为身体多虚多瘀，除了避免食生冷、寒凉之物之外，酸涩收敛的食物如南瓜、乌梅等食物也是不应该吃的，因为这些食物可能阻滞血行，不利于体内恶露的排出。恶露不下，会引起产后腹痛、身痛等诸多疾病。

忌刺激性食物

浓茶、咖啡、辣椒等刺激性食物可能

会影响新妈妈的睡眠和肠胃功能的恢复，妈妈食用这些对宝宝也是不利的。所以新妈妈产后要忌吃刺激性食物。

忌吃过量果蔬

蔬菜、水果对产后的妈妈来说是不可少的。传统的观念认为，蔬菜和水果由于"水气大"，吃了会伤身体。其实，新鲜的蔬菜和水果不仅可以补充维生素C和纤维素，还可以促进新妈妈的食欲，帮助消化及排便，防止产后便秘的发生。但是，新妈妈过多摄

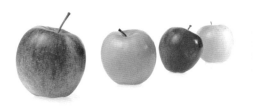

入水果也是不好的。哺乳期妈妈最适合吃的水果有葡萄、苹果、桃、杏、菠萝、龙眼、甘蔗等，其中苹果最为常见。苹果一年四季都有，是哺乳妈妈可以食用的最佳水果之一。

忌乱用药

专家认为，产妇产后是不需要药物进补，身体特别虚弱的产妇可针对症状服用些中药，配合食疗调理。产妇如缺奶可用王不留行、通草、猪蹄、桔梗等以通经下

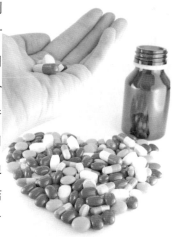

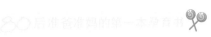
乳；产后如果出现腹痛、便秘，可酌加一些诸如当归、桃仁、核桃仁、黄酒等食物以活血化瘀、润肠通便。对哺乳妈妈来说，虽然大部分药物在一般剂量下都不会让宝宝受到影响，但仍建议哺乳妈妈在自行服药前，要主动告诉医生自己正在哺乳的情况，以便医生开出适合服用的药物，并选择作用持续时间较短的药物，使通过乳汁的药量最少。

忌吃腌制的鱼、肉

一般来说，成人每天食盐摄入量应少于 6 克。腌制的鱼、肉含有的食盐量多，吃这些食物会加重肾脏的负担，对新妈妈身体功能的恢复也是不利的。

忌吃油炸和脂肪含量高的食物

这类食物不易消化，加上哺乳期新妈妈消化力较弱，油炸食物的营养在油炸过程中已损失很多，新妈妈哺乳期吃了对产后恢复健康不利。

忌食巧克力

巧克力里所含的可可碱会渗入母乳并在宝宝体内蓄积。可可碱可能会伤害神经系统和心脏，并使肌肉松弛，排尿量增加，使宝宝消化不良、睡眠不稳。产妇多吃巧克力还会影响食欲，使身体发胖。

忌酒和香烟

新妈妈月子期如果喝酒会抑制乳汁分泌，也会影响子宫收缩，对妈妈身体恢复和宝宝都是不利的。哺乳妈妈在喂奶期间仍吸烟的话，尼古丁会很快出现在乳汁当中被宝宝吸收，尼古丁对宝宝的呼吸道将产生不良影响。因此，哺乳期的妈妈一定要忌烟、酒，让宝宝远离这些危害。

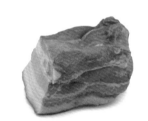

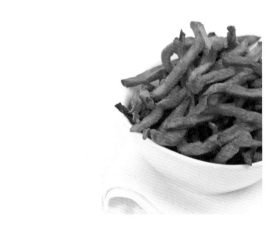

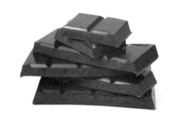

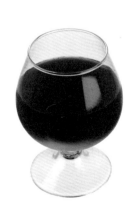

哺乳期饮食方案

哺乳期新妈妈的首要任务就是给宝宝提供最优质、最健康的母乳。母乳的质量会直接影响到哺乳期间宝宝的身体健康，而新妈妈的饮食又决定了母乳的质量，因此哺乳期饮食很重要。那么，新妈妈哺乳期不能吃的食物有哪些？最适合吃的食物又有哪些呢？

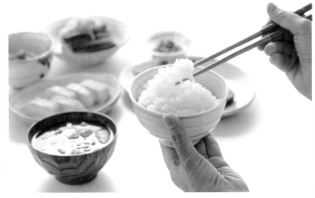

哺乳期的营养攻略

哺乳期的新妈妈在饮食上一定不要偏食、挑食。粗粮、细粮、荤、素、瓜、果都要吃，这样才能提高乳汁质量，减少宝宝生病的概率，也对宝宝生长发育有利。新妈妈在哺乳期间的饮食应该从以下几个方面注意：

适量的蛋白质摄入

宝宝出生后，需要从妈妈的乳汁那里吸取自身身体发育所需的营养。蛋白质是宝宝生长发育的基础，所以妈妈在哺乳期摄入适量鱼、禽、肉及动物内脏、蛋、奶及豆制品等，可以为宝宝身体发育提供优质的蛋白质。

充足的碳水化合物摄入

碳水化合物是妈妈和宝宝能量的来源。碳水化合物可以从米、面、杂粮、土豆、番薯等食物中取得。哺乳期间，妈妈可以比平日多吃些，以保证充足碳水化合物的摄入。

适量的脂肪摄入

妈妈不要害怕长胖而避开富含脂肪含量的食物，但是摄入的量要合适。脂肪不但可以提供妈妈活动的能量，还可以提供脂肪酸，参与宝宝的大脑发育。

足够的维生素摄入

维生素也是妈妈产后必需的一种营养物质，可以从蔬菜水果中获得。一般来说，深绿色和黄红色蔬菜及水果中维生素 A 的含量较多；瘦肉、蛋、肝、粗粮和蘑菇等是获取 B 族维生素的很好选择；维生素 C 则可以从新鲜水果特别是鲜枣、山楂、猕猴桃中获取。

适量的矿物质摄入

矿物质是人体必不可少的营养元素，新妈妈产后食用瘦肉、血豆腐、肝等含铁的食物可帮助预防贫血。同时，牛奶、豆类、芝麻酱等含钙食物又是促进宝宝骨骼生长发育很好的食物。

最适合哺乳妈妈吃的蔬菜

分娩让新妈妈消耗了一定的元气，也丢失了一部分血液，身体需要修复和调理。因此，新妈妈除了多吃些肉、蛋、鱼等食物补充蛋白质外，还要多吃一些蔬菜，用来补充维生素、铁等营养元素。下面将推荐一些极好的适合哺乳妈妈吃的蔬菜。

莲藕

莲藕是很不错的祛瘀生新的蔬菜，其所含的大量淀粉、维生素和矿物质是非常适合新妈妈身体恢复的。新妈妈多吃莲藕，不仅可以帮助消化，增进食欲，促使乳汁分泌，还能及早帮助妈妈清除腹内积存的瘀血，有助于对新生宝宝的喂养。

黄花菜

黄花菜含有大量的蛋白质和矿物质，以及维生素 A、维生素 C 等。黄花菜不仅营养丰富而且味道鲜美，尤其适合做汤用。产褥期新妈妈常常会觉得腹部疼痛，有些新妈妈会出现小便不利、面色苍白等现象，睡眠质量也会降低，多吃黄花菜可有助于消除这些症状。

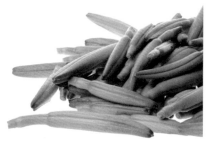

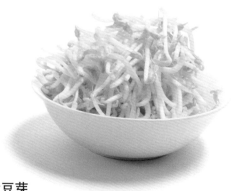

黄豆芽

黄豆芽含有大量蛋白质、维生素 C 和纤维素等营养元素。而且，因为蛋白质是组织细胞生长的主要原料，摄入这些营养元素能帮助新妈妈修复生产时损伤的组织。此外，维生素 C 能增加血管壁的弹性和韧性，防止出血；纤维素对润肠通便、预防便秘有利。

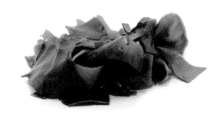

海带

海带的含碘和铁量比较多。血细胞的制造主要是靠铁这种营养元素。新妈妈多吃海带，能增加乳汁中铁的含量，也可以起到预防贫血的作用。

莴笋

莴笋的钙、磷、铁等营养成分含量丰富，有助长骨骼、坚固牙齿的功效。新妈妈产后常常会出现少尿或者哺乳时乳汁不畅等情况，这个时候莴笋是很适合产后新妈妈食用的。

通乳、催乳，新妈妈产后不缺乳

　　产后哺乳是每个新妈妈最大的任务，一方面要尽快恢复自己产后虚弱的身体，另一方面还要保证宝宝的营养摄入，那么保证乳汁的充足就显得尤其重要了。新妈妈应该了解一些通乳和催乳的方法，从而保证宝宝充分摄入满足身体发育所需的营养。

母 乳充足有妙招

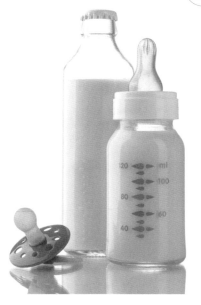

　　新妈妈要保证母乳的充足需要从很多方面来注意。下面我们将为新妈妈介绍一些产后催乳的方法，以帮助新妈妈完美哺乳。

相信自己奶水一定会很足

　　新妈妈对自己能够胜任母乳喂养工作的自信心将是母乳喂养成功的基本保证。每个新妈妈首先要自信，相信自己能给宝宝提供丰富的营养。新妈妈也不要担心哺乳会给乳房带来的变化，只要有信心而且保持一颗平和的心就已经成功一半了。

吃好更要吃对

　　新妈妈如果乳汁不够，最常见的方法就是在饮食上补充一下，帮助乳汁分泌。新妈妈吃得好不是所谓的大补，而是要吃对。另外，新妈妈多吃新鲜蔬菜水果是很不错的选择，下文还专门为新妈妈提供了几道专门用于催乳的食疗药膳，有需要的新妈妈可以尝试一下。食疗催乳法关键是要吃得对，既能让自己奶量充足，又能修复元气且营养均衡不发胖，这才是新妈妈饮食应该取得的效果。

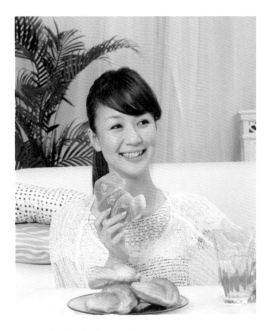

两边的乳房都要喂

新妈妈给宝宝喂奶要坚持两边乳房轮流喂的原则，如果一次只喂一边，乳房受的刺激减少，自然泌乳也少。

让宝宝多吮吸

如果妈妈的奶水很少，可以适当增加宝宝吮吸的次数。这是因为，由于宝宝吮吸的力量较大，也恰好可以借助宝宝的嘴巴来按摩乳晕。妈妈喂得越多，越能刺激乳汁的分泌。

喂奶完后吸空乳房

研究证明，宝宝对乳头的吮吸是母乳分泌的最佳刺激。妈妈可以在每次哺乳时让宝宝充分吸空乳房，宝宝没有吸完的乳汁可以借助吸奶器或者用手挤出的方式把剩余的乳汁挤出，这有利于乳汁的再分泌。

保持好心情

母乳是否充足与新妈妈的心理因素及情绪、情感极为密切。新妈妈保持良好的心情也是很有利于乳汁分泌的。所以，哺乳期的新妈妈在任何情况下都要不急不躁，以平和、愉快的心态面对生活中的一切事情。

补充足够的水分

新妈妈常在喂奶时感到口渴，这是正常的现象。新妈妈在喂奶时尤其要注意补充水分，豆浆、杏仁粉茶、果汁、原味蔬菜汤等都是不错的选择。

充分休息

哺乳期新妈妈睡眠不足会使乳汁量减少，所以一定要注意休息，可以与家人一起来分工合作带宝宝，生活要尽量的规律。哺乳期新妈妈只有保证了充分的休息才能帮助乳汁分泌。

保护好乳房

新妈妈乳房的清洁很重要，在保持清洁的前提下，为保证哺乳的顺利进行，乳房的保护尤其是乳头是非常重要的。新妈妈的乳头如果受伤、破皮、皲裂或流血并导致发炎，就会影响乳汁分泌。为避免乳头受伤，建议新妈妈采用正确的喂奶姿势。

盘点各式催乳方法

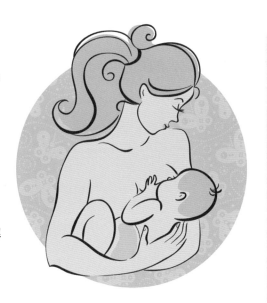

缺乳是产后新妈妈经常会遇到的一个问题。那么，新妈妈应该如何应对缺乳呢？

针对新妈妈产后无乳汁或者乳汁少的现象，市场上推出了各种催乳方法，以达到促进乳汁分泌的目的。这些催乳方法让人眼花缭乱，其中最被新妈妈信任的除了食疗之外就是中药催乳、按摩催乳等方法。下面就让我们一起来了解一下常用的催乳方法。

食疗催乳法

在催乳的方法中，最常见也是最为大众接受和使用的要数食疗法了。关于食疗法我们应该怎么去注意呢？下面我们就为产后新妈妈推荐几种很好的催乳汤及其做法。

莲藕红枣章鱼猪尾汤

材料：

莲藕 500 克，红枣 4 个，干章鱼 1 只，绿豆 50 克，猪尾 500 克。

调料：

葱花 5 克，酱油 20 克，食盐 10 克。

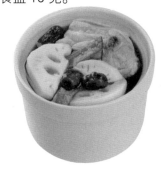

烹饪方法：

红枣去核，和绿豆一起洗净，用清水浸泡片刻。章鱼干洗净，用温开水浸泡半小时；莲藕洗净去节，切成块状。猪尾洗净剁块，和红枣、绿豆、章鱼、莲藕一起放入煲内，加适量清水，先用武火烧开，改文火煲 2 个半小时。煲内加盐调味，将酱油、葱花倒入小碗调汁，以供食用藕和猪尾时蘸着吃。

推荐理由

此汤香浓可口，具有补中益气、养血健骨的功效。喝此汤不仅有催乳的作用，还能润泽肌肤。

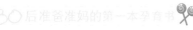

丝瓜络鲢鱼汤

材料:

丝瓜络 50 克,

活鲢鱼 1 条。

调料:

酱油适量。

烹饪方法:

先把鲢鱼洗净、去鳞、去内脏,然后与丝瓜络一同熬煮成汤。产妇吃时可以少放些酱油,但不放盐,最好吃鱼喝汤,每天喝 1 次,连续喝 3 天。

推荐理由

丝瓜络具有催乳作用,鲢鱼有补虚、理气、通乳的功效。丝瓜络鲢鱼汤对血虚引起的少奶情况有一定的效果。

通草猪蹄汤

材料:

新鲜猪蹄 1 只,

通草 3 克。

调料:

盐适量。

烹饪方法:

把新鲜猪蹄洗净,刮干净皮毛,与通草一同放在砂锅里,加 1.5 千克清水煮成汤,先用急火,水开后改成慢火,煮 1~2 个小时,放入适量盐即可。每天喝 2 次,连续喝 3~5 天。

推荐理由

猪蹄里含有丰富的蛋白质、脂肪,具有较强的补血、活血作用,通草可以利水通乳汁,搭配在一起食用不仅通乳效果好,还可促进产妇尽快康复。

通草鲫鱼汤

材料:

活鲫鱼 1 条,

通草 6 克。

调料:

盐适量。

烹饪方法:

先把鲫鱼洗净、去鳞、去内脏,然后加入通草一同煮,关火前加适量盐即可。食用时吃鱼喝汤,每天喝 2 次,连喝 3~5 天,汤宜淡一些。

推荐理由

鲫鱼具有利水通乳的功效,通草也是通气下乳的好材料。通草和鲫鱼搭配在一起煮汤不仅可以提高催乳效果,还利于产妇身体复原。

木瓜花生大枣汤

材料：

木瓜 750 克，

花生 150 克，

大枣 5 粒。

调料：

冰糖 2~3 块。

烹饪方法：

先把木瓜去皮、去核、切块，然后将木瓜、花生、大枣和 8 碗水放入煲内，放入冰糖，待水滚后改用文火煲 2 小时即可饮用。

推荐理由

木瓜是很好的催乳水果。木瓜、花生、大枣做汤混在一起饮用对促进乳汁分泌有显著效用。

甜醋猪蹄姜汤

材料：

猪蹄 1 只，

生姜 250 克。

调料：

冰糖 1 小块，

甜醋适量。

烹饪方法：

先将猪蹄去毛后剁成小块，用滚水煮 5 分钟。然后将生姜刮皮、拍裂连同猪蹄放入瓦煲中，加醋。等到煮滚后，改用文火煲 2 小时，下冰糖调味即成。

推荐理由

用生姜、甜醋煲猪蹄汤可增进食欲，温经补血，对于产后血虚、食欲减退、手脚冰凉都是很不错的，是产妇最佳的滋补汤水。

木瓜鱼尾汤

材料：

木瓜 750，

鲩鱼尾 600 克，

生姜 3 片。

调料：

盐、油适量。

烹饪方法：

先将木瓜去核、去皮、切块。然后起油锅，放入姜片，煎香鲩鱼尾。再把木瓜放入煲内，用 8 碗水煲滚，再舀起 2 碗滚水倒入锅中，与已煎香的鱼尾同煮片刻，再将鱼尾连汤倒回煲内，用文火煲 1 小时，下盐调味，即可饮用。

推荐理由

鲩鱼尾能补脾益气，配以木瓜煲汤，则有通乳、健胃之功效，最适合产后女性饮用。

按摩催乳法

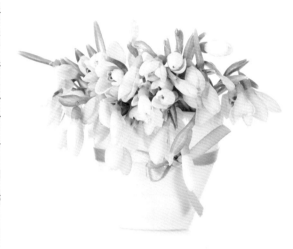

有些新妈妈开奶比较顺利，而有些新妈妈的奶水却无法顺利出来。奶水不下的原因有很多种，主要原因还是因为乳腺管堵塞，或者是宝宝的吮吸不能很好地引起泌乳反应。因此，当新妈妈奶水不足或是乳房有硬结、胀痛的时候，也可以考虑使用按摩方式来刺激奶水。按摩被认为是一种非常好的催乳方法。通过按摩可以促进局部毛细血管扩张，加快血流速度，改善局部的血液循环，有利于乳汁的分泌和排出。

首先，新妈妈在进行催乳时，为了防止在按摩时损伤皮肤，需要先用香油或润肤露对手和乳房进行润滑。

其次，新妈妈按摩必须注意手法，如果手法不准确或者手劲太大，都可能会导致腺管堵塞加重，严重的可能会引发炎症。新妈妈可以用手掌由乳房四周轻轻向乳头方向推抚，促进血液循环，疏通乳腺管。乳房上如果有硬块，可以先用干净的毛巾热敷一下，之后从好的部位推向硬块部位，两个乳房轮流做，边做边热敷，直到整个乳房变得柔软。

最后用大拇指和示指在乳晕四周挤压一番，以更有效地达到催乳效果。

除了以上利用手的力道按摩催乳外，新妈妈也可采用木梳按摩催乳法。具体做法是将木梳烤热，平放于乳房上，上下左右轻轻揉按，反复数次。

事实上，帮助新妈妈下奶最有效的方法莫过于宝宝的吸吮。奶水越少，越要增加宝宝吮吸的次数。由于宝宝吮吸的力量较大，正好可借助宝宝的嘴巴来按摩乳晕。建议新妈妈们，一定不要因为刚开始没有乳汁就不让宝宝吸吮奶头，应该让他多多接触乳头，渐渐地宝宝就会学会靠自己的力量去吸吮了，同时也能起到神奇的催乳作用。

新妈妈在按摩催乳的过程中一定要注意手法。如果手法不准确或者手劲太大，都可能会导致腺管堵塞加重，严重的可能会引发炎症。除此之外，边哺乳边工作的妈妈不要因为工作而耽误了正常的挤奶时间。一般来讲，2~3个小时就应该挤一次，否则易造成奶水淤积、乳房硬结，甚至产生炎症。

中药催乳法

有些中药确实对产妇有一定的催乳作用。但是，产后什么时候开始喝这些催乳汤是很有讲究的。催乳汤喝得过早，乳汁下来过快过多，这时新生宝宝又吃不了那么多，容易造成浪费。同时，由于乳汁分泌过多，会使产妇乳房血管及淋巴管扩张淤积，乳管堵塞而出现乳房胀痛；若吃得过迟，乳汁下来过慢过少，也会使产妇因没有乳汁而心情紧张。产妇一紧张，就使下丘脑分泌的儿茶酚胺量增多，丘脑下部泌乳抑制因子分泌增多，使垂体催乳素相应减少，分泌乳量会进一步减少，形成恶性循环。因此，妇产科专家建议，产妇产后喝催乳汤一般要注意以下两点：

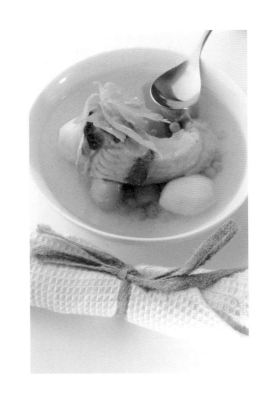

掌握乳腺的分泌规律

一般来说，宝宝生下来以后，乳腺在两三天内开始分泌乳汁，但这时的母乳比较黏稠、略带黄色，这就是初乳。初乳对于保护婴儿免受细菌的侵害是很有帮助的。初乳的分泌量不多，加之婴儿此时尚不会吮吸，所以好像没有乳汁。但是，若让婴儿反复吮吸，有利于乳汁的分泌。大约在产后第 4 天，乳腺就开始分泌真正的乳汁。

从乳腺分泌乳汁的规律中我们知道，喝催乳汤不宜过早，也不宜过迟。民间产妇常在分娩后的第 3 天开始喝鲤鱼汤、猪蹄汤之类，这是有一定道理的。产妇喝这些汤能为初乳过后分泌大量乳汁作好准备，因此产后第 3 天开始喝催乳汤是比较合适的。

根据产妇的身体状况适时作出调整

产妇若是身体健壮、营养好，初乳分泌量较多，可适当推迟喝汤时间，喝的量也可相对减少，以免乳房过度充盈而淤积不适。产妇如果各方面情况都比较差，就早些喝，喝的量也多些，但也要根据耐受力而定，以免增加胃肠的负担而出现消化不良。

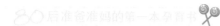
做好心理调适，远离产后抑郁

不少新妈妈产后会出现心情低落，动不动就有想哭的感觉，而且这种感觉会时不时地出现。研究表明，新妈妈如果产后持续出现抑郁现象，不仅会给自己的生活造成困扰，严重的可能还会影响到照顾宝宝的能力。那么，面对产后的心理变化，新手妈妈又应该如何进行调节呢？

新 妈妈的心理变化

处于育龄期的女性原本就是抑郁症高发人群。女性出现孕期和产后心理抑郁的原因可能是孕期和生产过程中所附带的生理与心理压力。产后妈妈面临着要学会适应母亲这个新角色，并且要应对新的生活挑战，再加上生产完之后血管紧张素和激素的变化，会引起产后妈妈心情抑郁、闷闷不乐。

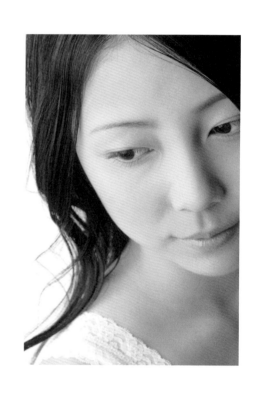

新 妈妈的心理调试

一旦医生诊断新妈妈患上了抑郁症，除了用药之外，家人还应该注意用其他的方法来改善新妈妈产后的抑郁状况。在帮助新妈妈进行心理调适的时候，要努力改善新妈妈负面的情绪，并向新妈妈展示家人的理解与支持，还可以带领新妈妈做一些合适的放松训练，并在饮食上加以辅助，从而改善产后新妈妈的不良情绪。

让新妈妈睡好觉

疲倦是造成新妈妈产后情绪低落的主要原因。在护理新生宝宝阶段，新妈妈最缺乏的就是充足的睡眠了。所以，建议新妈妈在白天尽量多休息，在晚上也要尽早入睡，以保证足够的睡眠时间。新妈妈也可以配合宝宝的时间休息，在宝宝睡觉的时候新妈妈也可以抓紧时间休息一会儿。

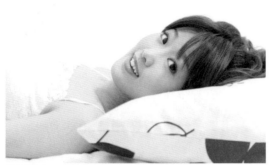

提供温馨素雅的居室环境

家人可以在新妈妈居室的装潢上下点功夫。家人要保证居室通风采光、温度适宜，可以在室内摆放一些鲜花，或者加上一些温馨的图片或者其他的点缀。家人还可以通过给新妈妈播放一些轻松的音乐来帮助她稳定和调整情绪。

调整饮食

研究证明，食物对改善人的心情很有帮助。均衡的饮食摄入可以帮助新妈妈对抗压力。五谷食物中，全麦面包、燕麦、糙米等杂粮都可以帮助新妈妈缓解压力、调节情绪。此外，香蕉、热牛奶、海鱼、动物血均能起到调节情绪的作用。建议家人可以在饮食上多下点工夫，做一些新妈妈喜欢且利于健康的食物。

拓展兴趣，放松身心

旅行是个减压的好方法，但是考虑到产后新妈妈身体虚弱，家人可以在离家较近的地方带新妈妈逛一逛，也可以帮助新妈妈发展一些她感兴趣的东西或者活动，帮助她打发时间，缓解心情。

鼓励妈妈用日记书写心情

许多人在心情低落的时候总会有一些负面的想法，因此家人可以鼓励新妈妈每天用日记来记录自己的心情，达到发泄的目的。新妈妈也可以用日记记录宝宝的成长，以此转移注意力。

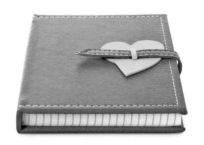

母婴交流，架设亲子"爱心桥"

其实，宝宝在出生之前，就已经具备了辨别妈妈声音的能力，并且还能对妈妈的声音作出回应。经历了孕期胎教的交流互动，在宝宝出生之后，爸爸、妈妈和宝宝之间又该怎样交流呢？

妈妈与宝宝的亲密接触

有不少80后新妈妈把刚出生的宝宝完全交给长辈或是月嫂带，有的甚至不愿意自己喂奶。这样其实很不好。宝宝出生后，妈妈和宝宝交流的第一步就该是帮助宝宝建立安全感，让宝宝慢慢熟悉这个世界。那么要想让宝宝有安全感，新手妈妈应该从哪些方面注意呢？

尽量母乳喂养

刚出生的宝宝最需要与母亲肌肤接触，母婴之间的触觉交流，最直接体现为母乳喂养。哺乳不仅能为宝宝提供生长发育的营养，更为其触觉的产生和发展提供条件，同时为宝宝建立安全感有重要的作用。月嫂喂养宝宝的经验虽然丰富，但却无法替代妈妈的作用。妈妈适当和宝宝进行肌肤上的接触，在宝宝需要肌肤接触的时候，妈妈要充分满足宝宝的需求，增加亲子依恋、亲情交融，也可以提高宝宝的适应能力，促进宝宝生理、心理的发展。

正确地抱宝宝

新生宝宝生长发育的特点是头大、头重、骨骼的胶质多，肌肉还不发达，肌肉力量较弱。因此，抱宝宝的姿势是很讲究的，关键是要托住宝宝的头部。爸爸、妈妈可以将宝宝的头放在左臂弯里，肘部护着宝宝的头，左腕和左手护着宝宝的背和腰部，右小臂护着宝宝的腿部，右手托着宝宝的屁股和腰部。妈妈经常抱宝宝会让宝宝熟悉妈妈的气味。

给宝宝营造舒适的居住环境

很多宝宝出生之后都会有自己的小房间，为宝宝打扮小房间也是爸爸妈妈和宝宝交流的很重要的一个方面。宝宝可以感觉得到爸爸、妈妈的心意。

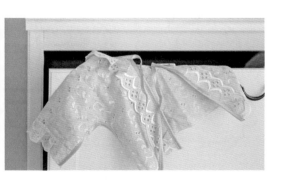

婴幼儿时期是宝宝神经系统发育最快、各种潜能开发最为关键的时期，也是进行教育的好时机。对宝宝进行早期教育的核心在于提供一个教育内容丰富的环境，对孩子的大脑发育和人格成长进行"激活"，从而为其日后的发展打下一个坚实的基础。从宝宝出生开始，爸爸和妈妈就可以通过早期的亲子互动来对宝宝进行早教。

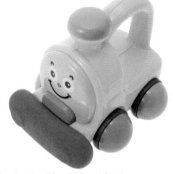

训练宝宝的注视能力

新生宝宝都是具有活跃的视觉能力的，他能够看到周围的东西，甚至记住稍微复杂的图形，分辨不同的脸等。爸爸、妈妈可以从宝宝出生起，趁宝宝醒着的时候帮助宝宝发展视觉功能。

让宝宝看图片

黑白色的图形或者黑白相间的图形对新生的宝宝是最有刺激性的。爸爸、妈妈可以把这些图片放在宝宝的床边挂着，每隔三四天换一副，以适应宝宝对新奇事物注视的时间较长、对熟悉事物注视时间较短的情况。

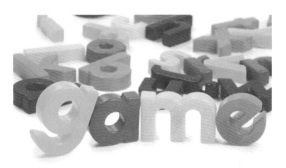

跟宝宝玩躲猫猫游戏

游戏是宝宝比较喜欢的，爸爸、妈妈可以在宝宝醒着的时候在宝宝耳边轻声呼唤宝宝，设法吸引宝宝的视线并想办法让宝宝的注意力和目光随着爸爸、妈妈的移动而移动。这样可以锻炼宝宝的听力、视力和反应能力。

准备让宝宝着迷的玩具

爸爸、妈妈一定要为宝宝准备一些玩具，玩具的选择上色彩要尽量的鲜艳，最好可以发出一些好听的声音，以此来吸引宝宝的注意力。

宝宝初期的听觉与发声训练

宝宝听觉的发育是十分重要的，它直接影响宝宝语言能力的发展。所以，从宝宝出生开始，爸爸、妈妈就可以开始对宝宝进行听觉和发声训练的启发。新生宝宝不仅具有听力，还具有对声音的定向能力，能够分辨声音源。爸爸、妈妈可以给宝宝提供一些适当的听觉刺激，以促使宝宝听觉和发音器官的发育健全。

多和宝宝交谈

刚出生的宝宝已经能对声音作出反应。爸爸、妈妈一定要抓住这个机会多和宝宝说话，来激发宝宝的语言潜能，启发宝宝发音。

重复引导宝宝发音

宝宝啼哭之后，爸爸、妈妈可以试着模仿宝宝的哭声，可以适当地夸张一些，用"啊""噢"的一些声音来替代宝宝哭声，循序渐进地教会宝宝简单的发音。

给宝宝听适合的音乐

爸爸、妈妈还可以选择优美明快和轻柔的音乐，每天固定时间给宝宝播放，用音乐来熏陶宝宝，训练宝宝的听觉。但是，爸爸、妈妈要注意，音乐播放的时间不能过长，以 5~10 分钟为宜，音量也要适中。

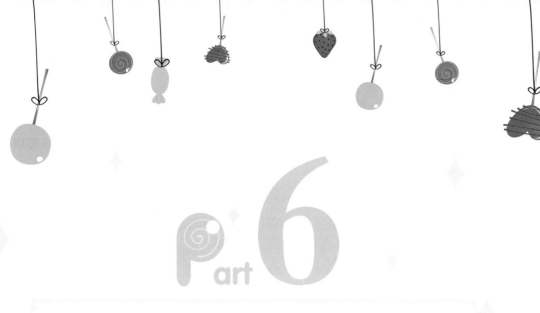

Part 6

养瘦兼顾，恢复身材摆脱臃肿

结婚是女性最为之感到幸福的事，婚后每对夫妇要宝宝的时间都不一样。但对于女性来说，十月怀胎的辛苦一样都少不了。女性怀孕之后，由于生活习惯、饮食等各个方面的改变，身体也有所变化，最明显的是体内激素的变化，导致身体发福、体重增加。

产后，新妈妈的皮肤、身材等与孕前大不相同。妊娠斑迟迟不肯褪去、身材严重变形、皮肤暗淡松弛，这些情况都会使新妈妈的心理负担加重。

其实，生产是一件很正常又很伟大的事，所以新妈妈应为此感到高兴。新妈妈生产之后，不用过度担心身体产生的一些变化。只要心情愉快，能够合理保养，新妈妈恢复孕前的身材并非难事。

现在，我们就教新妈妈一些产后知识，让新妈妈养瘦兼顾，重获美丽。

养好"面子"，重获洁净光滑

生产之后，新妈妈的皮肤会发生变化，尤其是面部皮肤。现代女性对于皮肤问题越来越重视，有的新妈妈对于产后出现的皮肤问题在心理上有很大的压力。这时候，新妈妈仅仅用化妆品是不够的，还要由里及外进行保养。

产 后皮肤常见问题

有些新妈妈产后皮肤变化不大，而有些新妈妈产后皮肤问题则比较严重。皮肤松弛、面色暗淡无光、黄褐斑重生等问题的出现会让新妈妈感觉很自卑，甚至有无"颜"见人的感觉！对于这些问题，需要新妈妈引起重视，及早应对。

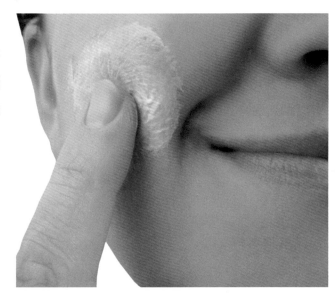

皮肤松弛

一般来说，大龄产妇会出现面部皮肤松弛，但也可能因人而异。有的准妈妈生产前比较胖，产后反而会变瘦，导致面部皮肤松弛，产生细纹。这些细纹长期不消失，最后越来越严重，很难消除。

黄褐斑

　　黄褐斑与产妇体内内分泌的改变、黑色素分泌增加有关，程度因人而异，多分布于脸颊、鼻梁。另外，孕妇晒太阳会加重妊娠斑，所以，孕期要避免太阳直射。孕妇孕期营养不良、饮食结构不合理、膳食不平衡、体重增加幅度大、长期口服避孕药及自身皮肤敏感等都会加重妊娠斑。

出油、起痘

　　有些新妈妈产后由于体内激素的变化，皮肤出油严重，有时毛孔堵塞，大量的痘痘开始"蹭鼻子上脸"。这愁煞了年轻的新妈妈。这些状况可能是产后新妈妈情绪不佳，或者孕后期睡眠质量不佳导致的。

皮肤暗淡无光

　　有些新妈妈说，生下了宝宝后，皮肤不是一般的差，各种化妆品都没有效果，涂完一会儿就变干了，皮肤不仅暗淡无光泽，还很干燥，一点都不光滑。这是产后常见的皮肤现象。

　　产妇还有很多皮肤问题，就不一一列举了。想要改善皮肤问题，新妈妈就需要知道皮肤问题的解决之道。

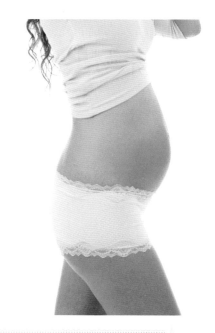

产后皮肤养护之道

　　新妈妈生产之后，产生的一系列皮肤问题很是让人闹心。产后皮肤养护也不是一件容易的事，常言道"积土成山"，皮肤的养护同样如此。新妈妈恢复往日容颜也不是一朝一夕就能办成的。那么，新妈妈就要调整心理状态，把护肤当成是生活中的一件美差。

　　我们要知道，人的皮肤基本上分为以下几类：干性皮肤、油性皮肤、中性皮肤、过敏性皮肤和混合性皮肤。皮肤性质不同，保养的措施也不一样。保护面部皮肤，可是一门大学问。下面，我们就来看看产后新妈妈该如何保养自己的皮肤吧！

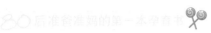

面部清洁皮肤好

清洁是面部护理的最基本方法，是护理面部的第一步。时尚的80后新妈妈一定有不少的经验。产后新妈妈如何清洁自己的肌肤呢？我们来看一看。

选择适合的洁面用品

干性皮肤的新妈妈容易出现皮肤缺少光泽、产生皱纹的问题。这种皮肤的新妈妈可以选择一些清洁油、清洁霜或者是无泡型的洗面奶来清洁皮肤，宜用不含碱性物质的膏霜型洁肤品，也可选用对皮肤刺激小的含有甘油的香皂。

油性肌肤的新妈妈，油脂分泌旺盛，额头、鼻翼甚至面颊泛有油光，毛孔会比较粗大，皮质很厚不光滑。这种皮肤偏向于碱性。可选用清洁能力强的洁面乳，最好是含泡沫的。一些对皮肤没有伤害的香皂也可以使用。

过敏性皮肤的新妈妈受到各种刺激就会产生不良反应，容易出现长痘、出油、过敏等问题。一些带有刺激性的化妆品、花粉、食物、污染品等，都导致过敏性皮肤出现红肿、发痒、脱皮及过敏性皮炎等异常现象。尤其是在化妆品的选择上更要谨慎。新妈妈要选用植物性的洗面奶或者清水洗脸都可以，隔段时间可以进行深层清洁。

中性皮肤和混合性皮肤的新妈妈肤质较好，但也要提防黄褐斑出现或加深。一些对皮肤没有刺激性的洁面用品都可以使用，相比前3种皮肤相对比较好护理一些。

面部问题解决之道

妊娠斑比较严重的新妈妈，可以使用冷水和热水交替的方法洗脸，加速血液循环，使黑色素分解。护肤品的涂抹要紧跟皮肤的清洁步伐。

皮肤干燥的新妈妈注意补水，使用保湿的护肤品。

皮肤出油起痘的新妈妈，不要用指甲去挤，这时候要按时清洁皮肤。清洁完后可以用爽肤水补水，不要因为皮肤油而不重视补水。

晨起洗一洗

新妈妈早晨起床，脸上一般会比较油，所以起床的时候必须要注重面部的清洁。新妈妈早晨洗脸不要用洗面奶、香皂等，清水是最好的选择。冬季还在坐月子的新妈妈，必须用温热一些的水洗脸。

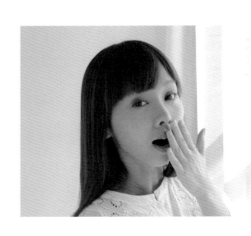

晚上仔细洗

坐月子的新妈妈由于在家里静养，脸部的灰尘不多。月子期过后如果新妈妈出门，皮肤与外界接触比较广泛，可能皮肤上会粘有大量的灰尘和细菌，还会出汗。那么，晚上的皮肤清洁工作更重要。

新妈妈晚上洗脸要用洁面乳，根据自己的肤质选择不同的洗护用品。当然，化妆的新妈妈在洗脸之前最好用专用的、无刺激性的卸妆油来卸残妆，这样洗脸更彻底，皮肤更清洁。

清洁分步骤

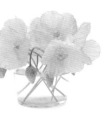

首先，新妈妈要用水龙头把手洗干净，然后在盆里倒上适量的温水，轻轻地清洗面部。洗脸的海绵比较柔软，不会伤到皮肤，产后新妈妈是可以用的。

其次，面部皮肤用水洗完后，用洗面奶清洁面部肌肤。先清洗脸颊，按顺时针的方向；然后清洗额头、由外向里清洗鼻梁。嘴巴附近也要清洗，还有脖颈部分也需要清洗。清洗皮肤的时候不能太用力，轻轻按摩，用指腹打圈。

最后，用洁面乳清洁完之后，用流动的水洗去面部的洗面奶，仔细清洁肌肤和手。之所以用流动的水，是因为流动的水可以洗掉残留的脏物，而脸盆的水已经不干净了。

清洁之后别忘好好护理

新妈妈白天如果要出门，早晨洗脸后就要用适量的护肤品。新妈妈最好先用水质的护肤品，拍打至吸收，然后可以涂精华液按摩吸收，再涂上乳液、乳霜、防晒霜等；晚上洗脸后，涂上水拍打至吸收。干性皮肤可以抹一些晚霜。

面膜补水摆脱干燥

新妈妈如果皮肤干燥，可以敷面膜补水护肤。市场上的黄瓜水、丝瓜水、芦荟水令人眼花缭乱，新妈妈可根据自己的肌肤选择适合的面膜，当然，在家里自制面膜不仅副作用小、价格便宜、不刺激皮肤，还可以享受制作面膜的乐趣。如果新爸爸有意愿，帮妻子制作面膜也是很体贴的。香蕉、牛奶、黄瓜都是制作面膜的最佳原料。

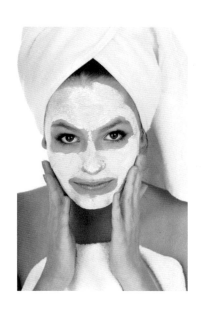

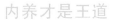
内养才是王道

面部的皮肤护理只是皮肤养护的基础，新妈妈仅仅靠外部的保养是远远不够的，内部的调养才是根本。只有这样，新妈妈的皮肤才会更好。

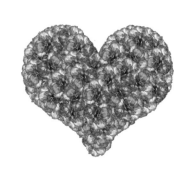

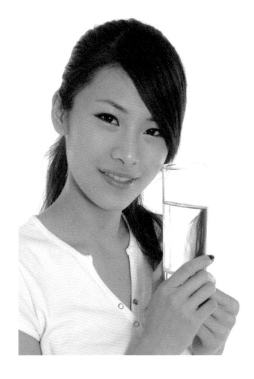

每天补水消灭皮肤干燥

白开水是最健康且最有效的补水方式。白开水是其他饮料无法代替的，它不含糖分，有利健康，并能起到清理肠道的作用。

新妈妈喝水也要讲究。新妈妈产后第1周不要喝太多水，以防出现水肿。早晨起床后喝一杯水不宜忽略。沉睡了一个晚上，新妈妈身体的各个器官属于休眠状态，起床后喝一杯开水能帮助蠕动肠道、洗涤肠胃，有利于排尿排毒以及皮肤排毒，还能加快血液循环，补充身体所缺的水分。

每天喝水多少因人而异，一般在1000毫升~2000毫升。人们常说每天8杯水，但8杯水只是一个概数，喝水不必一板一眼、规定到几时几分，想喝就喝，不要等到口渴了才喝水。

新妈妈睡前不要喝太多水，以免加重肾脏的负担，同时还影响睡眠质量。喝水的时候切记猛饮、猛灌，一杯白开水放在手边，想起就喝，哪怕口不渴，慢慢喝水便会利于吸收。

除此之外，新妈妈也可以通过喝茶水、鲜榨果蔬汁、豆浆、牛奶等方式来补水。它们不仅可以起到补水的作用，还能额外供给新妈妈营养。例如，茶除了可以提神醒脑外，对于排毒解毒、养颜护肤也有很好的帮助；果蔬汁含有丰富的维生素及矿物质，可以调整人体机能，促进肠胃吸收，增强细胞活力，达到抗疲劳抗老化的作用；豆浆中的大豆异黄酮，是调节女性激素的重要营养物质，长期饮用豆浆，可以调节新妈妈心情及身体健康；牛奶就更不用说了，它是新妈妈补钙的好帮手。

吃对水果消除妊娠斑

　　水果是女性的好朋友，能起到美容、养颜的作用，还能补充人体所需的大量水分、矿物质、维生素等。产后新妈妈适合吃的水果有什么呢？据了解，水果中的猕猴桃、圣女果、柠檬等是除妊娠斑的最佳水果。这些水果维生素含量丰富，适合有妊娠斑的新妈妈吃。

　　1. 猕猴桃

　　猕猴桃原产于我国，富含维生素 C、维生素 E、抗氧化素、钙和膳食纤维。猕猴桃有增白、减肥、淡斑、消除暗疮和抗衰老的作用。对于产后新妈妈来说，妊娠斑是一大难题。猕猴桃有淡斑作用，是新妈妈美容的天使。猕猴桃除了能淡化妊娠斑以外，还能增强免疫力、防止产后便秘、预防癌症，是真正的好水果。

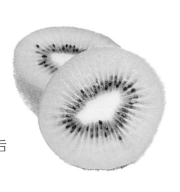

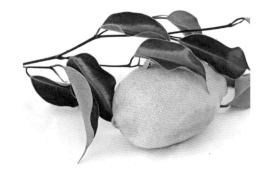

　　2. 圣女果

　　圣女果能补充维生素 C，使人体的色素沉淀减少，皮肤保持细嫩光滑，还能抗衰老、防癌症，尤其是能够补血，消除妊娠斑。

　　3. 柠檬

　　柠檬富含维生素 B_1、维生素 B_2，具有抗氧化、促进皮肤新陈代谢及延缓衰老的作用，尤其能够减少色素沉淀，对妊娠斑的抑制作用很好。

　　以上的三种水果是抑制妊娠斑的主力，除此之外，还有牛奶、黄豆等都可以帮助产妇减少妊娠斑。当然，还有一些水果如橘子、香蕉、苹果等，都是美容的好食物，不仅可以消除妊娠斑，还可以防止皮肤衰老，调节人体营养元素和酸碱平衡，从而控制皮肤出油、暗淡无光等症状。

多喝营养汤润肤又养身

新妈妈喝营养汤不仅能美容,还能瘦身。营养汤具体怎么做,新妈妈可以发挥聪明才智,运用各种食材,就会有既营养又可口的养颜营养汤可以喝了。营养汤的种类很多,主要有海带排骨汤、红枣乌鸡汤、鲫鱼豆腐汤、猪蹄黄豆汤等。下面我们看一下喝产后营养汤必须要注意的几点吧!

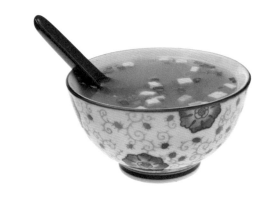

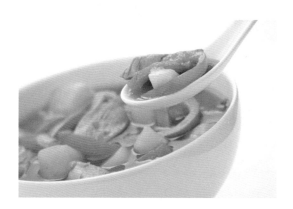

有些新妈妈身体相对比较健康,过多喝营养汤反而造成营养过剩,加重代谢负担,造成身体代谢困难,发生肥胖。所以,营养汤是内养的关键,但是要量力而行,缺了才补。

营养汤不可过于油腻,以营养丰富、清淡为主,过多的油脂不仅不滋补,反而起到了反作用。

产后适宜的营养汤以排除体内毒素、健身、美容以及加快泌乳为主,一些对哺乳有妨碍作用的营养汤要杜绝。

同时,产后新妈妈不要喝剩汤、生冷的营养汤,喝汤的时候也不能过急。

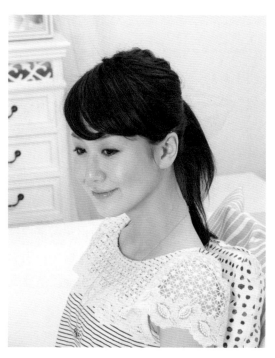

面部运动来帮忙

人的五官进行组合，可以形成多种面部表情。不同的面部表情会带来不同的心情。那么，新妈妈就用微笑的表情来帮助产后皮肤恢复吧！面部运动不仅可以使新妈妈的面部肌肉更紧致，皮肤更健康，还可以顺便改掉面部的一些小缺点，如嘴巴不自觉张开、下巴突出等，甚至连水肿、细纹等皮肤问题都会消失。

面部运动无需其他辅助物，也无需花费其他时间和金钱，只要想锻炼，任何时间、任何地点都不成问题。一起来看看新妈妈如何锻炼自己的面部吧！

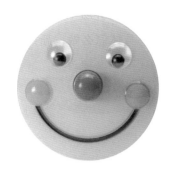

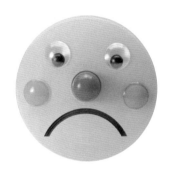

第1步：嘴张开呈"啊"字形，慢慢将口张大，下巴向下拉，每次持续十几秒，连续3~5次。可锻炼下巴及脸颊肌肉。

第2步：嘴角朝两边，呈念"E"字形的嘴型，向两边拉，但不要过于用力。重复3~5次。可增加脸部肌肉灵活度。

第3步：嘴巴朝右上角撇，持续十几秒，连续5次，再朝左上角撇。强化脸颊及嘴角肌肉。

第4步：嘴巴呈圆形念"u"，持续十几秒，重复5次。可紧致面部。

第5步：舌头在嘴巴内按照顺时针的方向贴着嘴唇内部作圆周运动，重复3~5次，动作要缓慢、要匀称。可消除嘴旁细纹。

第6步：将嘴唇嘟起慢慢吹气，再吸气，重复数次。可增加脸颊肌肤弹性。

第7步：身体坐正，慢慢抬头，下巴逐渐抬升，均匀呼吸，直到面部肌肉有些酸的时候，慢慢放下下巴，持续5次。可强化下巴到颈部的曲线。

这是最简单的面部运动。面部运动随时随地都可以做，只要不过于用力，防止肌肉拉伤，运动时间合理，就可以通过运动增加皮肤色泽，整个人焕发靓丽光彩了。

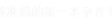
面部按摩添光彩

产后新妈妈除了进行面部肌肉锻炼来改善皮肤外，还可以进行皮肤按摩。按摩能促进皮肤血液循环，让皮肤更加焕发光彩。产后新妈妈进行面部按摩前要洗脸洗手，可以自己按摩，也可以借助他人进行按摩。面部按摩法有揉法、拿法、摩法、按法等。下面教新妈妈最简单最实用的面部按摩方法。

额头按摩：中指及无名指从额头中部向上到发际，然后左右手中间三根指头从额头中部向两边倾斜朝上按摩，再用中指由眉头到眉尾打圈按摩，再由眉头中部到太阳穴打圈按摩。

眼部按摩：将两手无名指从眉头按摩至眉尾，然后在眼部周围打圈。右手指呈顺时针方向，左手相反，动作要轻。

脸颊按摩：由中指沿眼角在面颊骨处打圈按摩到内眼角，重复3~5次。动作适当用点力。用双手手掌轻轻拍打面颊，鼻子由两侧打圈按摩。

下巴按摩：双手中间三个指头由下巴中间打圈到耳垂，再由口角打圈至耳朵中部，由鼻头打圈到耳朵上部，重复3~5次。双手由上唇中部沿口部线转到下唇中部向下巴按摩。

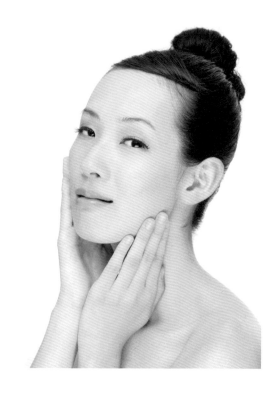

颈部按摩：双手手指从锁骨到下巴由下到上进行按摩，稍稍用力，双手交换，然后从下巴按摩至耳垂。

以上的方法简单可行，经常按摩有利于皮肤的生长和脸部肌肉的运动，有兴趣的新妈妈可以试一下。

皮肤养护禁忌

产后面部皮肤需要一个自然恢复的过程，有些新妈妈可能在生活中会不太注意，从而加重了对皮肤的伤害。

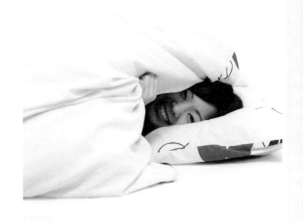

忌睡眠不足

产后新妈妈需要适当的休息。休息不好会影响整体的精神状态，加上喂养孩子比较辛苦，产后新妈妈如果睡眠时间不当或者是睡眠不足，身体得不到充分休息，会导致内分泌失调、代谢缓慢，毒素无法及时排泄，会使得新妈妈脸色苍白或发黑，一系列问题接踵而至。

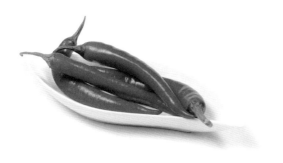

忌大量进食辛辣刺激性食物

产后身体需要一段时间才能恢复到原来的状态，有些比较喜欢吃辣味的新妈妈就想弥补怀孕时的缺欠，大量进食辛辣食物，这会导致新妈妈出现恶露时间延长、皮肤起痘等问题。

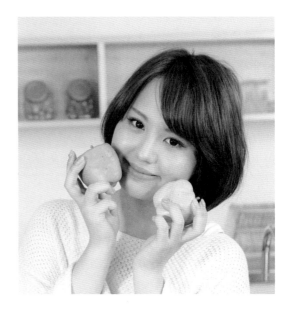

忌膳食不均衡

产后新妈妈要调节体内的酸碱度达到酸碱平衡。所以，在膳食的选择上，要荤素搭配，营养充足，油脂的摄入要适当，不能过度，也不能完全没有。一些有利于肌肤生长恢复的水果要多食用，但要注意度。水果及副食不能代替主食。皮肤要好，休息、饮水、平衡膳食是关键，这样，新妈妈才能恢复到最初的样子。

抓住产后乳房发育"第二春"

乳房由皮肤、纤维组织、脂肪组织、乳腺构成。脂肪组织的多少是决定乳房大小的重要因素之一。有人认为，新妈妈在怀孕和生产之后，由于体内的激素变化，不仅体重增加，乳房也会变大，如果不及时保养，很可能造成乳房下垂、变小。新妈妈应抓住机会，科学合理地保护乳房，能使乳房恢复弹性和魅力。新妈妈应从产后各个方面进行保养，促进乳房"第二春"的发育，恢复以前的美丽和自信。

产后乳房的变化

一般而言，女性的乳房在孕前、孕中及产后会有差别，下面通过三者的对比来具体地了解一下产后乳房会经历哪些变化吧。

孕前

女性从 9~10 岁开始，乳房因卵巢分泌激素的刺激慢慢发育，到 15 岁基本成型，逐渐发育到 22 岁基本停止。新妈妈孕前乳房会比较坚挺，富有弹性，没有下垂现象，大小和形状则因人而异。

孕中

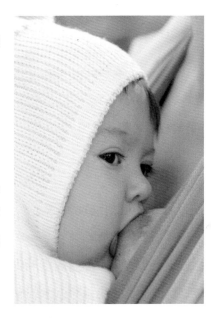

女性怀孕之后，乳腺会进一步发育。其发育的程度是决定乳汁分泌多少的重要因素之一。女性怀孕后乳房皮下静脉曲张，使得腺体管腔扩大，乳晕颜色变深，乳房体积增大。孕后期乳房变大，体积和重量约增加 1 倍。

产后

女性产后 2~3 天内，在催乳素的作用下，各乳腺小叶分泌活动增加，局部温度增高，乳房会交替分泌乳汁，迅速胀大而坚实。随着新妈妈规律性哺乳的开始，乳房会不断地充盈、排空。

产后丰胸策略

乳房的大小和形状一方面受到先天遗传性因素的影响，另一方面与后天的环境有关。怀孕中的女性从孕早期就应该注意乳房护理方面的问题，让自己的乳房健康而富有魅力。新妈妈积极健康地生活、科学地补养，一定能让乳房恢复往日的美丽。

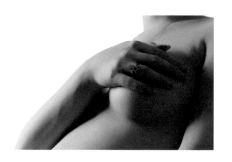

正确哺乳促丰胸

新妈妈产后正确的哺乳方式能减少乳房的负担，让乳房不变形，还能让胸部更美观。

1. 哺乳前用热水敷一下乳房。热水敷乳房能使乳房分泌乳汁加强、乳头柔软，从而使宝宝吃奶的时候比较容易。乳头不会因为宝宝吸奶而被拉扯，不易产生变形。

2. 哺乳宝宝的时候注意两侧乳房交替喂养，这样不会造成一侧乳房大、一侧乳房小。一侧乳房排空后，就用另一侧乳房给宝宝喂奶。如果宝宝吃一侧乳房的奶就饱了，下次哺乳记得先吃另一侧乳房的奶。

3. 新妈妈奶水胀的时候可以让宝宝吸吮，也可以用吸奶器吸奶，这样就不会因为奶水充盈导致乳房变大、排乳后乳房变小，从而避免乳房变得松弛、没有弹性。新妈妈及时挤掉多余的奶水很重要。

4. 新妈妈喂奶的时候可以用手托住乳房，尽量上托乳房而不是下拉乳房，就会使乳房变形的状况减少很多。

宝宝一天要吃很多次奶，新妈妈要时刻记住用正确的方式喂养宝宝。

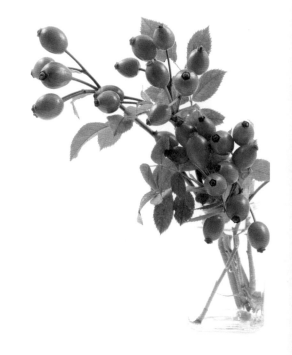

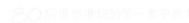
合理按摩紧实胸部

新妈妈做胸部运动能让乳房轮廓分明，坚韧挺拔。下面有一些简单可行的胸部运动可供 80 后新妈妈参考。

1. 双手并拢拇指朝眉心方向，胳膊自肘部慢慢并拢持续十几秒。

2. 胳膊并拢后稍稍朝上，再分开，重复 10 次左右。

3. 双手握拳，两拳并拢朝下，肘部与两拳平行，手臂上抬，胸肌用力，上抬时呼气，向下慢慢放的时候吸气。重复十几次。

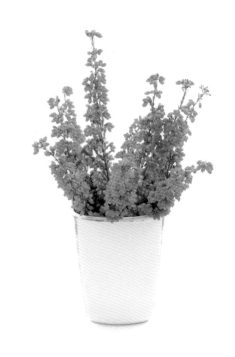

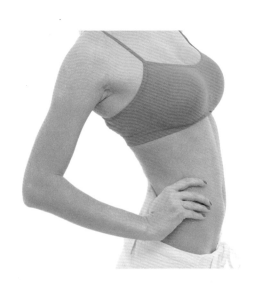

4. 双手交叉搭在肩部，或双手交叉抓住手臂上部，双手用力向前扩，胸部用力，持续 5 秒。重复 10 次。

5. 俯卧撑法：双手撑住地面，双脚并拢躯干，与双腿一起做上下俯卧撑运动，胸部用力；或者双手支撑在稳定的高处，身体上下呈倾斜状做俯卧撑，胸部用力。重复 10 次。

新妈妈通过做以上运动，能明显感觉到胸部在用力，这 5 个动作可以连续做，也可以分开做。持续进行有效的训练，乳房会有所变化，这些简单易行的胸部运动非常适合新妈妈。当然，新妈饭后不要立即做运动，早晨或者是晚上有时间做一下是可以的。

饮食丰胸不可缺

产后新妈妈想要抓住乳房发育"第二春"，饮食调理是不可或缺的环节。

丰胸食物要常吃

1. 木瓜

木瓜含有各种酶元素、丰富的维生素 A、复合维生素 B、维生素 C、维生素 E 及矿物质。木瓜中的木瓜酶，可以促进乳腺发育，刺激卵巢分泌雌激素，使乳腺畅通，达到丰胸的效果。女性朋友可以尝试做木瓜牛奶、木瓜玉米露、木瓜椰汁等，这些都有一定的丰胸效果。

2. 花生和黑芝麻

花生和黑芝麻富含维生素 E，能促使卵巢发育和完善，使成熟的卵细胞增加，刺激雌激素的分泌，从而促进乳腺管增长、乳房增大。花生和黑芝麻可以炒熟后吃，也可以做成美味的食物享用。

3. 豆类食物

黄豆、青豆等豆类食物不仅含有丰富的蛋白质，还含有卵磷脂、异黄酮类物质。常吃豆制品可以起到健美丰胸的作用，尤其是产后的新妈妈可以多吃些豆类食物。

4. 奶制品和蛋类

蛋白质也是保持乳房健美的元素，

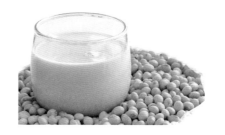

能保证乳房的圆润与健康。女性常吃蛋白质丰富的食物，可以促进乳房的发育，奶制品和蛋类富含蛋白质，想要丰胸的新妈妈可以适当多吃。

除此之外，丰胸食物还有香蕉、番茄、奇异果、樱桃、西柚、鱼肉、核桃仁等。这些食物中的一些营养元素不仅有丰胸作用，还能起到保持乳房活力的作用。

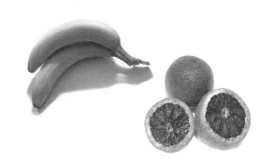

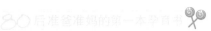

过度节食很伤胸

有些女性为了减肥，选择了节食。通过减少食物的摄入，尤其是高热量食物的摄入确实能起到减肥的作用。但是，体重减少的同时，乳房也会变小，甚至下垂。严重者会出现厌食、营养不良。过度节食是丰胸的大忌，合理饮食、营养搭配丰富，才能既减肥又塑身。尤其是哺乳期的新妈妈，先养后瘦，养瘦兼顾才好。

丰胸不当是大忌

拥有迷人自信的美丽乳房是大多数女性的追求，但是，有的新妈妈丰胸不当，急于求成，反而对自身不利。新妈妈想要丰胸，必须循序渐进，一些对丰胸有害的做法要杜绝。

1. 穿戴不当

有的产后新妈妈为了追求胸部挺翘效果，可能会穿过紧或是有钢圈的胸罩，导致乳房变形或者受到挤压，不利于乳房的健康和乳汁的分泌。因此，哺乳期的新妈妈适合穿大小合适、绵软舒适的胸罩。

2. 滥用药物

一些新妈妈可能会急于求成，想快速丰胸，于是选用药物进行丰胸。很多丰胸药物对身体有害，滥用药物造成雌激素失调和影响乳汁分泌，产生严重后果。新妈妈要坚信健康丰胸的好处，不要滥用药物，不要轻信广告。

3. 轻信手术

丰胸的方式多种多样，但很多丰胸的方法都有风险。现实生活中不乏有为了隆胸而失去生命的年轻女子。多数隆胸手术是在乳房植入丰胸物，这种异物可能会对身体造成伤害。一些丰胸针虽效果明显，但可能对身体造成危害。

女性的魅力不仅来源于外表，也来自于内心。自信、气质也应当是女性所追求的，在丰胸的过程中，要耐心养护，健康丰胸。对于新妈妈来说，爱护自己也是爱护自己的宝宝，产后要以养身为主，兼顾美丽，新妈妈会更幸福。

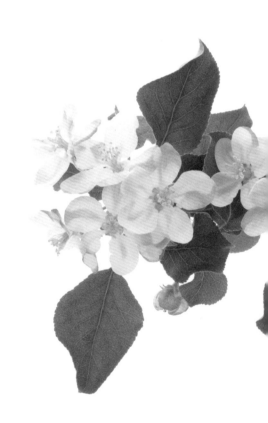

瘦腰减腹，不做“小腹婆”

很多年轻的新妈妈抱怨，自己生产前丰臀细腰的，生下宝宝之后，腹部下垂，腰部脂肪堆积，身材臃肿，都不想出门见人。很多新妈妈俨然进入了“小腹婆”的行列。这不仅给女性的心理造成伤害，而且严重者可能影响夫妻关系，尤其是妻子，自卑心理不利于家庭的和睦。

对于新妈妈来说，生宝宝原本就是一件辛苦却幸福的事情。新妈妈生完宝宝，只要做好身体恢复的工作，依然能够找回往日美丽，也能重拾在爱人面前的自信。瘦腰减腹行动，现在开始吧！

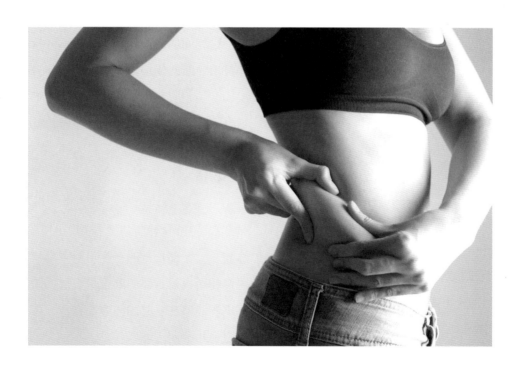

产 后身材的巨大落差

很多新妈妈产后身材发生了变化，成了她们很苦恼的事情。下面来看几条关于女性标准身材的算式：

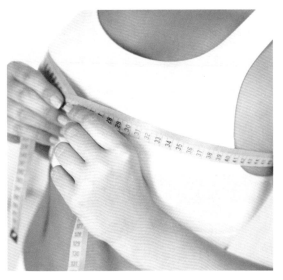

女性标准身材

※ 标准体重（女）=（身高厘米－100）x0.82

例如：身高160厘米的标准体重=（160－100）x0.82=49.2千克

※ 标准胸围 = 身高 x 0.52

例如：身高160厘米的标准胸围=160厘米 x 0.52=83.2厘米

※ 标准腰围 = 身高 x 0.37

例如：身高160厘米的标准腰围=160厘米 x 0.37=59.2厘米

※ 标准臀围 = 身高 x 0.54

例如：身高160厘米的标准臀围=160厘米 x0.54=86.4厘米

以上标准可以作为新妈妈在瘦腰减肥、养身瘦身时候的参考。

产后腰腹变化

脂肪堆积

女性生完孩子之后，腰部最大的变化莫过于脂肪堆积了。女性怀孕期间的滋补使得身体储存了一部分的脂肪，怀孕中后期养胎，活动量减少更容易发胖，加之身体内的激素水平变化会使全身发胖，一些新妈妈会在较长一段时间内出现腹部脂肪堆积的情况。腰部赘肉让新妈妈徒增烦恼，裤子不得不改号换码。关于腹部脂肪的消除办法，下文会详细介绍，新妈妈只要对照着去做，就可以快速告别腹部堆积的脂肪。

腹部松弛

一些新妈妈原来平坦紧实的小腹在生完宝宝后变得松弛、下垂，表现出所谓的"游泳圈"。腹部松弛的程度与胎宝宝的大小、数量和新妈妈身体的胖瘦等息息相关。如果新妈妈能够在平时加强腹部锻炼，恢复平坦小腹也并不遥远。

出现妊娠纹

随着孕期腹部的慢慢变大，腹部皮肤的弹力纤维与胶原纤维会受到不同程度的损伤或断裂。皮肤变薄变细，表现为宽窄不同、长短不一的粉红色或紫红色的波浪状花纹，常见于大腿内外侧、臀部、乳房、后腰部、肩膀与手臂等处，这就是妊娠纹。

女性可以在怀孕前和妊娠期通过按摩、饮食、控制体重、运动等方法来预防妊娠纹。那么，已经有了妊娠纹的新妈妈，该如何是好？

1.新妈妈可以适当多吃些番茄、西蓝花、三文鱼、猪蹄、海带、黄豆等食物。这些食物富含胶原蛋白，有修复皮肤的功效。

2.有条件的新妈妈可以选择去美容院。专业的美容机构可以帮助新妈妈修复妊娠纹处的皮肤。

3.某些用来消除妊娠纹的产品也可以用，例如橄榄油。这些产品在选择的时候一定要谨慎，除了价格外，还要看厂家、成分以及提示。

妊娠纹重在预防，产后出现妊娠纹，最好是用温和的办法来缓解，切忌使用激光手术等。任何手术都有危险。所谓"条条道路通罗马"，新妈妈要选择对自己最好的方法和途径。

腰痛

不少年轻的新妈妈反映自己刚生完孩子经常会腰痛得直不起来，有时连弯腰拖地都不行，这是什么原因呢？会不会是月子没有做好或是照顾宝宝太劳累的缘故？

其实，产后腰痛多是由于骨质疏松导致的，因为怀孕期间准妈妈自身要提供部分的钙质给胎宝宝，而产后哺乳期每天则要将自己身体中储存的钙大量转移到母乳中。钙的损耗会直接造成骨密度的降低，再加上哺乳期的新妈妈如果不爱运动，骨密度的损失可达7%以上，这也是很多产后新妈妈出现腰部酸痛的原因。

所以产后新妈妈除了在饮食上注意营养、加强补钙之外，适当运动也是非常重要的，例如可进行跳绳、快走、慢跑、跳舞等运动。一般情况下，新妈妈每周最好运动3~5次，每次30分钟。

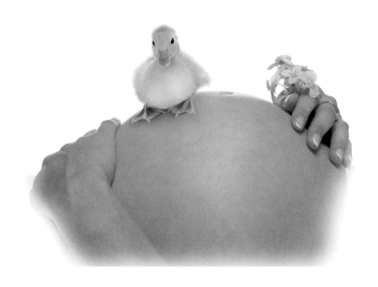

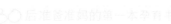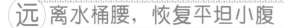

远离水桶腰，恢复平坦小腹

新妈妈产后想要恢复腰腹部的良好曲线，必须要持之以恒，以科学的方法让自己保持美丽和健康。

运动瘦腰减腹

新妈妈想要瘦腰减腹，应进行全身锻炼。看公园里大爷大妈都拿着剑、抱着拳练起了太极，新妈妈何不也做点运动呢？

勤走少坐

新妈妈一般是在产后 4 周以后做些

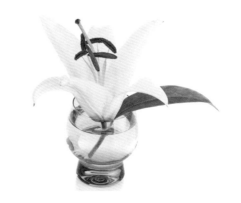

比较舒缓的运动，而在不适合运动的时候，走一走也能起到健身的作用。产妇不要久坐，经常走动不但可使身体各部分得到舒缓，还可以活动筋骨。新妈妈可以跟着口诀如"左三圈，右三圈，脖子扭扭，屁股扭扭"做一下运动。

腹部肌肉收缩法

新妈妈可以找一个比较干净、相对硬一点的地方，比如地毯、木板床等，穿上宽松的衣服，躺下来闭口，用鼻子深吸气使腹部胀起，再吐气。重复 10 次左右。这是最简单的腹部肌肉收缩锻炼法。

转呼啦圈

新妈妈产后转呼啦圈是瘦腰减腹的好办法，当然，不能在坐月子的时候就运动。新妈妈选择呼啦圈，最好是比较轻的，锻炼的时候，要匀速缓慢地转动，不要过急过猛。选择的呼啦圈不宜太重，运动强度不宜过大，而且时间也不能太长。

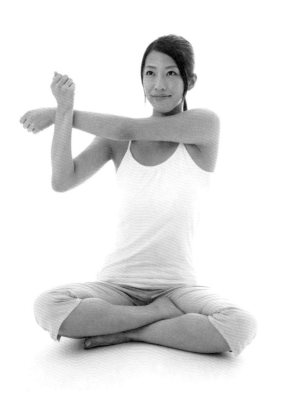

仰卧起坐

　　新妈妈还可以做仰卧起坐运动。正确的做法是：仰卧在床上或地毯上，双腿正常弯曲，双手半握拳放在耳朵两侧，或者放于胸前。做动作时，记住用腰部发力，臀部不要离开地面，上身径直起来，幅度不宜过大，然后缓慢使身体回到原位，重复做以上动作。向上做动作时应该呼气，以让腹部较深层的肌肉都同时用力，腿一定不要伸直，动作不要过快，持续时间不宜过长。

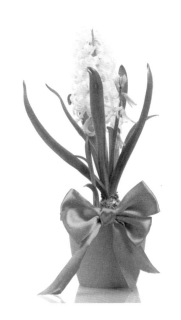

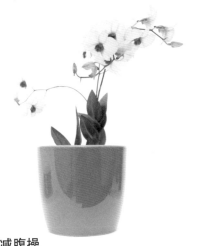

瘦腰减腹操

　　1. 采取仰卧的方式，伸直手臂紧贴头部，双膝弯曲至胸前，伸臂双手抱住膝盖，复原。重复 10 次。

　　2. 仰面，双臂贴着地面，与身体两侧分离向下，伸直腿部上举，使伸直的双腿并列尽量往上半身靠近重叠，此时用手稍稍支撑腿，再慢慢将腿放下。重复 10 次。

　　3. 身体坐立，伸直双手，先向左侧，用双手触摸左脚尖，头部尽量触及左膝部，

还原，再换右侧动作。重复 10 次。

　　4. 坐直，双腿分开，右手臂由后往前触摸右脚尖，左手反之。双腿合并，上半身与双腿重合练习，速度不可过快。重复 10 次。

　　5. 站立，双腿分开，两臂左右平举。上体前屈，用左手指去触碰右脚，右臂自然上举，两腿和两臂都不得弯曲。然后双腿合并，双手同时触摸脚尖，腿部不要弯曲，慢慢向下使头部朝小腿处下降。重复 10 次。

塑身新疗法

在美容机构林立的现代社会，人们对美的追求也越来越更高。新妈妈在条件允许的情况下，可以到相关的机构进行健身美容，帮助产后恢复身材。这些机构会为新妈妈提供良好的健身条件。

新妈妈在选择这些机构时，要多做比较，从服务态度，到疗效、价格、时间等进行综合评估。一些口碑良好、受大家欢迎的机构是新妈妈的首选。

除此之外，中医穴位按摩也能起到健身减肥、瘦腰收腹的作用。这种疗法比较费时间，没有副作用，效果缓慢且易被大众忽略，近年来才兴起。中医疗法不反弹，无副作用，新妈妈可以根据自己的爱好进行选择。

当然，新妈妈还可以自学按摩，或者让自己的爱人学习按摩。夫妻俩通过为对方按摩，不但有益健康，还能交流感情。

远离塑身陷阱

塑身要讲究科学的方法，一些方法可能短期内效果立竿见影，但是对身体会造成危害。减肥塑身没有捷径可言，尤其是对于产后的新妈妈来说，首先要注意的是养，其次才考虑瘦。

新妈妈在坐月子的时候，要好好补身体。补身体不是传统认为的越胖越健康，而是补充身体所需，让身体各部分都能处于健康状态。身体营养平衡，说明处于健康状态。新妈妈如果坐月子期间没有养好身体，可能会留下后遗症，影响今后的健康。坐月子是女性养身体的一个契机，新妈妈在此阶段无论是从身体上还是从心理上都要做到全面养护自己。

新妈妈产后重在养身，养好身体，才有力气和条件瘦身。美丽的确很重要，但是应"取之有道，得之有法"。新妈妈应从饮食、运动、睡眠等各方面养护身体。新妈妈如果产后脂肪堆积，身材变形，也要保持乐观心态。

新妈妈进行健康减肥，不要轻信广告中宣传的腹部、腰部抽脂或者打美容针、服用减肥药物。这不仅会给身体造成伤害，还会影响宝宝健康和家庭和睦。一些减肥药品和减肥方法副作用大，危害性持久，容易反弹，所以新妈妈一定要擦亮眼睛。除此之外，高热量、高脂肪食物过度摄入、过度节食、烟不离手、酒不离口、常喝浓咖啡都是养身的障碍。

新妈妈们要相信，健康养身、健康瘦身，自己一定可以做到。

剖宫产新妈妈也要恢复身材

不同于自然分娩的是，剖宫产会在产妇腹部留下一道约10厘米左右的伤口，伤口如果护理不当，就会影响新妈妈的身体健康。所以，剖宫产的新妈妈术后要加强自我保健，这对于顺利康复很重要。

腹部伤口护理

剖宫产的新妈妈更要注意养身，等到伤口完全愈合，才能进行有计划的减肥运动。

1. 剖宫产的新妈妈要注意饮食，多吃一些对伤口恢复有帮助的食物，比如鸡蛋、瘦肉、新鲜蔬菜和水果等。

2. 忌食不利于伤口愈合的食物，如腐乳、葱、辣椒、韭菜等。这些食物有可能不利于伤口愈合。

3. 应穿戴宽松的棉质衣物，不能立即使用束腹带，需等伤口愈合后再使用。

4. 注意伤口卫生，勤换伤口药棉，等到伤口愈合后再进行全身洗浴。

5. 少烦忧，要以积极的心态应对产后生活。

6. 充分休息，采用侧卧的姿势睡眠可避免挤压伤口。

7. 避免剧烈的运动，防止伤口受到摩擦和挤压。

剖宫产的新妈妈做到了以上几点，才能为自己术后身体的恢复打好基础。当然，无论如何，手术都会留下瘢痕，但瘢痕是否恢复得好是由新妈妈控制的。

瘢痕护理

剖宫产术后2~3周瘢痕组织开始增生，这要持续3~6个月。这段时间新妈妈要注意瘢痕的护理。

1. 在剖宫产瘢痕恢复期间，可用带弹性的绷带、市售的瘢痕贴甚至宽的松紧带之类的瘢痕敷料对瘢痕进行外部加压，可抑制瘢痕增生，或者促使已增生的瘢痕变软。加压时间一般为3个月到半年甚至一年。

2. 剖宫产创面愈合后也可用手掌大鱼际揉瘢痕处，为减少摩擦可涂少许植物油，力度以避免出现水疱为宜。每日按摩30分钟，10次为一疗程，通常3~5个疗程即可看到效果。

3. 也可采用姜片摩擦法，将切成片的生姜轻轻摩擦瘢痕疙瘩，可以阻止其肉芽组织继续增生。

健康减肥为时不晚

新妈妈先要养好身体，才可以开始做运动。除了以上介绍的瘦腹运动外，瑜伽对于产后新妈妈来说是很好的选择，尤其是剖宫产的新妈妈。但是，新妈妈练习瑜伽时需要正确的指导，自己不可轻易尝试。

总的来说，剖宫产的新妈妈减肥比自然分娩的新妈妈时间要长，起步要晚。同时，剖宫产新妈妈运动中要注意不能拉伤或撕裂手术刀口。

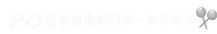

瘦臀、瘦腿、瘦胳膊，三管齐下

新妈妈们在生完宝宝之后，不论是臀部、腿部还是胳膊，大多都会变胖，影响整个形体的美观。新妈妈产后想要恢复昔日的苗条身材，让自己的肢体健美，合理运动、适度饮食都是必不可少的。

运动让肢体更健美

运动是减少身体脂肪，让四肢健美的重要方式。产后新妈妈们当然也可以进行适当的运动，让自己快速恢复往日的健美身姿。

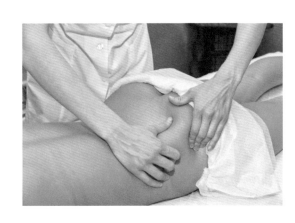

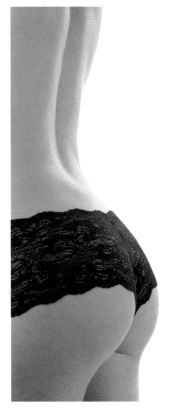

臀部紧致运动

女性拥有紧实上翘的臀部是美的体现，但是，产后松松垮垮的臀部就有碍美观了。下面的一些方法新妈妈们可以尝试。

注意坐姿

1.新妈妈在平常坐着的时候，不要把所有的重力都放到屁股上。

2.坐月子的时候不能久坐，起来走走也好。

3.坐着的时候，背部垫实，腰部挺直，重力就会分散，不会全都集中到臀部上使得臀部变大。

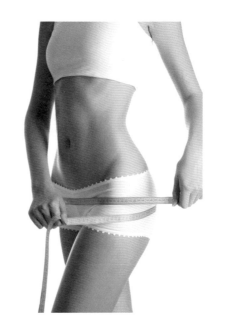

台阶提臀法

　　新妈妈可以在有台阶的地方进行台阶锻炼提臀，步骤很简单：身体挺直，双手下垂，不要用力。左脚上台阶，右脚紧跟，左脚再下来，右脚紧跟。第一天重复 50 次，以后根据自身的条件逐渐增多。

　　当然，新妈妈还可以在住的小区进行爬楼梯活动。如果住的楼层不是很高，新妈妈可以爬楼梯代替电梯，每天进行锻炼。

墙壁提臀法

　　双腿并拢立直于墙壁旁，双手分开撑在墙上，单纯臀部用力，向外伸展 10 次，向右、向左各 10 次。腹部要吸气，动作不可过猛，要站稳。然后，一条腿向后上抬，持续 10 秒，再换另一条腿。把墙壁换成椅子也可以。

四步提臀法

　　1. 双手托住头部，脚尖伸直，一条腿保持原状，另一条腿脚尖上抬，边吐气边臀部用力，坚持数秒后换另一条腿。重复 10 次左右。

　　2. 仰卧在床或地毯上，双脚分开 10 厘米~15 厘米，双手平放在两边，腰部上抬，臀部离开地面，背部和腿部紧贴床或地毯。上抬时吸气，恢复动作后呼气。重复 10 次左右。

　　3. 身体采取仰卧姿势，双手打开与肩同宽放置地面。左边膝盖尽量移往乳房方向停 5 秒，再慢慢往上举起（大小腿呈 90°），停数秒后放下。重复 10 次后换另一边进行，再重复 10 次左右。

　　4. 双腿靠拢，立正站好，抬头挺胸，背部要直，面向前方，双手叉腰。吸气，然后左脚轻轻向前跨出，两膝呈 90° 弯曲，持续几秒，吐气归位。同动作换腿跨出，重复 10 次。

瑜伽瘦臀法

　　置一把椅子于前方，双腿并拢腰部挺直，双眼平视，面朝前方，伸出双手扶住椅背，吸气，上身后仰，下巴上台，面部不侧视。吐气并且紧缩臀部肌肉，将肛门部位用力向上，持续紧缩停留数秒，以后时间逐渐加长，还原。重复 10 次左右。

腿部消肿运动

　　新妈妈产后腿部容易出现水肿、变粗、皮肤粗糙等现象。人们经常误以为高难度的动作才是瘦腿的好办法，其实不然，很多生活中常见的动作恰恰可以瘦腿。我们来看看下面这些既简单又实用的瘦腿动作。

生活中的瘦腿法

骑自行车

骑自行车的时候，如果是平路或是上坡路，整个肌肉都在用力，而且用力比较均匀，所以是一种瘦腿的好方法。新妈妈如果愿意，在风和日丽的日子里骑骑自行车来减肥吧！

爬楼梯

经常爬楼梯，使得腿部肌肉拉伸，能起到锻炼腿部肌肉的作用，也能瘦臀。新妈妈不妨在有楼梯的商场、居住区选择爬楼梯而放弃坐电梯，持之以恒，就会瘦下来哦！

步行或小跑

步行和小跑是健身减肥最常见的方式。快速步行和小跑能让腿部肌肉运动起来，持续运动能起到减肥的作用。如果新妈妈想去一趟菜市场，步行又何妨，还能健健身。

以上的三种方法如果融入到新妈妈的日常行为中，既能起到健身作用，还能在健身的过程中节省时间，做一些额外的工作。

目的性瘦腿法

目的性瘦腿法是专门进行瘦腿的方法。这些方法多种多样，我们将最简单、最有效、最实用的方法介绍给新妈妈。

跳绳

相信很多新妈妈都有跳绳的经历。跳绳只需一根绳子就能起到减肥的作用，而且在家里就可以进行。如果是住在楼上的新妈妈可以到楼底下锻炼。有研究发现，不间断

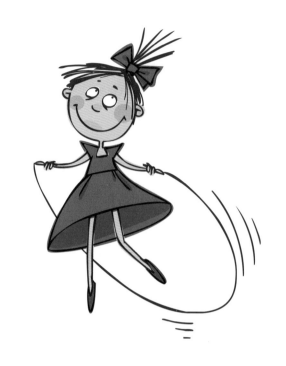

跳绳10分钟消耗的热量相当于慢跑半小时消耗的热量。这种低成本高耗能的减肥方法值得新妈妈试试。当然，要持续锻炼才有效哦！

单腿站立

单腿站立也能瘦腿，具体做法是：身子直立，面部向前，一条腿站稳，另一条腿向后，此时双臂要张开以保持身体平衡。身体向前倾以地面呈平行，腿部不能弯曲。持续数10次，然后换腿。

下蹲运动

下蹲运动很简单，新妈妈可以在看电视的时候练习下蹲运动，最好手臂能伸直，既保持平衡，还能锻炼臂部肌肉。下蹲运动每天必须坚持半小时左右才能见效。当然，准妈妈可以循序渐进，每天增加一点，以自己感觉不太累为原则。

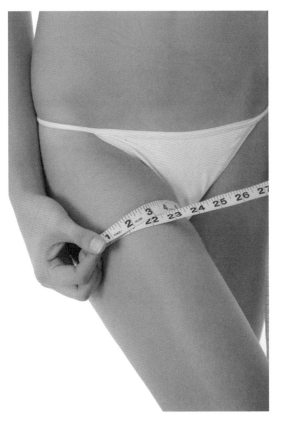

胳膊纤美运动

手臂可以说是全身最难瘦的部位之一，有很多新妈妈身体其他部位都慢慢瘦下来了，可手臂却怎么也瘦不下来。新妈妈可以通过以下运动锻炼手臂。

1. 站立，面部朝前，目光直视，双手交叉拇指向下，然后向前伸胳膊，停止数秒放下。重复数 10 次。

2. 站直，腿部稍稍分开，然后同时由后往前抡胳膊，记住要用力，动作不能太急，手臂要伸直，弧度大小适中，重复20 次；然后从前往后，相同套路重复 20次。也可以将胳膊伸直朝前，掌心向外，呈游泳状让胳膊从前面扩展到两边，幅度

踮脚运动

靠墙壁站立，身体紧贴着墙壁，面朝前方，目光直视，然后把脚跟立起，脚尖点地，紧贴着墙壁感觉小腿有拉力。重复动作十几次，这样也能瘦腿，但要坚持一段时间。

产后瘦腿需要注意的问题有：

1. 尽量不要长时间久站、久坐、久蹲。

2. 坐的时候不要跷二郎腿。

3. 不要睡太软的床。

4. 运动不能过量。

5. 锻炼要长期坚持。

6. 不挑食、不偏食、不暴饮暴食，保持营养摄入均衡。

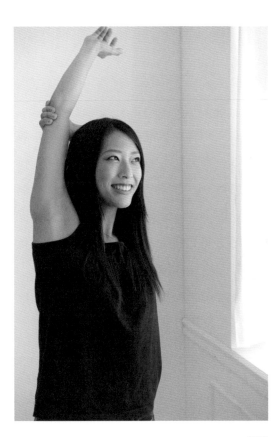

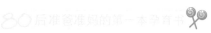

以超过肩膀两侧为宜。

3. 用举哑铃的动作，手中最好拿着体积不大的物体，然后手臂上推，动作呈圆弧形，而非单纯地直上直下，手推到头部上方时停止。肘部关节要放松，然后换手臂动作，每次数 10 下。

4. 站立挺直，挺胸收腹，手臂伸直，一上一下进行手臂运动，但记住不要过于用力。每次 20 多下，重复 3~4 次。

5. 身体侧卧，前臂和上臂成直角，肘关节紧贴身体，前臂向前运动 20 下。持续 4 次左右。

锻炼手臂的方法有很多，经常做做扩胸运动、甩臂运动、干干家务，也是很好的减胳膊的方式，要比躺在沙发上看电视好得多。

全身运动，三管齐下

上面的一些运动是局部减肥的方法，从臀部、手臂和腿部进行局部减肥。新妈妈想要全身减肥，不仅可以把以上的动作结合起来，还可以做以下的运动。

游泳

游泳可以增强心肌功能，增强人体抵抗力，起到强身健体的作用。游泳能使人体消耗较多的热量，是新妈妈产后瘦身锻炼很好的选择。

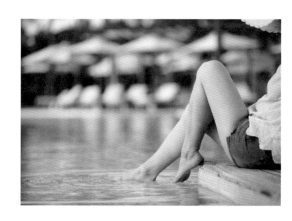

打球

新妈妈在闲暇时可以打羽毛球、排球等。在打球的时候，全身都在用力，消耗热量，出一身汗，回家再洗个澡，既健身又减肥。

踢毽子

踢毽子是一种很简单的全身运动方法，新妈妈平时在家里就可以做，可以左右脚轮换着踢毽子。

新妈妈多运动不仅可以增加身体灵活性，还能健身减肥。减肥的运动方法多种多样，只要新妈妈长期坚持，就一定能够瘦下来，恢复往日的美丽和自信！

饮食让你瘦下来

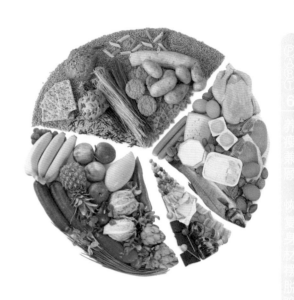

很多新妈妈通过控制自己对食物的欲望，拒绝美食的诱惑，从而成功减肥。可是，节食减肥很容易反弹，而且还会造成面部甚至全身皮肤松弛。

要知道，生活中如果少了美食，也就少了一份乐趣。节食不是减肥的唯一方法。这么美好的生活里，我们怎么能把美食抛在脑后呢？新妈妈只要吃得健康，吃得得法，就能既享受美食，又保持健康苗条的身材。

每顿饭不要吃得过饱

面对美食，新妈妈很难拒绝，再加上需要哺乳，在无形中饭量又会加大。一些平时喜欢自己做饭的新妈妈们，觉得浪费食物不好，每次一不小心做多了饭菜，会秉承着不浪费食物的原则把那些食物都给吃下去。其实，这种做法是相当不好的。因为，当新妈妈们一次又一次不小心吃多了的时候，已经在不知不觉中把自己的胃给撑大了，这就会在无形中造成下次进食量的增加，是十分不利于减肥的。

给自己留出吃饭的时间

很多新妈妈既要照顾宝宝，又要忙于家务，会特别忙碌，有时候会忙到连吃饭的时间都没有。这时，她们可能就会一边吃东西一边忙着照顾宝宝。其实，这样做也是不利于减肥的，因为当你不专心吃饭的时候，就会吃得囫囵吞枣，这样会造成肠道消化不良，残留食物堆积，也就是对身体的新陈代谢造成阻碍，让减肥的效果大打折扣。

慢慢减少食物的量

很多新妈妈会发现，为了在孕期补充营养，自己的胃已经被撑大了不少。这个时候的新妈妈要有意识适当减少食物的摄入量。你可以把自己的碗换成小一号的，然后，每次吃饭的时候，你就在心中默默告诉自己一碗的量就已经够了，已经吃饱了，这样的心理暗示可以相应减少你的饭量。

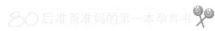

不可过分依赖水果减肥

水果中含有大量的碳水化合物和糖分，是人体内能量供给的主要来源。过多进食碳水化合物和糖分，肝脏就会把多余的能量转化成脂肪。所以，新妈妈只吃水果而不吃含脂肪和蛋白质的食物，不但会营养不良，而且不利于健康。

记录自己的体重变化过程

新妈妈减肥的目的是希望自己的体重可以下降，你可以每天或者是每个星期记录自己体重的变化。并且对比前后两次的体重变化。新妈妈的体重如果降下来了，要继续保持；如果增加了，要想想自己是在哪个方面出了问题，适时调整自己的减肥计划。

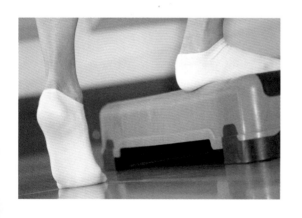

饮食减肥注意事项

新妈妈想要成功减肥，饮食上还需注意以下几点：

1. 吃饭要细嚼慢咽，这样容易产生饱腹感。

2. 每天补充 1800 毫升水很重要，最好饭前喝汤。

3. 少吃油腻、油炸等高脂肪食品。食物以清淡、少盐、少油为主。

4. 每顿饭七分饱，早餐不可以省略，晚餐少吃。

5. 晚上 10 点以后不要进食。

6. 少吃零食如饼干、蛋糕、冰激凌等。

7. 远离烟酒。

8. 一日三餐要按时吃，哪怕很忙，吃一点要比不吃好，切忌饱一顿、饿一顿。

9. 忌暴饮暴食。

10. 各色蔬菜经常搭配吃，主食少量，但不能缺少，切忌以水果代替蔬菜和主食。

11. 多喝白开水，少喝碳酸饮料。

12. 多休息，睡眠质量要保证。

以上的 12 条是想要减肥的新妈妈必须做到的。良好的习惯是减肥成功的保障，所以新妈妈要培养良好的饮食习惯，而且良好的饮食习惯能减少人们得肠胃病等相关疾病的概率。

摆脱产后枯发和脱发

对于女性来说，一头美丽的秀发是女性美的标志，也是年轻和魅力的象征。新妈妈在生产之前，很可能拥有一头美丽的秀发。不管是长发还是短发，对于年轻的 80 后新妈妈来说，头发总让新妈妈多了几分娇媚。但是，生完宝宝之后，各种头发问题也会接踵而至。脱发、头发干枯等头发问题让新妈妈苦恼不已，不仅影响到自身的美丽度，也给新妈妈无形中增添了许多心理压力。

产后头发烦恼

产后的头发问题困扰着很多新妈妈。产后脱发、枯发让新妈妈忧心忡忡，那么应该怎么做呢？

有很多的产后新妈妈反映，生完孩子都有不同程度的脱发现象，有些比较严重，经常会发现被子上、地板上、浴室里到处都是头发，更有甚者还会出现秃顶的现象。这不仅给家中的清洁卫生带来麻烦，更是新妈妈心里的困扰，给新妈妈的心理造成了一定的压力。

新妈妈通常在产后 2~3 个月或 4~5 个月，开始有了脱发的烦恼。一般来说，女性产后脱发是暂时性的，只要精心护理，多数在产后半年左右就自行停止。

新妈妈出现的关于头发的烦恼，多是由于激素状态改变引起的，同时新妈妈心理压力过重也会导致脱发。此外，女性怀孕期间体内缺少必需脂肪酸或者患缺铁性贫血，也会导致产后头发出现问题。

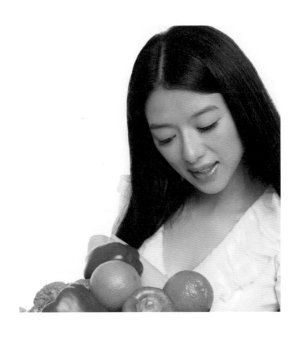

产 后护发妙招

新妈妈产后进行及时正确的头部及头发护理，不仅可以减少脱发，而且还能够为以后的头发生长起到促进作用。下面就来看看护发的法宝吧！

头皮按摩

按摩头皮能刺激头皮上的毛细血管使其扩张变粗，促进血液循环，供给大脑组织更多的养料和氧气。改善血液循环，有利于头发的生长发育，还可以防止头发脱落和变白。

1. 有专门的头皮按摩器和头皮按摩膏，但是鉴于女性头发较长，用按摩器比较好。头皮按摩器是专门针对头皮设计的按摩器械，新妈妈在看电视的时候就可以进行按摩，对头发的生长有大大的好处。

2. 用比较宽齿的木质梳子或者牛角梳进行头皮的梳理，也是很好的按摩头皮的方法。梳子的梳齿不要太尖，先从前往后，然后两边进行头发的梳理，要擦着头皮梳。这样做也能起到按摩头皮加速血液循环的作用。

3. 也可以进行简单的手指按摩。手指按摩指的是用指腹而不是指甲，按摩时指甲不要擦到头皮也不要伤到发根。双手的十指指腹从前往后插入头发对头皮进行按摩；洗头时也可以按摩，或者指腹对头皮轻轻按压，轻抓头皮，然后从耳朵到头顶用同样方式按摩。

以上的 3 种方式是最简单最有效的按摩头皮、刺激头发生长的方式，新妈妈可以经常做。

日常护理

新妈妈平时注意头发的日常护理，也能使头发健康，色泽光滑，减少断发和脱发。

1. 油性头皮的新妈妈可以隔天洗一次头发，中性或干性 3 天洗一次头发。经常梳头发刺激头皮，可以改善头发环境。

2. 洗头的时候，要先梳理头发，把头皮上的头屑和杂质弄蓬松或清除，洗完之后头发也不易打结。

3. 洗头的时候，要把头发全部洗湿，包括头皮。等头发被水完全浸湿了之后，将洗发液倒入手掌，加水稀释抹到发根处，然后按摩头皮，再把发梢洗干净。最后要用清水将头发冲干净。

4. 夏季洗头，水温在 30℃ ~35℃ 为好；冬季洗头，水温在 34℃ ~38℃ 为好。温水洗头要比热水好。

5. 洗头后最好用毛巾将头发上的水分吸干，如果用吹风机吹头发，吹的时间不宜过长，吹风温度不宜过高。

6. 对于脱发的新妈妈来说，最好用弱酸性洗发水洗发，还可以用含黑芝麻、皂角成分的洗发水。

7. 为了头发健康，新妈妈要少烫发、少染发。如果必须烫发或染发，要及时做好护理。

头发的健康与充足的睡眠和丰富的营养是分不开的，所以，新妈妈需注意，想要减少脱发，就要好好休息，不要节食，要补充丰富的营养元素。

食疗养发

头发健康与饮食关系密切。新妈妈产后脱发，需要补充铁元素、植物蛋白、各种维生素、碘元素等。这些营养元素可以从食物中摄取。

黑芝麻

黑芝麻含有大量的脂肪和蛋白质，还有糖类、维生素 A、维生素 E、卵磷脂、钙、铁、铬等营养成分。黑芝麻含有的脂肪大多为不饱和脂肪酸，对养发、防脱发、促进头发生长、让头发变黑等方面有特殊功效。

黑米

黑米含有粗蛋白质、粗脂肪、碳水化合物、维生素、花青素、胡萝卜素等，可以缓解产妇产后体虚，缓解缺铁性贫血，改善因缺铁性贫血引起的脱发。

橄榄油

橄榄油富含丰富的不饱和脂肪酸，还有维生素 A、B 族维生素、维生素 D、维生素 E、维生素 K 及抗氧化物等，是护发的好食物。新妈妈可以食用橄榄油，也可以用橄榄油类的护发用品。

核桃仁、杏仁

核桃仁和杏仁富含大量的维生素 E，是护发的好食物。

何首乌

何首乌是养发的上品，烹饪时忌铁器，忌葱、姜、蒜等。

除此之外，还有很多食物比如黄豆、大豆、黑豆及其豆制品，花生、马铃薯、胡萝卜、菠菜、海带、紫菜、西蓝花、香菜、莴苣、芹菜等都是防止脱发、养发的好食物。

当然，想要头发恢复昔日状态，除了按摩、食疗，还要注意休息。更重要的是，新妈妈不要有心理压力，压力和烦躁等消极的心理状态也是脱发的原因。拥有健康的好心情，头发也会更健康！

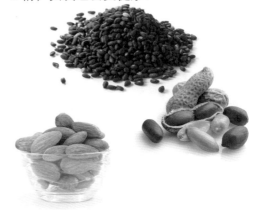

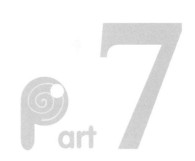

Part 7

有条不紊，
呵护宝宝迈入新人生

宝宝经历了出生时的痛苦之旅，突然来到了一个陌生的世界。这里的环境与他之前的生活环境大不相同，他会出现很多的不适应，却又无法用言语表达。这个时候就需要新妈妈及家人有条不紊地呵护宝宝，让宝宝感觉到温暖，不让他受到伤害，与宝宝一起向着美好人生进发！

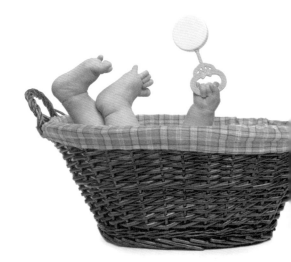

美好祝福从给宝宝取名开始

宝宝还没有出生时，新爸爸、新妈妈就开始构思他的名字了。从大名到乳名，从中文名到外文名，费尽了心思。名字是要陪伴宝宝一辈子的，它不仅仅是一个代号，更加倾注了父母对宝宝的爱与希望，所以给宝宝起个好名字是新爸爸、新妈妈都很重视的事情。那么，接下来就来谈谈给宝宝起名字的基本原则。

要 好听

给宝宝取名字时，尽量用读起来洪亮的字，并且要注意平仄。

要 好写

宝宝的名字不仅要读一辈子，也要写一辈子，所以要选好写的字，过于生僻复杂、难看的字最好不选。

要 有内涵

宝宝的名字不单单只是一个名字，还应该赋予其特定的意义，比如代表了宝宝出生时的季节、宝宝出生时的地方、父母对宝宝的期望。

要 有意境

选择有意境的字可以提高整个名字的艺术性，比如"刘诗文"，这个名字以诗和文结合，即展现了一种文雅的气质，也有一种诗意在里面。

理智鉴别关于宝宝养护的"老人言"

在新生儿的护理方面，民间有很多说法，不同地区说法也不同。随着社会科学的进步与发展，这些说法的正确性也得到了社会的判断。所以，新妈妈对这些说法进行充分了解是很有必要的，这样才能够与老一辈的家长进行及时交流和沟通，避免因为错误的民间说法而影响新生儿的健康。

"蜡烛包"可以预防罗圈腿

其实，宝宝出现罗圈腿的原因是缺钙，与采不采用"蜡烛包"并没有关系。相反，如果采用"蜡烛包"的方式，会束缚宝宝的韧带和肌肉活动，不利于宝宝的生长。其实，宝宝用婴儿睡袋就可以，即舒服又有利于宝宝活动。

硬枕头可以睡出圆头型

其实，宝宝的头形与睡硬枕头还是软枕头无关，决定宝宝头形的因素其实是遗传和睡姿。新生儿其实不需要枕头只要平躺就可以，因为宝宝的背部和后脑勺处于一个水平面，这样睡觉更有助于宝宝放松。宝宝如果长期使用硬枕头，有可能会头颅变形，也有可能会使宝宝的脸一边大、一边小。

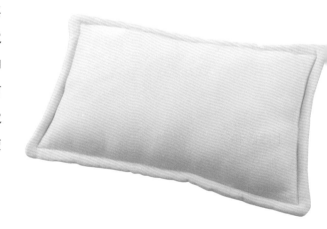

剃头有助于长出浓密的头发

宝宝的头发可以起到保护头部的作用，不仅如此，头发可以帮助宝宝散热，调节宝宝体温。如果刚满月就把宝宝头发剃光，不仅使宝宝失去了头发的散热功能，还有可能会伤到宝宝娇嫩的头皮。所以，宝宝刚满月时最好不要为宝宝剃头发，最好在 3 个月以后再理发。但是，如果夏季宝宝的头发较长，为避免头上长痱子可适当提前理发。

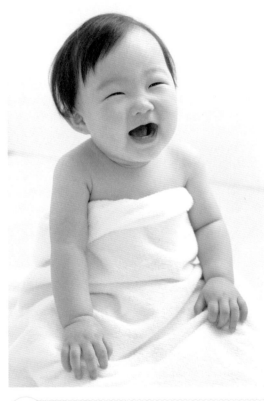

刮眉可以使宝宝眉毛浓密

宝宝眉毛浓密与否与刮不刮眉毛并没有太大的关系。有的新妈妈认为宝宝的眉毛太少了，其实宝宝的眉毛到 2 岁才会长全。新生儿的皮肤细嫩，如果在刮眉时不小心刮破了宝宝的皮肤，有可能会造成细菌感染致溃烂，伤口痊愈后会留下瘢痕。

剪睫毛有助于促进睫毛生长

上眼睑和下眼睑的睫毛可以帮助眼睛阻挡灰尘，可以避免阳光直射，是保护眼睛的天然屏障。所以，家长不应该随便剪掉宝宝的睫毛，而且宝宝睫毛的长短、浓密与剪睫毛并无关系。宝宝睫毛的长短、浓密取决于先天遗传和后天营养。除此之外，家长在给宝宝剪睫毛过程中如果不小心伤到宝宝的眼睛更是得不偿失。

有些宝宝会出现倒睫现象，这时，新妈妈也不要强行改变，因为大多数情况下倒睫现象都会自动消失。如果真的影响宝宝的正常发育，要及时就医。

宝宝的囟门不能洗

宝宝刚出生时囟门很娇嫩，没有颅骨的保护很脆弱，所以民间有种说法就是新生儿的囟门不可清洗。其实不是这样的。家长如果长期不给宝宝清洗囟门处，不仅不卫生，还有可能使宝宝得湿疹或者头癣。

家长为宝宝清洗囟门时，用手取少量婴儿专用洗发精，轻轻揉洗宝宝的囟门处。如果有些污垢清洗不掉，可以用婴儿油在污垢处浸湿一下，等污垢软化后用干净的棉球或柔软的棉布顺着宝宝的头发生长方向将污垢擦掉，洗净后再为宝宝擦些婴儿粉。如果不小心擦破了宝宝的头皮，一定要为宝宝消毒，防止感染。

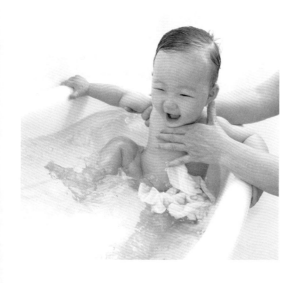

捏鼻子可以使鼻子变挺

新生儿鼻腔血管丰富，鼻腔黏膜很娇嫩，如果经常用手捏宝宝的鼻子，不仅不会使宝宝的鼻子变挺，还有可能破坏宝宝鼻腔黏膜和血管。所以，家长最好不要为了宝宝鼻子变挺而捏宝宝鼻子，以免影响宝宝的健康发育。

"马牙"必须挑破擦掉

新生儿口腔里的马牙其实是由唾液里的矿物质和脱落的上皮细胞堆积形成的，所以不应该强行将宝宝的马牙挑破擦掉，因为它会自动脱落，否则会造成宝宝口腔发炎，甚至化脓。

宝宝的脸是很娇嫩的，用母乳给宝宝洗脸可能会导致细菌侵入宝宝的毛孔，使宝宝脸部皮肤泛红或者起小脓包。如果因为用母乳给宝宝洗脸而导致宝宝脸部出现以上情况，应该尽早治疗，防止处理不当损伤宝宝的皮肤。其实用普通的清水给宝宝洗脸就可以，擦干后再给宝宝擦些婴儿专用霜。

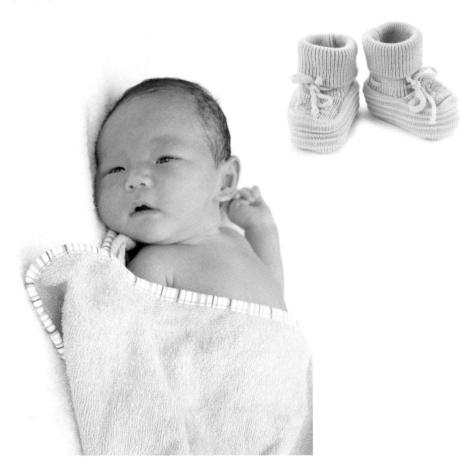

饿 肚子可以退热

这种说法是不对的，是完全没有科学根据的。如果宝宝发高烧了，不仅要保证宝宝正常的喂养，还应该多给宝宝补充水分，以防宝宝因为高烧而出现脱水。

新生儿发育情况早掌握

当医生剪断脐带，打理好一切，将宝宝抱到新妈妈面前时，新妈妈会觉得怀孕时的辛苦都显得微不足道。看到他粉嫩的小脸，感受着他的体温，幸福溢满整个心房。宝宝一天天在长大，几乎每天一个样。他开始用自己的力量感受着外在世界，适应着周围的环境。新妈妈们，你们注意到了吗？

第1周 来到陌生、崭新的世界

宝宝刚刚出生，一切事物都是新的，这个时期的宝宝正在努力地适应新环境。对于宝宝来说，新的环境远不如妈妈肚子里舒服。妈妈的肚子里安静，而现实世界却有点嘈杂。但是，新妈妈也不用担心，宝宝的适应能力是很强的，他们可以很快适应这个新环境的。

出生第1周的宝宝会出现生理性体重下降，因为这个时期的宝宝吃奶比较少，而且会有胎便、尿液以及皮肤分泌汗液，所以宝宝出生的1周内会出现体重下降，体重下降一般在300克以内，这是很正常的现象，新妈妈也不必着急。随着宝宝吃奶量的增加，体重也会逐渐恢复到出生时的体重。

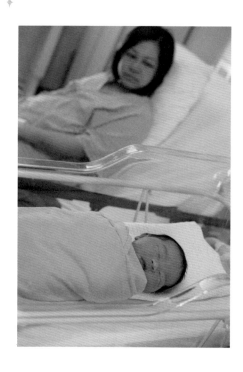

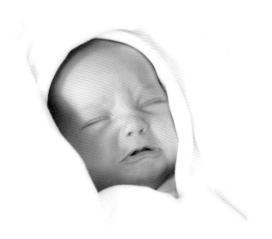

经过研究表明，当新生儿闻到难闻的味道（比如宝宝自己尿液的味道）时会将头转向另一边；而当闻到浸满母乳味道的乳房时会将小脑袋转向这一边。这两个例子说明新生儿已经具备了嗅觉功能。

新生儿还具备一些本能，这种本能使宝宝知道如何寻找乳头以及如何吮吸。当妈妈把手指或者乳头碰触到宝宝的脸颊时，宝宝就会自动转过脸来，张开小嘴准备吃奶。

第2周 感受模糊的世界

宝宝出生第2周，你会发现宝宝的四肢总是不由自主地随着周围的声音向胸前抱拢，这种现象称为拥抱反射。等宝宝长到一个多月的时候，这种现象会有所改善。

这个时期的宝宝还是"近视眼"，只能看清楚离眼睛25厘米以内的东西，25厘米以外的东西在宝宝的眼中都是模模糊糊的。所以，新妈妈需要将宝宝抱近一点，这样宝宝才能看清楚你的样子。

有时候，新妈妈会发现宝宝呼吸的时候发出"呼哧呼哧"的声音，多是因为有异物堵塞了他的鼻孔，他在努力呼吸。新妈妈可以用棉签蘸一些婴儿油，轻轻地帮助宝宝将鼻子里的异物弄出来，这样宝宝才呼吸得舒服。

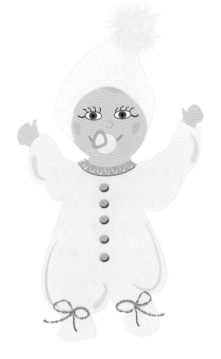

第 3 周 开始显现小个性

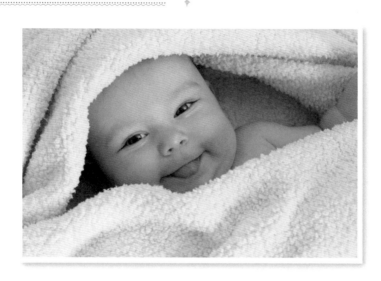

本周，宝宝已经可以与妈妈对视了。当宝宝看着你的时候，你一定要给宝宝一张快乐的笑脸，要知道看到妈妈的笑脸宝宝也是会感觉到快乐的。轻轻抚摸着宝宝，给他唱一支轻柔的歌谣，看着他甜甜地入睡是多么美妙的事啊！

第 3 周，宝宝的各种条件反射也都逐渐完善。你会发现，当你把手指放到宝宝软软的手掌心里时，他会紧紧地握住你的手指；当你把脸凑到宝宝眼前时，他会不停地眨眼睛。这个时候，宝宝的身体还是很软的，所以，家长在抱宝宝的时候一定要注意托住宝宝的颈部和腰臀部。

新生儿发育到第 3 周左右很有可能患上肠绞痛，虽然这种肠绞痛会不定期复发，也没有很好的治疗方法，但是等宝宝长大一些时，就会好转。当你发现宝宝没有原因地不停啼哭，甚至是剧烈哭闹，每次啼哭持续三四分钟才停，那么你的宝宝很有可能是患上了肠绞痛。宝宝如果因为肠绞痛啼哭不止，妈妈可以让宝宝俯卧在床上，轻轻按摩宝宝的背部，以此来缓解宝宝的疼痛感，也可以寻求医生的帮助，按照医生的嘱咐适量喂宝宝一些药物。

还处于适应新世界的宝宝很有可能出现焦躁啼哭的现象，这是因为周围环境中的一些声音超出了宝宝的接受范围。如果宝宝被吵到了，哭闹不停，那么一定要马上给宝宝营造一个安静的环境，轻轻地抚摸宝宝，拍拍他，他就会安静下来。

宝宝这个时候已经可以显露出自己的个性了，有的乖巧安静，有的啼哭、易烦躁，但是无论孩子是什么性格，都不要刻意地去改变他的性格。对他们的后天教育在这个阶段还不可以进行，要知道每个生命都是一个特别的个体，我们应该尊重他。

宝宝发育到第4周时，已经形成了自己的饮食、排便、睡眠规律了，有的宝宝甚至可以美美地睡一个长长的觉了。第4周后宝宝就满月了，这个时候，宝宝更加可爱。宝宝刚出生时四肢不受意识控制，容易受到惊吓等现象已经减少了很多。宝宝的小手小脚活动更加舒展，但是睡觉时还是会蜷缩着四肢。

一般宝宝晚上的时候都需要哺乳喂养，喂养的次数因宝宝而异，有的宝宝一晚上需要喂养四五次，有的宝宝需要一两次。如果是采用母乳喂养，晚上喂养次数可能会比人工喂养多，因为母乳比较容易消化。这也是为什么母乳喂养的宝宝拉便便的次数比其他方式喂养的宝宝要多。

第4周，宝宝控制肌肉的能力也有所加强，很明显地可以观察到他们支配的小脚丫和小手都比以前协调了。如果你拿一个小玩具逗他，他还可以伸出小手想要拿到它。同样，这个时期宝宝的颈部力量也有所增加，如果你要宝宝趴在床上，他还可以抬起头支撑一小会儿，甚至可以左右转动他的小脑袋来观察周围的事物。宝宝的颈部力量加大了，可以趴在床上很长一段时间了，还可以挺着脖子与妈妈来一些互动，但是也不可以让宝宝趴太长时间，少趴一会儿就必须让宝宝平躺休息一会儿。

这个时期的宝宝已经可以辨别出妈妈的味道和声音了，对妈妈产生了一定的依赖性。如果妈妈不在他的视线范围内，他会想要妈妈出现。感到不安和孤独时，宝宝很有可能用啼哭来表达内心的感受。这个时候，只要妈妈轻轻抚摸宝宝，跟宝宝说说话，他就会乖乖地停止哭泣。妈妈可以放一些安静和缓的音乐给宝宝，让宝宝感受一下音乐的美妙，更加全面地去了解这个世界。

这个阶段，宝宝也能够辨别声音的方向了，听到某种声音，他会顺着声音去寻找声音源。宝宝这个时候的视力也提高了不少，50厘米以内的东西他都可以看清了，目光可以随着移动的物体水平移动。此阶段的宝宝比较喜欢看色彩对比鲜明、线条简单的图片。

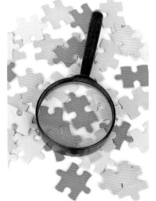

宝宝在发育，新妈妈也是疲惫不堪，每天换尿布、喂奶、哄宝宝入睡。宝宝睡不好，新妈妈也跟着休息不好，虽然辛苦，但是看着宝宝每一天都在进步，一切辛苦都算不上什么了。宝宝健康地长大，才是新妈妈心里最希望的。

新手父母护理宝宝有一套

为 宝宝营造舒适的家

新生儿的体温调节中枢发育还不够完善，自身体温受外界影响较大，受冷不可，受热也不行。新生儿的卧室温度要保持在 23℃左右，湿度要保持在 55% 左右。最好选在向阳通风、温暖洁净的地方。

冬季如果室内温度低，要及时添加取暖设备或者为宝宝准备热水袋。温度保持在 50℃左右，用厚毛巾将热水袋包裹起来为宝宝取暖。

夏季如果室内温度过高，不仅可以采用空调、风扇这样的降温方法，也可以在地上洒一些水，或者在地上放一些冰块来降低温度。

选 购婴儿床的门道

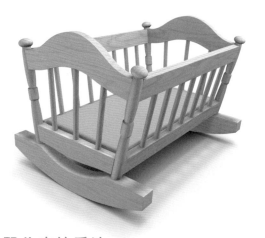

婴儿床形式多样，功能不一，在选用婴儿床时，以安全实用为原则即可。由于新生儿身体各个部分还在生长发育中，所以，舒适的婴儿床不仅能使宝宝睡个安稳觉，还有助于宝宝的健康成长。宝宝将在自己的床上度过很多的时光。一个好的婴儿床对宝宝的生活至关重要。下面，我们看一下，怎样选择婴儿床最好？

婴儿床的质地

宝宝最好有个自己的婴儿床。在选择婴儿床时，最好选择实木床。除了床板之外，床护栏也是实木制的就更好了。这是因为，宝宝的身体各器官在迅速发育和生长，脊柱的骨质较软，周围的肌肉、韧带也很柔软。在睡觉的过程中，宝宝的骨骼发育会因睡觉的姿势的变换而受到影响。实木的床板比较硬，宝宝容易翻身，脊柱能处于正常的弯曲状态；而宝宝在弹簧床上翻身比较困难，长时间不变换姿势可能影响脊柱正常弯曲度的发育。所以，宝宝睡木制的床比较好。

婴儿床的大小

由于宝宝刚生下来到 3 岁这段时间内生长比较快，而这一时期，宝宝几乎都要用到婴儿床，所以，在选购婴儿床的时候，这点要考虑到。婴儿床如果太小，很快就要淘汰了，要是太大，也不适合宝宝，所以，可选择能调节大小度的婴儿床。但是，要注意到，这种床必须是十分安全牢固的。如果不选用这种可以调节大小的，120 厘米左右的婴儿床就可以了。防护栏栏杆之间距离要小于 6 厘米，而且不要选用有棱的栏杆和雕花栏杆。

婴儿床的高度

一般来说，婴儿床不能太高。如果离地面太高，宝宝摔下来会很危险，但是太低的话，离地板比较近会潮湿、阴冷，尤其是一楼的用户。所以，婴儿的床和平时家里床的高度一样即可，护栏的高度要高出床垫 50厘米为宜，那种可以调整护栏的床更好。床垫不宜太厚或太薄，硬一点的床垫更好。护栏高度以宝宝不会翻出床栏为宜。

婴儿床的装饰

有些新妈妈喜欢给宝宝的床周围挂上小东西。这些小东西可能会被宝宝啃咬，把不干净的东西吃到嘴里。一些贴画和油漆里的化学物质也对宝宝健康有害。有雕花护栏的床，也容易勾到宝宝的衣服。床上的毛茸玩具可能会引发宝宝呼吸道过敏。另外，家长夏天可以为宝宝选择带有蚊帐的婴儿床，蚊帐要挂得牢固一些。

其他注意事项

有些婴儿床有滚轮和摇摆功能，这些床很适合较小的婴儿，但是，新妈妈要知道，宝宝的床要以安全舒适为主，如果给宝宝买这种床，最好选用有牢固制动装置的。床的各个结构之间要紧密，一些小螺丝一定不能有尖头冒出来。婴儿床两边的床沿通常有两个高低调整位置。这个调整高低的固定卡锁必须要有，而且要安全好使。婴儿床最好有围垫，防止宝宝碰伤。

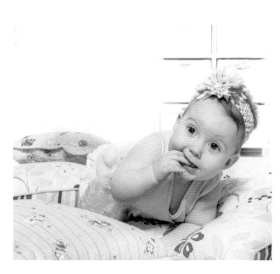

新生儿必备的生活用品

下面，我们将列举一些新生儿在日常生活不得不用到的东西。这些零碎又繁多的东西可是很重要的，所以列举出来为新爸爸和新妈妈提供参考。一方面是防止买少了不够用；另一方面也能防止浪费。

穿的

宝宝需要内衣裤，分体的、连身的最好有4套以上，因为宝宝容易尿湿，要经常换，纯棉的最好。冬天依据居室的温度为宝宝准备薄棉袄。袜子、小帽子、小外套各2套就差不多了。此外还可以买宝宝睡袋2个，以防止宝宝睡觉蹬掉被子着凉。

吃的

奶瓶、奶嘴2~3个，每次用完要清洗消毒；奶瓶刷1个；小围嘴三四条，防止宝宝吃奶时弄脏衣服；小勺、小碗1~2套，最好是瓷质、铁质或木质的，不要塑料的；纯棉小毛巾几条给宝宝擦嘴；奶粉1桶，要选择安全可靠的婴儿配方奶粉。

拉的

要用纯棉布料为宝宝制作尿布片；尿不湿若干；婴儿爽身粉；护臀霜防止宝宝红屁股；湿纸巾方便擦掉宝宝屁股上粘上的便便；2个脸盆，分别用来洗宝宝的衣服和宝宝的尿布。

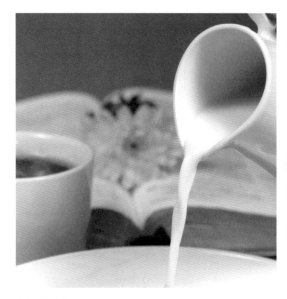

护理的

温度计、医用棉花、棉签、退热贴、指甲钳等。

洗的

宝宝澡盆1个；毛巾几条、大的浴巾1条。宝宝用的沐浴露、护肤霜等应选用安全可靠的婴儿专用品牌。

除了以上基本物件外，新妈妈可以根据需要再增加一些用品。这些用品一定要注意清洁卫生。

新生儿怎么抱

横抱

新妈妈一手托住宝宝的屁股，一手托着宝宝的头将宝宝抱起，顺势将宝宝的头挪到臂弯的部分。

竖抱

新妈妈轻轻将双手伸到宝宝的腋下，然后托着双侧腋下将宝宝稳稳地抱起来，然后把宝宝贴到胸前，一只胳膊托住宝宝的屁股，一手扶着宝宝的上半身。

新生儿的穿衣经

新妈妈在给宝宝选购衣服时，要保证衣服宽大、舒服、柔软、不刺激皮肤，最好选择前面系带的衣服。新妈妈给宝宝穿衣的步骤如下：

1. 将宝宝的内衣和外套先套好。

2. 将宝宝仰面轻轻放在套好的衣服上。

3. 新妈妈握住宝宝手腕，送进套好的衣服袖子里，另一只手轻轻将宝宝小手拉出袖口。

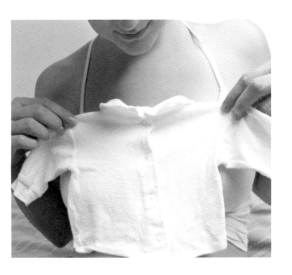

4. 给宝宝系好内衣带后，抬起宝宝屁股，将衣服拉平整。

5. 将子母扣扣好，检查有没有褶皱的地方，以免宝宝感觉不舒服。

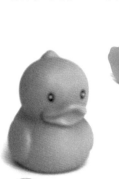
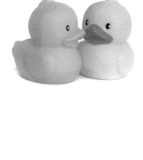

让新生儿爱上洗澡

新生儿最好采取盆浴的方式，先洗脸，然后洗头，最后洗全身。具体步骤如下：

1. 将宝宝放在柔软的浴巾上，轻轻地脱去宝宝身上的衣服，检查宝宝身体健康状况。

2. 将宝宝仰卧放在自己的腿上，右手从宝宝头后面用拇指和中指将宝宝耳朵从前往后按住，以免水灌入宝宝的耳朵。右胳膊要支撑住宝宝的背。

3. 新妈妈用左手将事先准备好的毛巾蘸水浸湿，水一定要是温水，然后将毛巾中的水分挤干，以此擦洗宝宝的眼睛、额头、脸颊、下颌，在擦洗眼睛时顺序要从内眼角向外眼角擦。

4. 新妈妈用水将宝宝的头淋湿，然后

将搓出泡沫的婴儿专用洗发精抹在宝宝头上，温柔地按摩，接着冲洗干净，最后用柔软的毛巾给宝宝擦干。

5. 新妈妈将宝宝轻轻放在浴盆中，用右手托住宝宝的颈部，然后用毛巾给宝宝擦拭全身。给宝宝选沐浴露要选不含皂质的，pH 为中性，这样才能保证宝宝的皮肤不受刺激，注意不可把宝宝的肚脐弄湿。

6. 将宝宝身上的沐浴露冲洗干净后将宝宝放在干的浴巾上，并包起来吸干宝宝身上的水分，但是不可搓。

7. 在宝宝脐带还没有完全脱落之前，不可以让水浸泡肚脐，可用棉签擦拭肚脐的水分，保持肚脐干爽。

8. 新妈妈在给宝宝喂奶一个半小时后再给宝宝洗澡为好，这样可以避免在洗澡过程中宝宝吐奶；同时也需提前让宝宝排尿，以免出现宝宝洗澡过程中排尿的情况。

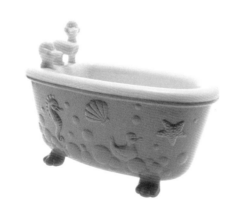

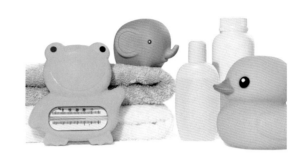

如何给新生儿洗脸、洗手

宝宝的脸和手的护理很重要。新生儿的脸和手是需要洗的，尤其是手，宝宝没事喜欢把肉肉的小拳头放在嘴巴上啃咬，或者把手指头放在嘴里咬。这样，宝宝的脸和手的卫生更重要了。下面来看看，新妈妈应该怎样给自己的宝宝洗手和洗脸。

清洗前

给宝宝洗脸需要那种不掉毛的、很软的毛巾或纱布。现在专门用来洗脸的海绵也能用。还需要宝宝专用的小脸盆，记住，是专用的哦！

给宝宝洗脸、洗手时，水温要适度。新妈妈可以把手放在水里试试，不太热、不太凉的温水最好，约 35℃。水温尤其是不能太高，因为宝宝的皮肤角质层很薄，如果水太热，会烫伤宝宝肌肤。夏天给宝宝洗脸，水温可以相对低一点。

清洗中

给宝宝洗脸时，新妈妈先把自己的手

洗干净，当然，这个时候，新妈妈的指甲要剪短，以免划伤宝宝。新妈妈洗完手后在宝宝的专用洗脸盆里，把宝宝的专用毛巾洗干净，拧成半干，先擦宝宝的脸。眼睛处要轻轻擦，由内向外；然后擦鼻子附近；擦完把毛巾洗洗，再洗宝宝的额头、脸颊。动作一定要很轻。耳朵背后的清理也很重要，新妈妈要轻轻擦拭宝宝的耳郭，用棉花或棉签轻擦外耳。耳朵后面要轻轻擦，注意不要伤到宝宝。

给宝宝洗完脸，要洗宝宝的手。新生儿的手往往紧紧攥着。新妈妈在给宝宝洗手的时候，要仔细宝宝的指甲，把手心、手背尤其是指缝要擦洗得干干净净。宝宝的手容易抓东西，细菌较多，洗手时可以用一点婴儿香皂。

夏天宝宝出汗多，可以根据需要多洗一两次。

清洗后

洗完宝宝的脸和手，要把宝宝的毛巾和脸盆洗干净晾起来。毛巾最好在太阳底下晾晒，以杀灭细菌。

为防止皮肤皲裂，宝宝的脸部可以涂一些宝宝专用的护肤品，注意一次不要涂太多。

如果发现宝宝脸部有异常的肌肤问题，切不可自行处理，应该先请教医生，以确认是否需要治疗。

♥ 贴心提示 ♥

新生儿的脸部肌肤很光滑、细嫩，但因为肌肤较薄、发育尚未成熟的关系，偶尔还是会出现小疹子或干燥等问题。对于这些现象，家长不需要过于担心。特别是经常见到新生儿脸上会出现的小小、白白的粟粒疹，通常都不需要特别处理，几周之后就会自行消失。

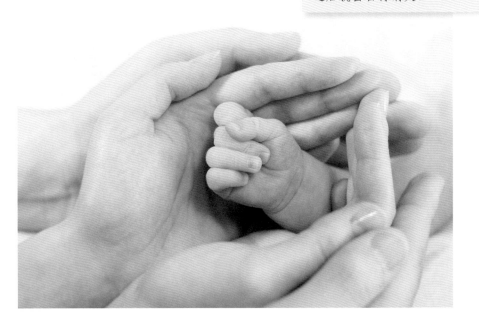

为 新生儿选用适合的尿布

新生儿的皮肤很细腻、很娇嫩，所以很容易受伤。在给宝宝用尿布的时候需要特别注意。宝宝排尿次数特别多，臀部如果由于尿布的问题一直潮湿，会对宝宝的身体特别的不好，有可能引发红臀、皮肤感染、尿路感染，会危及宝宝健康。所以，宝宝的尿布选择很重要。

自制尿布

建议宝宝使用自制的尿布，可以用棉质的衣物、床单等洗干净后进行缝制。尿布的大小长短也要适合宝宝。尿布最好制成长方形的，长60厘米、宽40厘米。一般折叠4~5层，成12厘米~15厘米宽的尿布，正适合新生儿使用。一般尿布要准备20~30块，以备洗涤、更换。宝宝尿湿后会哭泣，所以宝宝哭泣的时候就要检查有没有尿湿，否则宝宝会因为尿湿而感到不适或生病。

家长为宝宝缝制尿布的时候，记得要注意使用的线最好是棉线，不要留疙瘩和线头。尿布要柔软平整，大小适合，最好是浅颜色的尿布，能及时观察宝宝排便与否，还能观察宝宝大便的颜色。清洗尿布的时候，最好有特定的盆子，有便便的尿布把便便刮到马桶里再清洗，洗完后要用太阳晒干杀菌。尿布在清洗的时候可以先用醋泡，防止尿布变硬。

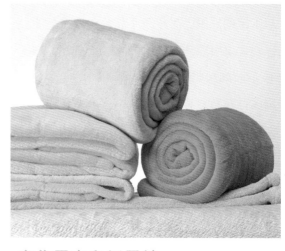

市售尿布和纸尿裤

现在市面上有用纯棉纱布制成的尿布，觉得自己做尿布比较麻烦的新妈妈可以自行选择购买。除此之外，还有特殊材料制成的尿片和纸尿裤。白天的时候，因为方便更换，可以用自制的尿布。到了晚上，可以给宝宝换上购买的尿片或纸尿裤。这些购买的尿布，具有防渗漏、吸水性强的特点，能持续一段时间内保持宝宝皮肤干燥，而且不用清洗，外出时很方便。但是，纸尿裤不宜长时间使用，纸尿裤里边的吸收剂、特种纤维对宝宝有一定的伤害。

宝宝使用纸尿裤时一定要注意及时更换，这对宝宝的身体很重要；另外还要准备为宝宝换纸尿裤时使用的婴儿护肤柔湿巾和婴儿护臀霜，以防止红臀的发生。

换 尿布 3 步走

1. 用一只手握住宝宝的双脚，然后抬起宝宝的屁股，另一只手将脏物擦拭干净。

2. 为宝宝换上新的尿布或纸尿裤。

3. 如果是使用纸尿裤，应根据胶带的刻度，左右对称着将纸尿裤固定，以能放进新妈妈两根手指的松紧度为宜。一定要保证宝宝大腿根部的尿片折裥朝外，否则会很容易漏尿。

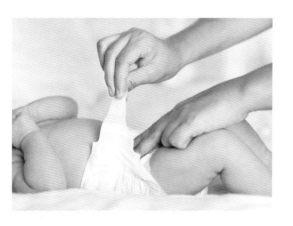

尿 布的清洗和消毒

宝宝的尿布清洗和消毒很重要。干净的尿布细菌不容易滋生，对宝宝的皮肤和泌尿器官不会带来伤害；而清洗不彻底的尿布会危害宝宝的健康。如何对宝宝的尿布进行清洗和消毒呢？

1. 缝制尿布所用的材料如内衣、夹棉布等要进行彻底清洗。

2. 宝宝尿湿的尿布不能晒干就用，而是要进行清洗，再晒干。

3. 清洗宝宝尿布不适合用含磷的洗衣粉，而要用婴儿洗涤专用香皂。

4. 宝宝尿布粘有大便时，必须对大便进行清理，再洗涤。

5. 清洗宝宝尿布需要专用的洗涤器具，洗完后晾干，不能和其他洗涤物混用。

6. 在宝宝的尿布清洗过 5 次之后，或宝宝患有湿疹、痢疾这些病症的时候，要对尿布进行一次消毒。消毒需在消毒液中浸泡 5 个多小时，用专用的消毒桶进行消毒。

7. 洗涤宝宝的尿布时，要多用清水清洗，把残留的消毒液和洗涤液洗干净。

8. 宝宝的尿布不适合在暖气上晾干，最好在通风的地方晾干，或经过太阳暴晒，能起到杀菌的作用。

9. 当宝宝的尿布变硬的时候，可以在清水里倒一些醋，浸泡半个小时，再进行彻底清洗。晾干之后就会变得柔软了。

10. 纸尿布、纸尿裤不能完全代替自制尿布。

以上就是对宝宝的尿布清洗的一些要点。宝宝的尿布是宝宝生活中很重要的一部分，干净柔软、合身舒适的尿布能让宝宝的睡眠更健康，也能让宝宝的生活更舒服。

可爱的宝宝需要各位新爸爸和新妈妈精心的呵护，这样，宝宝的成长才更快乐。小小的一片尿布也是父母爱的体现，宝宝们会感受得到的。

怎样护理男宝宝的生殖器

通常男宝宝的外生殖器护理起来都比较麻烦，稍有不慎就会发生炎症，所以新妈妈们在给男宝宝护理和清洗生殖器的时候要格外注意。

1. 男宝宝的外生殖器是他全身温度较低的地方，也最怕热。清洗男宝宝外生殖器要用温水，以免烫伤宝宝娇嫩的皮肤。

2. 清洗的时候，新妈妈应轻轻抬起宝宝的阴茎，用一块柔软的纱布轻柔地蘸洗根部，然后清洗宝宝的阴囊，这里褶皱多，较容易藏匿汗污。阴囊下边也是汗液和污垢容易隐蔽的地方，包括腹股沟的附近，要着重擦拭。

3. 宝宝洗澡后，在给他涂抹爽身粉时，应避开宝宝的外生殖器，因为爽身粉容易让纸尿裤里变得更加潮湿。而且，爽身粉容易跟宝宝的汗液混合在一起，形成小结块，堵塞毛孔。

4. 给男宝宝选择的纸尿裤和裤子要宽松，不要把男宝宝的会阴部包裹得太紧。如果你的宝宝没有使用纸尿裤，在他排尿后，你最好用干净的无屑纸巾为他擦干尿液，保持局部干爽。

怎样护理女宝宝的外阴

女宝宝的生理结构比较特殊，尿道口、阴道口与肛门同处于一个相对"开放"的环境当中，因此交叉感染的机会也比较大。因此，给女宝宝清洗阴部的时候，要从中间向两边清洗小阴唇部分（也就是小便的部位），再从前往后清洗阴部及肛门，一定要将肛门清洗干净，便便中的细菌最容易在褶皱部分积存。

宝宝拉完便便后，用清水清洗就可以了，不要使用肥皂之类的东西。洗澡时用的浴液，也最好是100%不含皂质且pH值是中性的，并且不会破坏皮肤天然的酸性保护层的婴儿专用沐浴露。

很多新妈妈会发现女宝宝的外阴会有白色分泌物，不知道如何处理才好。新妈妈可以用浸透清水的棉签轻轻擦拭，这是宝宝在胎中受母亲内分泌的影响而产生的，不必紧张。

与男宝宝一样，新妈妈在给女宝宝涂抹爽身粉的时候也注意不要让爽身粉进入外阴，因为粉尘极容易从阴道口进入阴道深处，甚至是内生殖器里。

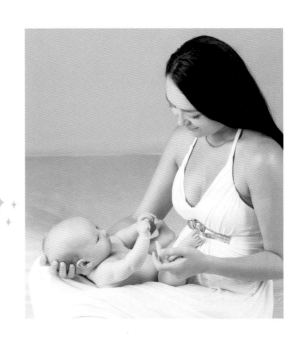

保暖太过和不及都不好

新生儿保暖要科学。适当的温度会让宝宝更舒适，成长更轻松，所以，新生儿不宜过度保暖，也不宜着凉。

新生儿保暖原因

母体子宫温度恒定且较高，宝宝出生后需要适应母体外温度。新生儿皮下脂肪薄，散热快，长期温度太低会导致感冒、供氧不足等。新生儿抵抗力差，抗疾病能力差，器官发育不完善，体温调节能力低，适应外界温度变化的能力弱。适宜的温度会让宝宝舒适，睡眠质量也会提高。因此，维持宝宝正常的体温很重要。

新生儿保暖措施

新生儿所处的室温以22℃~24℃比较适合，不要低于20℃。

冬季尤其要注意宝宝的保暖问题。电暖气、空调都是适合宝宝的，但不要使用电热毯。暖水袋可以给宝宝暖被窝，但不要与宝宝有直接的接触。冬季给宝宝穿合适的衣服，贴身内衣、薄棉袄裹住身子，再加上小棉被，以防止宝宝受寒。

春秋季要让宝宝见点阳光，但不要让阳光直射宝宝。注意随天气变化给宝宝加衣服或减少衣服。棉被要薄一点儿的。

夏季宝宝穿上贴身内衣，盖个小毯子就好。气温太高，宝宝容易出汗，让宝宝穿个贴身的上衣就好，护住肚脐眼，下身穿纸

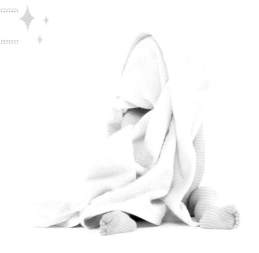

尿裤就可以。

新生儿通过手脚的皮肤排汗，所以，试试宝宝的手脚温度便可知宝宝体温是高还是低。宝宝出汗、发热，表示体温过高；宝宝双手冰冷，则是体温不足的表现。

新生儿在冬季应该带上棉质帽子，可以起到保持体温的作用；为了保暖，保护宝宝皮肤，冬季可以给宝宝穿上袜子，保护宝宝脚部皮肤。袜子、衣服要经常换洗。

过度保暖不可取

新生儿皮肤角质层薄，皮下脂肪少，对外界的温度比较敏感。温度太高，宝宝会感觉到不舒服。体温变高，宝宝出汗多，体液大量丢失，出现脱水、湿疹等情况，所以，当宝宝哭闹、出汗多时，要注意慢慢给宝宝减衣降温。宝宝降温要分时间段，不能一蹴而就。

脐带的护理

宝宝在没有生下来之前，脐带是宝宝吸收营养和新陈代谢的生命线，等宝宝出生了，就要剪断。对宝宝来说，这也算是个大伤口。所以，在脐带的护理上，要上心，不要让心爱的宝宝受到疼痛。

脐带没脱落之前的护理

宝宝出院后回到家里，就要由家里人护理了。一般宝宝的脐带脱落需要3~7天，有些宝宝时间较长一些。脐带脱落前，细菌容易在脐带结扎处滋生，脐部易成为细菌繁殖的地方。脐带结扎后留有脐血管断口，容易受伤和感染。所以，宝宝的脐带护理特别重要。

大人给宝宝护理腹部和脐带部位时，所用的药棉和毛巾要干净。大人也要清洗自己的双手，穿干净的衣服，在干净的地方给宝宝护理。

宝宝脐带脱落前的脐带部位不宜用清水洗，最好用75%的酒精进行擦拭。家长一手提起宝宝结扎脐带的小细绳，一手用浸过酒精的药棉慢慢擦拭宝宝的脐带和周围的部分。一次多换几个酒精药棉。

宝宝脐带周围要保持干燥、干净，如果不小心碰了水，要先用毛巾弄干净，再用酒精药棉擦。宝宝的尿布不要盖到肚脐，以免感染。

宝宝的肚脐附近不能被撞到，大人抱宝宝的时候要小心轻柔，要避免摩擦受伤。

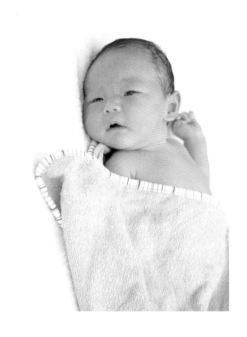

脐带脱落之后的护理

宝宝脐带脱落后，肚脐部位的护理也很重要。

宝宝脐部清洁

宝宝脐带脱落后，还是要注意进行清理工作。宝宝的脐部经常有分泌物出现，还容易感染。所以，家长经常要对宝宝的肚脐部位进行清理。洗澡时如果沾到了水，要用棉棒把宝宝肚脐窝的水分一点一点吸干净，再用酒精棉擦一遍。肚脐部位要防止异物进入，防止肚脐受到创伤。

避免衣物挤压

　　宝宝在脐带脱落之后，要注意穿棉柔的衣服。肚脐附近不要有纽扣，衣服要干净。如果宝宝的肚脐受到纽扣的挤压会使宝宝肚脐发炎。新妈妈也要继续小心，别压到宝宝的腹部。纸尿裤和衣服不能摩擦到宝宝脐带残端。穿裤子时，宝宝的裤腰不要压到宝宝肚脐，穿连体的裤子较好。

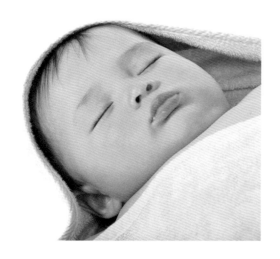

护理中的异常情况

　　脐带的一些异常状况需注意。如果护理不当，会出现脐带不脱落、红肿、流脓、分泌物多、有臭味、出血。这些状况如果出现，就要赶紧带宝宝就医。如果宝宝症状轻微，只要经过细致护理，宝宝是会好起来的。

维生素缺乏要会补

　　维生素是维持人体正常生长发育必不可少的营养元素。宝宝一旦缺乏了某种维生素，就有可能影响他们的正常生长发育。但是，这并不意味着体内的维生素越多越好，我们必须在了解各种维生素的不同作用后，有针对性地补充，缺什么补什么，避免滥用，尤其不能把它当做补品长期服用，以免使维生素变成"危生素"。下面我们就来看看宝宝在缺乏不同维生素的情况下不同的症状，以及如何通过食疗来补充相应的维生素。当然，对小于 6 个月的宝宝来说，母乳或奶粉是他的主要食物。6 个月以上的宝宝如果缺乏维生素可以通过食物补充，但需注意制作方式，必要时还需采用服用维生素制剂的方式来补充，但切忌滥补，一定要遵从医生的建议，合理补充维生素。

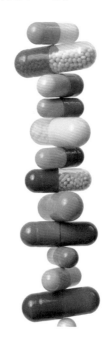

维生素 A

宝宝缺乏维生素 A 的症状

皮肤干燥脱皮，浑身起小疙瘩，十分粗糙。

头发干枯、没有光泽。

指甲变软，很容易折断。

眼睛结膜与角膜发生病变，轻者眼干、畏光、夜盲，重者可能失明。

富含维生素 A 的食物

水果：梨、苹果、枇杷、樱桃、香蕉、桂圆、杏、荔枝、西瓜、甜瓜等。

蔬菜：大白菜、番茄、茄子、南瓜、黄瓜、青椒、菠菜、红薯、胡萝卜等。

其他：绿豆、大米、猪肉、鸡肉、鸡蛋、鱼肝油等。

B 族维生素

宝宝缺乏 B 族维生素的症状

缺乏维生素 B_1：食欲不振、吐奶、腹泻、声音沙哑、精神淡漠、嗜睡、消化不良、体重减轻、生长缓慢等现象。

缺乏维生素 B_2：皮肤微红、油腻、起皮，口角炎。

缺乏维生素 B_6：精神萎靡、嗜睡，宝宝会出现痉挛。

缺乏维生素 B_{12}：湿疹、皮炎、易怒、便秘、肤色苍白、贫血。

富含 B 族维生素的食物

水果：橘子、香蕉、葡萄、梨、核桃、栗子、猕猴桃等。

蔬菜：番茄、蘑菇、菠菜、胡萝卜、青菜、小白菜等。

其他：猪肝、鸡肉、牛肉、羊肉、豆类、糙米、牛奶等。

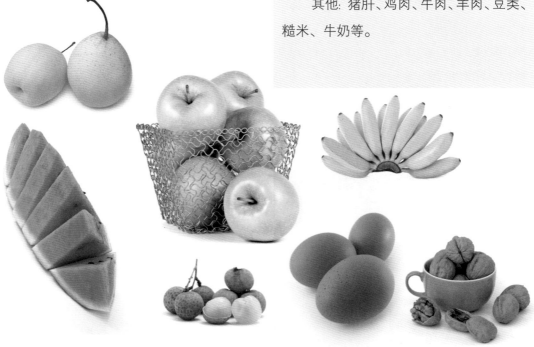

维生素 C

宝宝缺乏维生素 C 的症状

食量减少。

牙龈出血、肿胀。

手脚关节水肿、疼痛、麻痹等。

富含维生素 C 的食物

水果：柠檬、橙子、橘子、柚子、猕猴桃、草莓等。

蔬菜：西蓝花、番茄、青椒、南瓜、胡萝卜、红薯等。

其他：大枣、沙棘、辣椒等。

维生素 E

宝宝缺乏维生素 E 的症状

皮肤粗糙干燥。

头发分叉毛躁、缺少光泽。

出虚汗、生长发育迟缓等。

富含维生素 E 的食物

果蔬：猕猴桃、菠菜、卷心菜、菜花、甘蓝、莴苣、甘薯、山药等。

坚果：杏仁、榛子、核桃等。

压榨植物油：向日葵籽、芝麻、玉米、橄榄、花生、山茶为原料的植物油。

维生素 D

宝宝缺乏维生素 D 的症状

出牙晚、牙不整齐、牙质差。

前囟闭合晚（正常 1 岁半闭合）。

"X" 型或 "O" 型腿。

佝偻病。

富含维生素 D 的食物

海鱼（三文鱼、金枪鱼）、动物肝脏（鸡肝、猪肝）、蛋黄、瘦肉、鱼肝油、奶制品等。

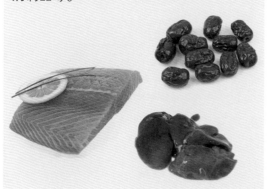

维生素 K

宝宝缺乏维生素 K 的症状

哭声微弱、烦躁、尖叫。

消化道出血、黑便。

频繁呕吐、呕血、四肢间断性地抽搐甚至昏迷。

皮肤呈青紫色、手臂出现多个小硬块、颅内出血或者脑疝。

富含维生素 K 的食物

蔬菜：海藻、紫花、苜蓿、菠菜、甘蓝菜、莴苣、花椰菜、豌豆、香菜等。

其他：牛肝、鱼肝油、蛋黄、乳酪、优酪乳、大豆油等。

母乳还是奶粉，学会正确选择

母乳是首选

如果没有特殊情况，新妈妈给宝宝坚持母乳喂养是最好的选择。这样不仅对宝宝好，对新妈妈也好。母乳中含有丰富的营养，能够保证宝宝健康成长。

母乳是天然合成的宝宝餐，坚持母乳喂养可以提高宝宝自身免疫力，促进宝宝牙齿、骨骼的全方面发育，为宝宝的健康打下坚实基础。

母乳喂养还能够增进母子感情。宝宝需要得到妈妈无微不至的关心和爱护，而母乳喂养不仅可以让宝宝吃饱，还能拉近妈妈和宝宝的距离，促进他们之间的感情交流。妈妈让宝宝感受到更多的爱，有利于宝宝将来心理健康以及形成健全的价值观、人生观。

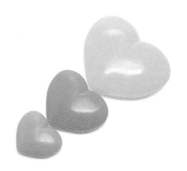

坚持母乳喂养，对新妈妈的身体也有很大的好处。新妈妈给宝宝母乳喂养时，宝宝会不停地吮吸。这个过程新妈妈的身体会产生催产素，催产素能够促进子宫收缩，加快子宫恢复速度，防止产后出血的发生。除此之外，母乳喂养会使产妇处于闭经状态，在闭经的状态下，体内更容易储存蛋白质、铁以及其他的营养成分，更有利于新妈妈身体的恢复。有研究发现，母乳喂养也大大降低了新妈妈患乳腺癌、卵巢癌的风险。

♥ 贴心提示 ♥

新妈妈的乳头要比橡皮奶头软，所以坚持母乳喂养可以防止宝宝因为吮吸奶头用力过度而影响面部肌肉的发育，而且坚持母乳喂养也有利于宝宝牙齿的发育。

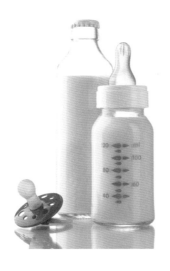

为什么提倡早开奶

新妈妈第一次给宝宝喂奶叫作开奶，医生建议宝宝在生下来2小时内需要给宝宝喂奶。那么，为什么要尽早给宝宝开奶呢？

首先，早开奶对新妈妈有好处。宝宝吸吮新妈妈的乳头，会对新妈妈的乳房起到刺激的作用。所以，开奶越早，新妈妈的奶水分泌越充足。尤其是最开始的一段时间里，宝宝吸吮新妈妈的奶水，次数越多，奶水分泌越好。宝宝出生30分钟内的吸吮反应最强，对新妈妈的奶水分泌作用也最强。

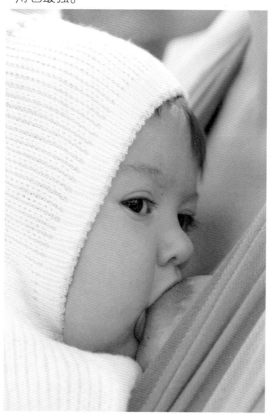

其次，宝宝的吸吮刺激了母体奶水分泌，使新妈妈身体发生变化，利于子宫收缩回到最初的状态。

新妈妈早开奶，尤其是在宝宝吸吮反射最强烈的时候喂奶，可以使宝宝在吃奶方面的能力更强烈一些，降低宝宝厌食母乳的概率。增加了宝宝吃奶的能力，让宝宝更愉快的饮食，成长的更好。宝宝的觅食反应、吸吮反应、吞咽反应会发育得更好。

新妈妈的初乳营养成分充足，能增强宝宝的免疫力和及时补充宝宝身体水分，还能增加体内的抗体、免疫细胞、溶菌酶、乳铁蛋白含量，从而加强宝宝抵抗疾病的能力。

早开奶还有助于宝宝早排出胎便，促进宝宝新陈代谢和宝宝的呼吸器官、消化器官的发育。

早开奶对宝宝和新妈妈来说好处多多。各位新妈妈要把自己心爱的宝宝抱在怀里，满足宝宝的强烈要求吧！

为什么说初乳非常珍贵

　　女性生产完后，身体内的激素水平会发生变化，乳房开始分泌乳汁。产后 4~5 天分泌的乳汁称为初乳。之后会随时间变化，乳汁也会有所变化，这些变化恰好适合宝宝生长的需要，因此，我们不得不佩服生命的伟大与奇迹了。初乳颜色为橙黄色，有异味，黏度大，味较苦，一般会被认为是不好的，其实恰恰相反。初乳是宝宝最珍贵的第一份礼物。

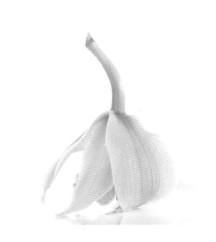

　　初乳中含有丰富的免疫球蛋白、含铁蛋白、巨噬细胞、成长因子、溶菌酶，能为宝宝出生之初提供身体所需的能量和营养物质，提高宝宝的免疫力，防止宝宝出生后在脱离母体的一段时间内因外界变化而产生不适。

　　初乳中的维生素 A、B 族维生素，含量比常乳要多，满足了宝宝生长所需，让宝宝能更健康地生长。

　　初乳含糖量和脂肪量能满足宝宝身体发育所需，一些微量元素的含量也比较高，能帮助宝宝身体及时发育。

　　初乳含有帮助新陈代谢所需的胆红素。宝宝出生后，需要自己代谢胆红素，代谢不当容易使宝宝得黄疸。所以，新生儿喝初乳，能减轻黄疸的程度。

　　初乳含有免疫活性细胞，对宝宝身体的免疫力有很重要的帮助作用，还可以帮助宝宝早排胎便，让新陈代谢及时运转起来。

　　初乳是宝宝第一次吸入的奶。在宝宝出生后，营养全面丰富的初乳，及时补充了新生儿身体发育所需，让宝宝身体的各个细胞完整发育，促进宝宝肌肉骨骼、毛发皮肤

的全面生长；还能提高宝宝的免疫力，减少过敏等疾病的发生。

　　初乳中一些特殊的营养元素像锌、铁、不饱和脂肪酸等，对宝宝的身体发育也起着特殊的促进和保护作用。

　　所以说，初乳非常珍贵。新妈妈一定不要浪费了黄金般的初乳，因为宝宝确实需要它！

给宝宝喂奶，不一定要按照死规定，非要等足 3 个小时才给宝宝喂奶，时间不到就不给喂奶。正确的喂奶频率应遵循以下几个原则：

饿了就喂奶

宝宝饿了的时候，就会用哭声表示自己饿了，这时候，新妈妈把乳头放在宝宝的嘴巴旁边，宝宝立马就不哭了。所以，如果宝宝饿了，就应该给宝宝喂奶。

夜间也需要喂奶

宝宝吃母乳，新陈代谢比较快一些，夜晚会饥饿，所以，宝宝晚上也需要喂奶，这就需要新妈妈辛苦一下子了。一些宝宝可能不喜欢闹腾，所以夜晚就是饿了也不哭泣，这时候新妈妈需要注意，给宝宝夜晚喂奶 2~3 次。11 点之前或之后喂奶一次，两三点喂一次，这样宝宝就不会饿了。

阶段不同，喂奶不同

宝宝出生的 1 周内要频繁喂奶，每日白天 10~12 次，每次不要喂奶太多。到了 1 周以后，可以每隔 2~3 个小时自动给宝宝喂奶一次，或者乳房胀的时候就可以给宝宝喂奶。一段时间以后，宝宝和新妈妈之间就形成了供需平衡的关系。

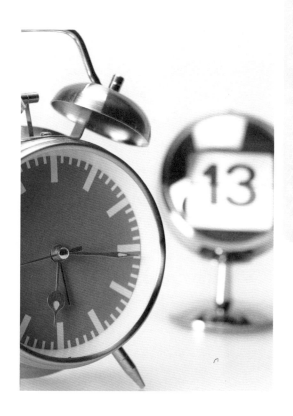

着妈妈的乳房不放了。所以，这时候，新妈妈就不需要喂奶了。假如宝宝特别能吃，含着乳头不放，如果超过了 30 分钟，新妈妈可以把乳头从宝宝的嘴里拿出来。等过段时间，再给宝宝喂奶。

掌握宝宝吃饱的信号

有宝宝的新妈妈都知道，宝宝吃饱了就眼珠子乱动了，手脚乱动了，嘴巴不再含

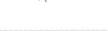

母乳喂养之外还需要喂水吗

母乳喂养对于新生儿来说是最好的。母乳能为宝宝提供身体生长所需的物质，可是，新妈妈的乳汁就足够宝宝的日常需要了吗？除了喂奶之外，需不需要给宝宝补充适当的水分呢？

正常情况下，宝宝体内的含水量是身体的 70% 左右，宝宝出生前，在母体内就储存了一部分的水分。

如果夏天太热或者是宝宝穿得太厚，室温过高，宝宝会大量出汗，体液的流失会使宝宝身体缺水，所以，保持适当的室温、给宝宝穿适当的衣服，宝宝就不会缺水。

一般情况下，母乳喂养的宝宝不需要补水，因为宝宝刚生下来，新陈代谢有限，

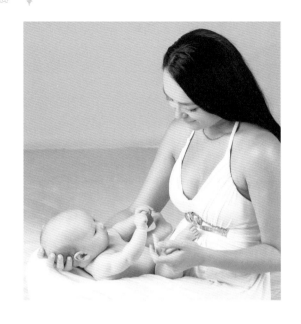

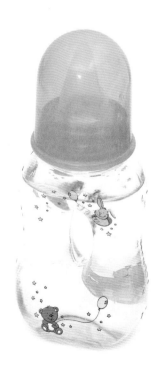

胃部容量较小，宝宝每天会大量补充新妈妈的乳汁以平衡身体的需要，如果这时候给宝宝喂水，会使宝宝吃奶量减少。奶水中的营养也供给不足，反而对宝宝没有益处。

宝宝出现一些异常情况要注意补水：宝宝体液丢失严重，出汗量增大，哭闹不止，不睡眠，严重脱水，需要补充温开水或新妈妈的奶水；宝宝是混合喂养时，新妈妈奶水不足，可以适当给宝宝补水，尤其是夏天。人工喂养的宝宝一定要及时补水。

一般来说，新生儿只要温度适宜，不出大量的汗液，没有特殊要求，有新妈妈的乳汁喂养，就够自身的生长需要了。

正确进行人工喂养

很多新妈妈由于奶水少等各种原因，不得不采用人工喂养的方法。人工喂养是指用配方奶粉代替母乳来喂养宝宝。

人工喂养的好处

对新妈妈而言，人工喂养宝宝的工作可以由家人来分担，如爸爸。这样，新妈妈有足够的时间来休息及恢复精力。

人工喂养对爸爸和宝宝而言，可以促进爸爸与宝宝感情的建立与情感培养，让爸爸更能了解到抚育宝宝的艰辛，培养爸爸对宝宝的爱心与责任心。

人工喂养的缺点

对宝宝而言，配方奶缺少母乳中所能提供的免疫球蛋白，宝宝的抵抗力会较母乳喂养的宝宝差，母子感情交流也会受到影响。人工喂养也不够方便和经济，还需要购买奶瓶、奶粉等，每次冲调奶粉都需要花费一定的时间。

冲调奶粉的注意事项

1. 切忌先加奶粉后加水。正确的冲调方法是将定量的 40℃ ~60℃的温开水倒入奶瓶内，再加入适当比例的奶粉。一般在 30 毫升水中加入一平勺奶粉调匀即可。最好现配现吃，以避免污染。

2. 冲奶粉的水一定不要用刚烧开的水，因为水温过高会使奶粉中的乳清蛋白产生凝块，影响消化吸收。另外，某些对热不稳定

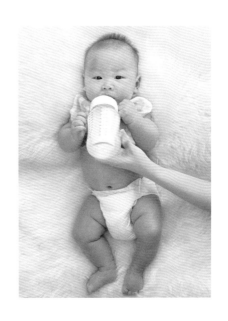

的维生素将被破坏，特别是有的奶粉中添加的免疫活性物质会被全部破坏。因此，一定要正确掌握奶粉的冲调方法，避免奶粉中营养物质的损失。

3. 切忌将已冲调好的奶粉再次煮沸。已经冲调好的奶粉若再煮沸，会使蛋白质、维生素等营养物质的结构发生变化，从而失去原有的营养价值。

4. 切忌自行增加奶粉的浓度及添加辅助品，因为这样会增加宝宝的肠道负担，导致消化功能紊乱，引起便秘或腹泻，严重的还会出现坏死性小肠结肠炎。此外，当宝宝患病服药时，新妈妈不可将药物加到奶粉中给宝宝服用。

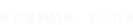 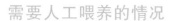

需要人工喂养的情况

特殊情况特殊对待，如果无法进行母乳喂养，采用奶粉进行人工喂养也是必要的。需要采用奶粉喂养的情况主要有以下几种：

1. 患有某些先天性疾病的新生儿不可进行母乳喂养，需采用其他方式喂养。比如，有些宝宝患有先天苯丙酮尿症，那么这种情况下就不可以进行母乳喂养。这种先天性疾病属于氨基酸代谢异常的疾病，由于宝宝体内缺少苯丙氨酸羟化酶，所以宝宝体内的苯丙氨酸会过度堆积。母乳中含有丰富的苯丙氨酸，所以母乳喂养会干扰宝宝脑组织代谢，产生智能障碍、头发发黄、尿液和汗液发出霉臭或鼠尿味。一旦检查出宝宝患有此类疾病，最好停止母乳喂养，或者可以少量地给宝宝吃些母乳。家长平日可以给宝宝摄入一些不含苯丙氨酸的特制奶粉，或者是吃一些苯丙氨酸含量较低的水解蛋白质。

2. 患有某些遗传代谢疾病的宝宝不可以进行母乳喂养，比如半乳糖血症。半乳糖血症是由于先天性酶缺乏而造成的代谢性疾病。患有这种疾病的宝宝是无法完全代谢母乳中的乳糖的，而乳糖代谢不净会导致有毒物质在宝宝体内堆积，长期下去，宝宝会患智力低下、白内障等疾病。宝宝如果确诊患有半乳糖血症，要立即停止母乳以及乳制品的喂养。

3. 如果宝宝患有母乳性黄疸，在 48 小时之内要停止母乳喂养，48 小时之后可以恢复母乳喂养。如果宝宝继续出现母乳性黄疸，那么再停一两天后再进行母乳喂养，经过两三次这样的经历，宝宝就不会出现黄疸了，新妈妈就可以进行正常的母乳喂养了。

4. 患有肺结核、精神病、恶性肿瘤等疾病的新妈妈也不可以给宝宝进行母乳喂养。

混合喂养的注意事项

如果新妈妈母乳分泌不足，也可以采取母乳加奶粉混合喂养的方式。混合喂养需要注意以下几个方面：

1. 为了保持母乳分泌，要先进行母乳喂养，再进行其他喂养。

2. 如果采用混合喂养，那么要在两餐之间适当地给宝宝补充一些水。

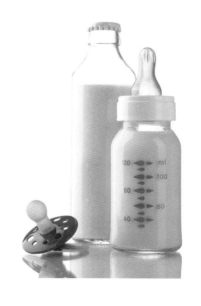

奶 瓶该如何选择与使用

宝宝的奶瓶必须保持干净卫生，宝宝才会更健康。

怎么确保宝宝的奶瓶安全无毒

为宝宝选择奶瓶的时候，确保奶瓶安全无毒，要注意以下几个方面：

首先，奶瓶的材质要按照新妈妈的意愿去选择，但必须是无毒材料做的。

其次，奶瓶在制造过程中要经过严格消毒的。

再次，彩色的奶瓶和有花纹的奶瓶不宜选用，瓶身越简单越好。奶瓶的透明度要高，这样就能够看清楚奶的状态和量。

最后，奶瓶要有硬度，如果捏在手里或者用指头按压的时候有变形，这样的瓶子遇到高温开水容易变形，有害物质也容易渗入开水中。奶瓶的气味自然，没有塑料味和其他异味的最好。

如何购买奶瓶

市场上的奶瓶有陶瓷的、玻璃的、塑料的三种。有些婴儿专用奶瓶材质不同，使用的方法和年限也不同。大体来说，在选购婴儿奶瓶时，还是要注意一些事项。

玻璃奶瓶光滑易清洗，蒸煮消毒不变形，透明容易观察，但易碎。塑料奶瓶易变形，用的时间长了透明度大大减少，但不容易摔碎。所以，新生儿由于不会自己拿奶瓶吃奶，所以选择玻璃奶瓶；在长大后可以自己用手拿奶瓶的时候，可以选择塑料的奶瓶。

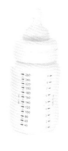

另外，要选择带盖的奶瓶，便于盖住瓶口和奶嘴防止细菌滋生、尘土黏附。

如何使用奶瓶

奶瓶在购买回来之后要进行清洗和消毒。消毒的方法很简单，即在沸水中用蒸馏水煮的方法进行消毒，消毒后要晾干。

奶瓶在使用的时候，也要经常进行消毒，最好每使用一次就要进行清洗。洗好的奶瓶要晾干放好。如果用抹布擦干，也要给宝宝专门买一个抹布来擦洗宝宝的奶瓶。

家长每次拿奶瓶要洗干净自己的手。另外，新生儿用的奶瓶不宜过大，选择小号的就可以了。

配套奶嘴如何选

奶嘴现在最常见的就是硅胶、乳胶及橡胶的。硅胶与乳胶相比，质地较硬，乳胶则较软，但不耐用，容易老化。可以根据每个宝宝的实际情况进行选择。硅胶材质的奶嘴，建议3个月更换一次；如果是乳胶的，建议2~3个月换一次。奶嘴颜色变成暗褐色并带黏性时，表明橡胶已经老化，应及时更换。

奶瓶喂奶时的注意事项

不少新妈妈反映，用奶瓶给宝宝喂奶一段时间后，宝宝的牙和脸形都不太好看。这是因为，宝宝在吮吸奶汁时，下颌要做适度的前伸运动，并且要与舌、唇、颊部等各部分肌肉配合，协调地完成吮吸动作。吸奶动作协调，面部的肌肉才能得到良好的发育。奶瓶使用不当就会影响牙齿的发育和脸部肌肉的锻炼。

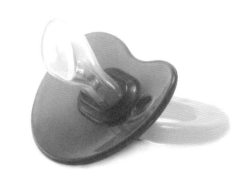

1. 奶嘴开孔要合适

奶嘴开孔如果太小，宝宝在吮吸奶汁时就会很费力，下颌会向前伸，久而久之，会造成下颌前突，以后长出的牙齿就可能形成反咬颌。开孔如果太大，宝宝躺着吃奶毫不费力，很容易吸入过量的奶水，造成呛奶或溢奶；同时，下颌做向前伸的运动少，可能会影响牙齿的发育。正确的做法是根据宝宝的月龄选择不同型号的奶嘴。

2. 奶瓶拿捏姿势要正确

新妈妈给宝宝喂奶的时候，如果奶瓶经常向上倾斜，瓶口就会压迫宝宝的上唇和上颌，从而使上颌骨发育受阻。严重时还会造成宝宝面部中凹、下颌前伸，形成月牙脸。如果奶瓶经常向下倾斜，瓶口压迫宝宝的下唇和下颌，就会使下颌骨发育受阻，从而使上颌骨前伸，造成上牙前突，出现开唇露齿的情形。正确的做法是奶瓶与面部宜成 90°，不要让奶瓶口压迫宝宝的嘴唇；同时也要注意不要让宝宝空吮吸奶嘴或含着奶嘴睡觉。

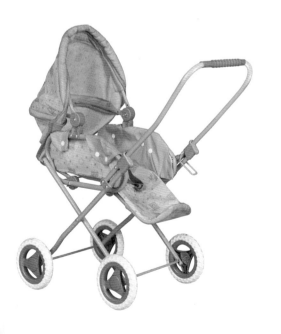

宝宝异常，心中有数不慌张

新妈妈充分了解新生儿有可能出现的异常情况，做到心里有数，才能科学合理地处理宝宝生病等异常情况。

产伤

宝宝在经过产道时很容易因为受到长时间的挤压而导致头部某个部位肿胀，宝宝出生时可以看到，触摸的话会有囊性感。出现这种情况，新妈妈不必惊慌，这种情况不用进行特殊处理，几天后就会消失。

另一种常见的产伤是头颅血肿，这种血肿存在于头骨和骨膜之间。这种产伤常局限于一块头骨，不会超过骨缝，在宝宝出生后几个小时或几天后甚至有增大的情况。但是，这种产伤常常对宝宝伤害不大，几个月后一般会自行消失。

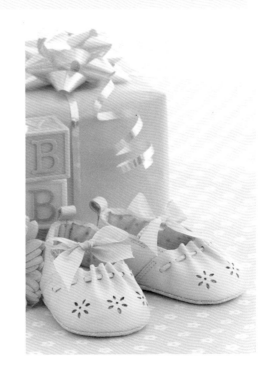

新生儿黄疸

新生儿黄疸是指新生儿由于胆红素在体内积聚，导致血液中胆红素水平升高而出现皮肤、黏膜及巩膜黄染为特征的病症。新生儿黄疸有生理性的也有病理性的。生理性黄疸一般出生后 2~3 天出现，4~5 天最明显，7~10 天自然消退。早产儿的生理性黄疸可能较重，可持续 2~3 周。这属于正常现象，不必过度担心。病理性黄疸则会出现得过早，足月儿在出生后 24 小时以内、早产儿在 48 小时以内出现的黄疸多为病理性黄疸。黄疸程度会更重，进展会更快，在一天内就会加深很多。黄疸持续时间也会比较长或黄疸消退后又出现，足月儿有可能超过 2 周以上，早产儿则超过 3 周。病理性黄疸不论何种原因引起，严重时均可引起"核黄疸"，其预后差，除可造成神经系统损害外，严重的可导致死亡。所以，新妈妈一旦发现宝宝黄疸情况异常就需及时就医。

脐炎

新生儿脐炎大多是由于出生时或出生后被金黄色葡萄球菌、大肠杆菌或溶血性链球菌感染而致。新生儿肚脐受到细菌感染后，会发红出脓，并带有臭味，如果不及时治疗会导致脑膜炎或败血症。宝宝得脐炎后，要积极控制感染，保持局部干燥。

为了防止宝宝得脐炎，新生儿的脐部应该采用无菌处理，出生后脐部要用干净无菌的覆盖物，并保持脐部干燥洁净。

呕吐

新生儿呕吐大多都是由于喂养不合理导致的。在这种情况下，一定要改正错误的喂养方法，进行科学喂养。新妈妈给宝宝喂奶时，要保证宝宝含住整个乳头，防止宝宝吸入空气。此外，宝宝喝的配方奶过热或者过凉也不可以。配方奶配制不可以太稀，宝宝的食量在随着自身发育而增加，所以要保证奶粉冲调稀稠度正好。给宝宝喂奶后，家长可以竖着抱起宝宝，轻轻地拍拍宝宝的背部，防止宝宝呕吐。

但是，宝宝如果吃完就吐，伴随着身体日渐消瘦，并出现其他一些异常的症状，就是病理性呕吐了，要及时地寻求医生的帮助，查出宝宝呕吐的原因，及时治疗。

腹泻

新生儿大便频率一般都比较高，但是如果宝宝大便中带血或者带脓液，就是患上了腹泻，需要及时治疗。如果宝宝因为腹泻而导致严重脱水，极有可能会有生命危险。如果宝宝出现腹泻症状，应该这样处理：

如果宝宝腹泻但是没有脱水，可以在家治疗。吃母乳的要继续喂养母乳；不吃母乳的宝宝，要将平时给宝宝食用的奶制品加水稀释一倍来喂养，两天后宝宝的腹泻就会减轻。腹泻停止后，每天至少给宝宝加餐一次，并给宝宝补充水分。

如果宝宝因为腹泻而产生消瘦、嘴唇干燥、口渴、皮肤干燥无弹性的症状，那么一定是严重脱水，这种情况要立即到医院治疗。

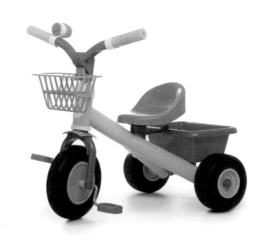

感冒

新生儿免疫力和抵抗力差，容易受到病菌的侵袭。凡是与宝宝接触的人都要防止自己感冒，因为当你开始意识到自己咳嗽、头疼、打喷嚏时，宝宝已经被传染了。

新生儿感冒一定要及时就医，如果是病毒性感冒是没有特效药的，只要照顾好宝宝，大概一周过后就会好。

如果宝宝的感冒是细菌引起的，要根据医生的指导给宝宝使用一些抗生素等药物，在此期间，不可以私自给宝宝增加药量。宝宝所处的环境室温要保持在 20℃ 左右，湿度也要达到 60% 左右。不能让宝宝着凉，但也不可以让宝宝穿得太多，穿太多反而会导致宝宝出汗。

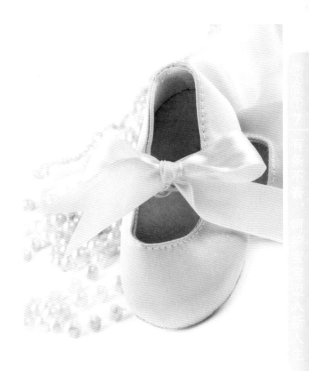

痱子

夏天的时候宝宝的脸部或者皮肤的褶皱处有可能会出痱子。痱子多表现为针尖大小的红色丘疹，有的丘疹尖部还有微疱，有明显的瘙痒感。宝宝出痱子时会焦躁不安，新妈妈在这个时候可以用滑石粉或者宝宝爽身粉轻轻涂在痱子处，保持出痱子处干爽。

新生儿溶血

新生儿溶血是因为宝宝与妈妈的血型不合导致的。因为血型不合，所以宝宝的红细胞会受到妈妈血液中抗体的破坏而使宝宝出现黄疸、贫血等症状。新生儿溶血一般发生在 RH 血型和 ABO 血型两大人群中，前者的发生率相对来说比后者的发生率低。

新生儿发生溶血必须到医院治疗。如果病情较重，一般要采用光照疗法或换血疗法，如果治疗及时，不会有后遗症。

尿路感染

新生儿由于无法预告、控制大小便，以及尿路较长容易导致尿路弯曲而排尿不尽，所以新生儿患尿路感染的概率也是很大的。宝宝患上尿路感染后会表现为腹痛、发热、呕吐、尿道口红肿、尿频、尿急等症状。宝宝出现以上症状，家长一定要带他就医。

家长平时要为宝宝做好尿路感染的预防措施，要给宝宝及时更换尿布，保持宝宝阴部干燥洁净，注意宝宝个人卫生，定时排尿排便。

破伤风

新生儿如果有食欲差、呕吐、发热、头后仰、颈部僵直、张口困难、抽搐等症状，那么很有可能是患上了破伤风。破伤风是一种由于破伤风杆菌侵入宝宝脐部而导致的牙关紧闭、浑身痉挛的严重的感染性疾病。宝宝如果患了破伤风，要在 24 小时内到医院治疗，剪掉残留的脐带的远端，对脐带近端进行彻底清洗、消毒，然后注射破伤风抗毒素等有关药物。为了防止新生儿患破伤风，产妇一定要保证接受无菌生产。

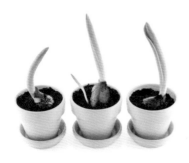

红臀

家长对新生儿护理不当，就会让宝宝有一个红红的屁股。其实宝宝的屁股颜色红红的倒没什么关系，主要是红屁股不仅颜色红，还伴有皮肤干燥，严重的可以看见皮肤糜烂、液体渗出，伴有水疱等，有时候还会蔓延到大腿内部。

新生儿红臀是很常见的现象，最主要的原因是宝宝臀部真菌感染。新生儿的臀部皮肤特别细嫩，一旦受到尿液长期的刺激，就会发生红臀。假如宝宝屁股长期垫着湿湿的尿布，宝宝屁股受潮，受尿液成分刺激就很容易发生红臀。

预防红臀的最佳办法和最主要的途径就是保持宝宝臀部干净卫生，帮宝宝勤换尿布。一旦宝宝尿布潮湿，宝宝撒尿或大便，就要换掉尿布。宝宝的衣服以棉质的为主，选择尿布时，要以清洁、柔软、吸水性强的为主。自制尿布清洗后一定要在太阳下晒干。

宝宝每次小便或大便，家长都要把宝宝的屁股周围擦干净，时间长了要清洗宝宝的屁股，可以给宝宝洗澡，也可以进行局部清理。宝宝的屁股周围可以用电吹风进行烘烤，帮助宝宝皮肤保持干燥，但时间不能太长，温度不宜过高。

宝宝的红臀如果很严重时，可以涂抹一些药膏，但最好在医生的建议下涂抹专治红臀的药膏。